龟甲胶

好甲方能成好胶

何清湖　主编

中国中医药出版社
·北　京·

图书在版编目（CIP）数据

好甲方能成好胶：龟甲胶 / 何清湖主编 .—北京：中国中医药出版社，2018.8（2025.1重印）

ISBN 978 – 7 – 5132 – 5095 – 5

Ⅰ . ① 好…　Ⅱ . ① 何…　Ⅲ . ① 龟甲—研究　Ⅳ . ① R282.74

中国版本图书馆 CIP 数据核字（2018）第 152491 号

中国中医药出版社出版

北京经济技术开发区科创十三街 31 号院二区 8 号楼

邮政编码　100176

传真　010-64405721

山东临沂新华印刷物流集团有限责任公司印刷

各地新华书店经销

开本 787 × 1092　1/16　印张 12　彩插 1　字数 260 千字

2018 年 8 月第 1 版　2025 年 1 月第 2 次印刷

书号　ISBN 978 – 7 – 5132 – 5095 – 5

定价　78.00 元

网址　www.cptcm.com

服 务 热 线　010-64405510

购 书 热 线　010-89535836

维 权 打 假　010-64405753

微信服务号　zgzyycbs

微商城网址　https://kdt.im/LIdUGr

官 方 微 博　http://e.weibo.com/cptcm

天猫旗舰店网址　https://zgzyycbs.tmall.com

如有印装质量问题请与本社出版部联系（010-64405510）

《好甲方能成好胶——龟甲胶》

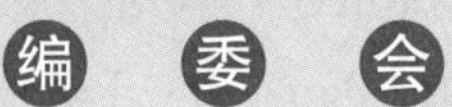

前言

中医药学是中国古代科学的瑰宝，也是打开中华文明宝库的钥匙。中医药学深植于中国传统文化的沃土，同时又是中国传统文化的典型符号。而在成千上万种中华本草中，“龟”和“龟甲”又是最有“文化故事”的常用中药。“麟、凤、龟、龙”是中国传统文化中的“四灵”，其中“麟”“凤”“龙”都是人们通过想象刻画出来的神兽，只有龟是现实生活中真实存在的动物。中华民族祖先对龟图腾崇拜历史悠久，用龟甲来占卜的“龟策”文化更是盛行一时，连孔子都是“五十读易，韦编三绝”。近代殷墟甲骨文的发现，更是兴起了“甲骨学”这一举世瞩目的全新学问。同时，“龟肉”“龟甲”又是中药中最常用的“血肉有情之品”。在《神农本草经》中对龟甲的评价是“味咸而平，久服轻身”，同时将之列为上品；而“滋补肝肾，养阴圣品”，则是《本草纲目》等后世本草著作对龟甲功效的高度总结。纵观中医药历史，含有“龟甲”的中医方剂有一千多剂。既是文化“灵龟”，又是本草“上品”，蕴载中华传统文化和中华医药文化于一身，“龟”和“龟甲”独一无二。

当前，我们迎来了中医药事业发展的历史最好机遇期，中医药临床、教育、科研、文化、产业全面发展，中医药人当勇于担当历史责任，继承创新，奋发进取，有所作为。在推进中医药事业发展过程中，中医药文化与产业应当更加紧密联系，健康的中医药文化普及可以为产业发展提供良好的社会氛围，产业发展又可进一步加深大众对中医药文化的切身体会。某一段时间闹得沸沸扬扬的阿胶“水煮驴皮”事件，反映出社会大众和生产商家对于养生产品的宣传认识容易走极端，需要正确引导。有鉴于此，我们编写了这本《好甲方能成好胶——龟甲胶》。本书全面挖掘整理了“龟甲”的文化与学术内涵，具有以下几个鲜明特点：

1. 兼融性：既有“龟”文化赏析，又重在“龟甲（胶）”中医药学术内涵的挖掘；既梳理了传统本草著作的记述，又结合了现代科学理论；既有药理方面的总结，又有临床运用的总结。

2. 全面性：本书涵盖了有关“龟”和“龟甲（胶）”的传统文化、药理认识、科学研究、制剂方法、方剂梳理、名家经验、食用方法、使用宜忌等全面的内容。注意，书中有很多古方，一般按照原书剂量予以介绍，但在实际使用过程中需参考当今临床用量规范。本书中凡是以钱、两、斤为单位的方药皆属于这种情况。附录中所引方药名称皆保留古书原貌。

3. 可读性：全书文字尽量简洁，通俗易懂，图文并茂，既有文化内容，又有养生科普，既可供专业人士学习借鉴，也可供大众赏析玩味。

全面梳理“龟甲（胶）”的学术内涵，为产业发展提供文化支撑，是本书的编写目的所在。然而，由于资料有限，时间仓促，加之编者水平有限，本书还存在诸多不尽如人意之处，恳请广大读者提出宝贵意见和建议，以便有机会再版时修正。

编者

2018 年 3 月

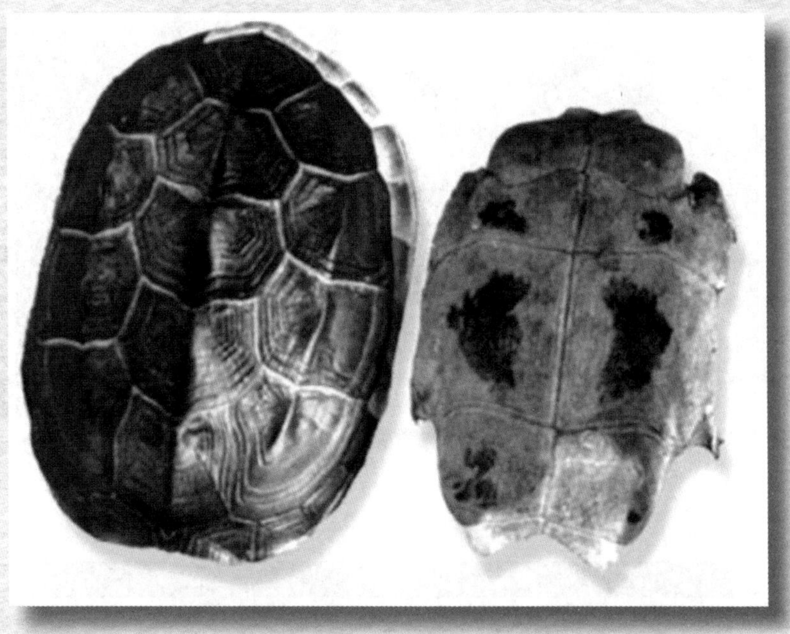

彩图 1：腹甲与背甲

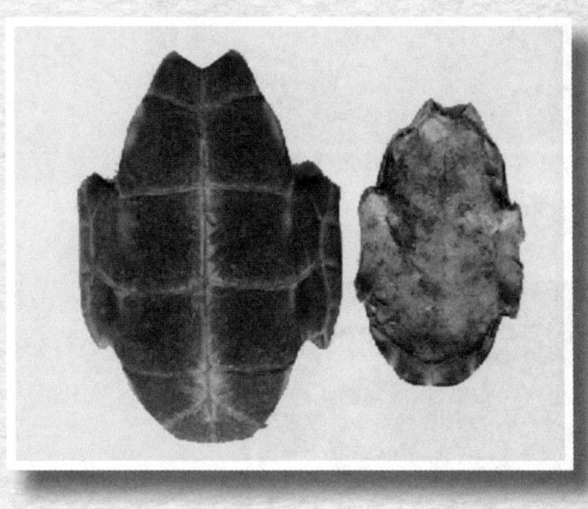

①

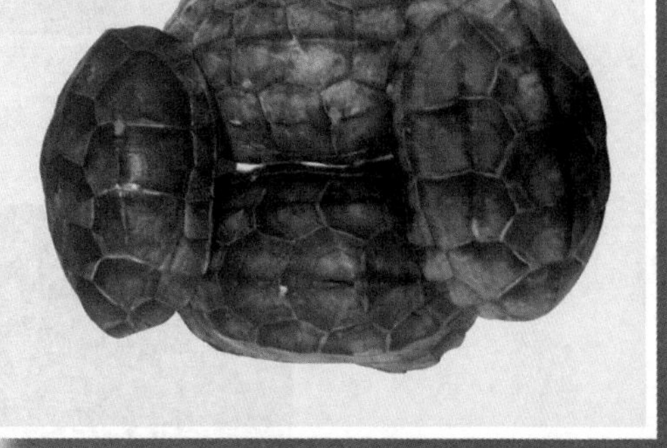

②

彩图 2：生龟甲

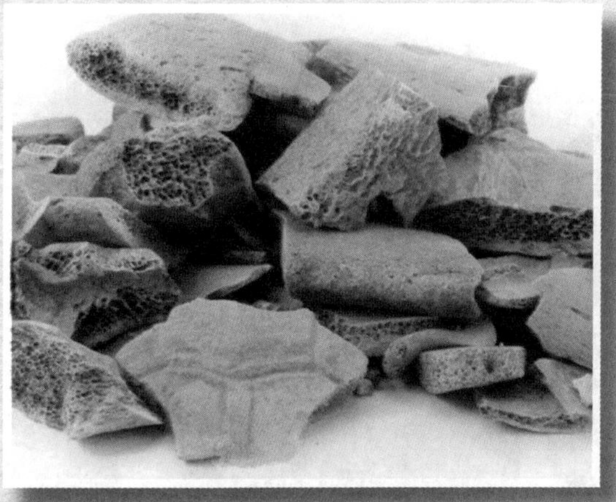

彩图 3：制龟甲

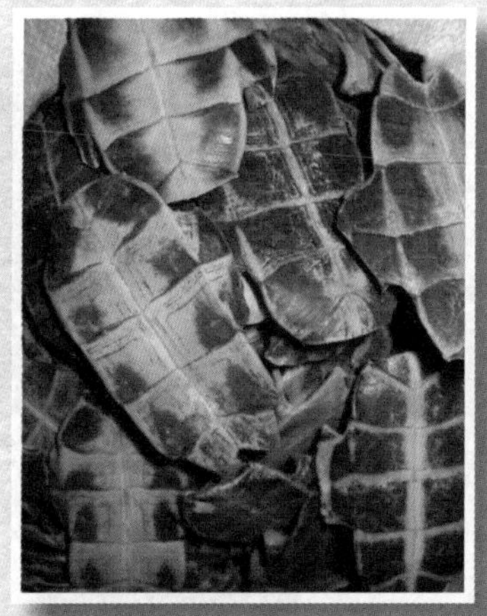

彩图 4：待处理龟甲

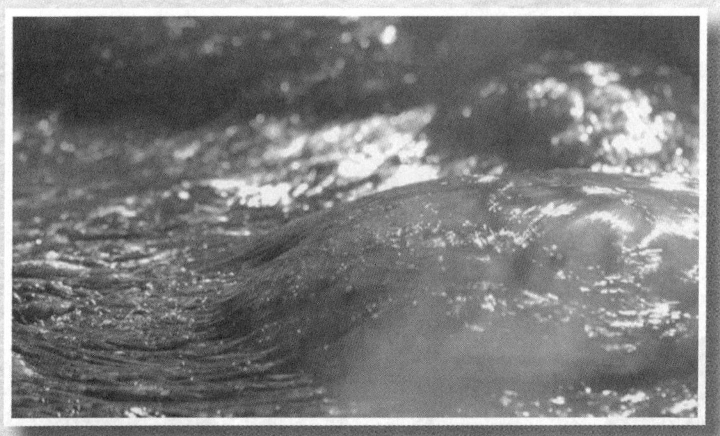

彩图 5：熬取胶汁

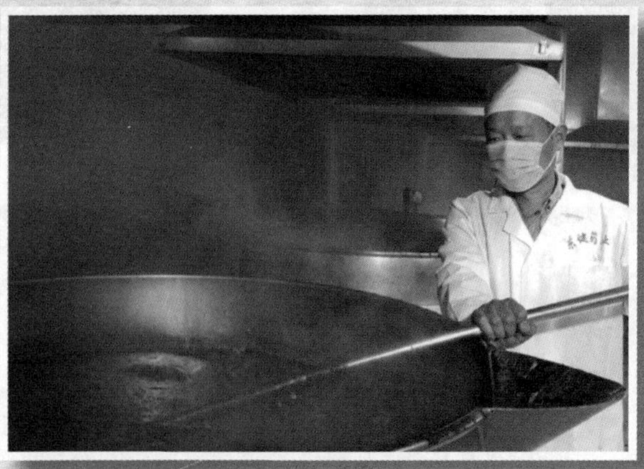

彩图 6：浓缩收胶

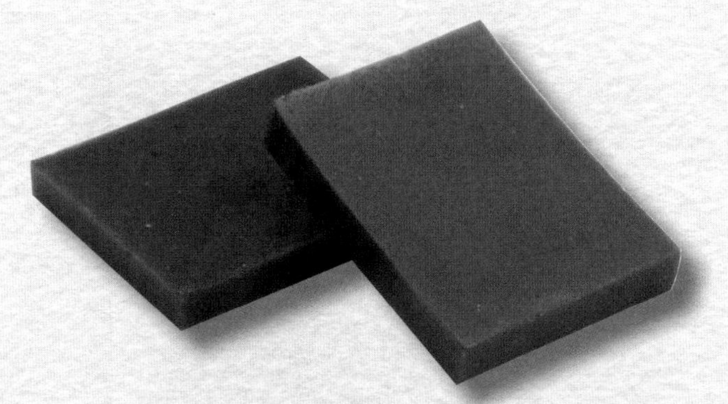

彩图 7：切块干燥

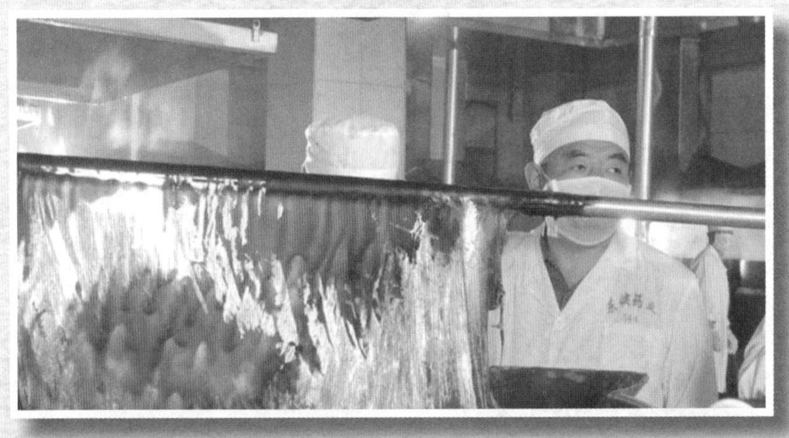

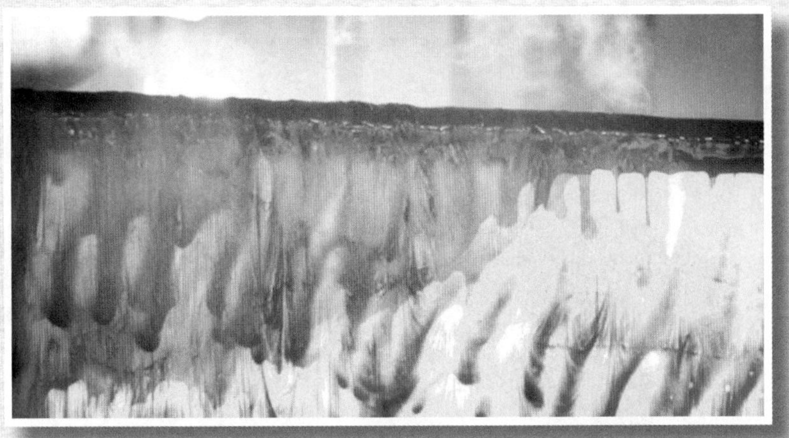

②

彩图 8：挂旗

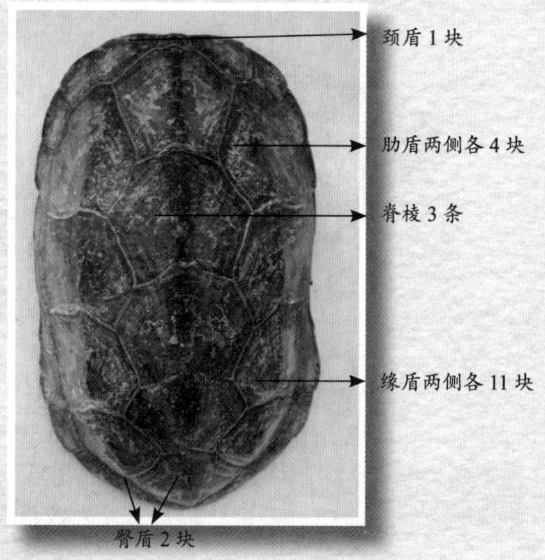

彩图 9：龟甲结构

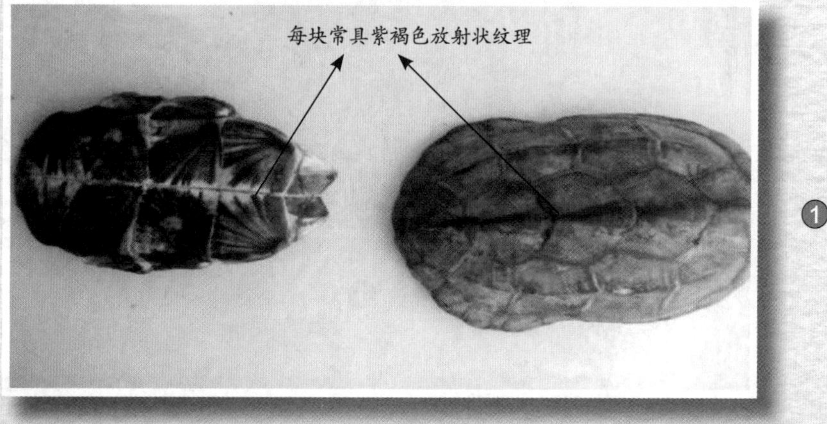

①

脊棱 3 条，椎盾 5 块，第 1 椎盾长大于宽或近相等
②

彩图 10：乌龟（俗称：中华草龟）龟甲

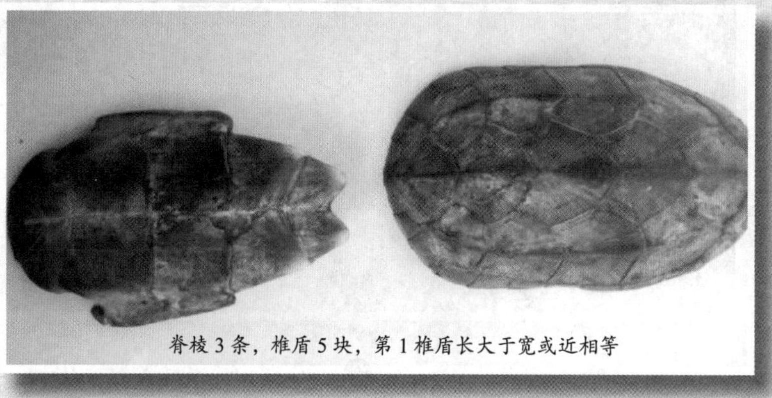

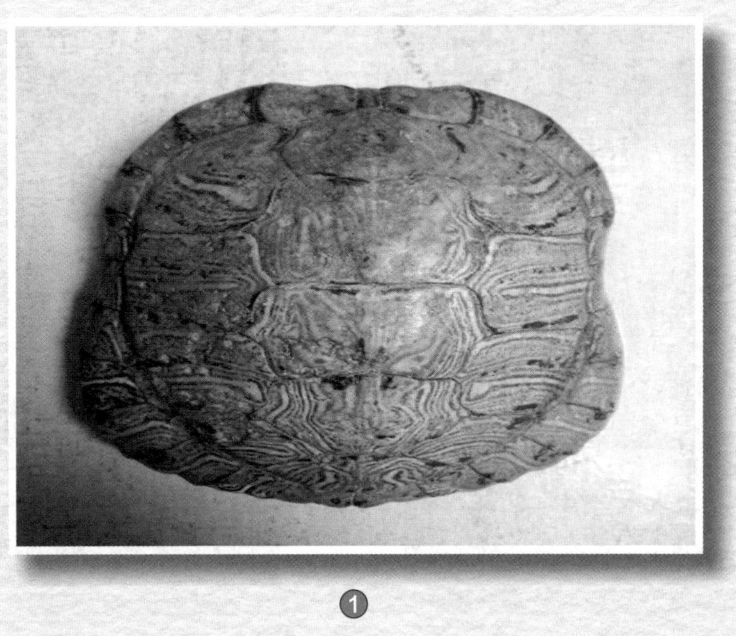

①

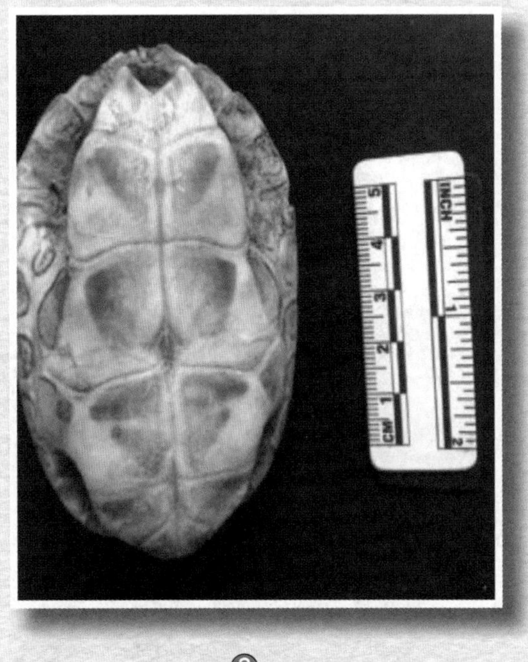

②

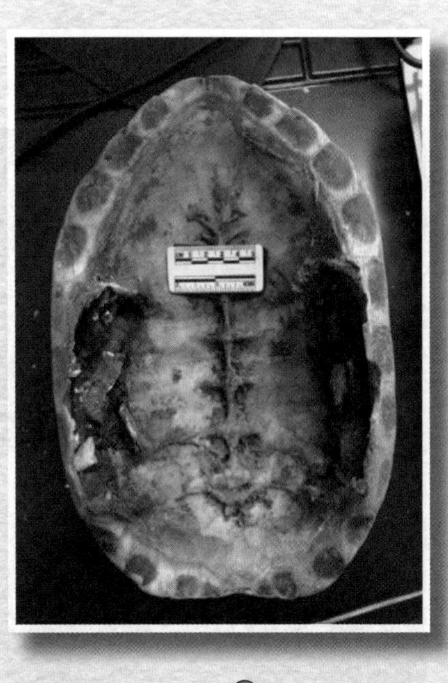

③

彩图 11：伪品巴西红耳龟

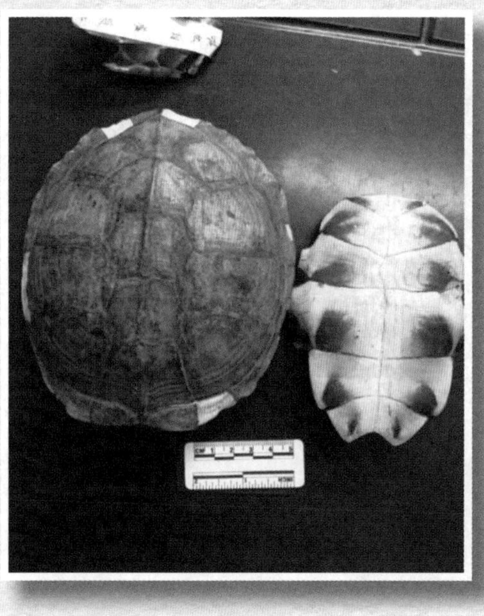

①

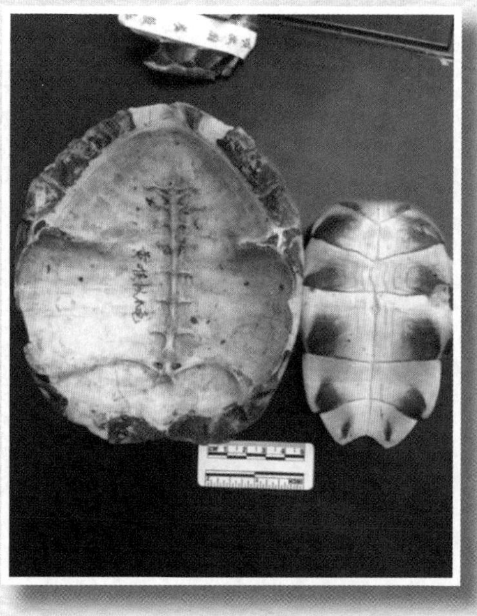

②

彩图 12：伪品黄喉拟水龟

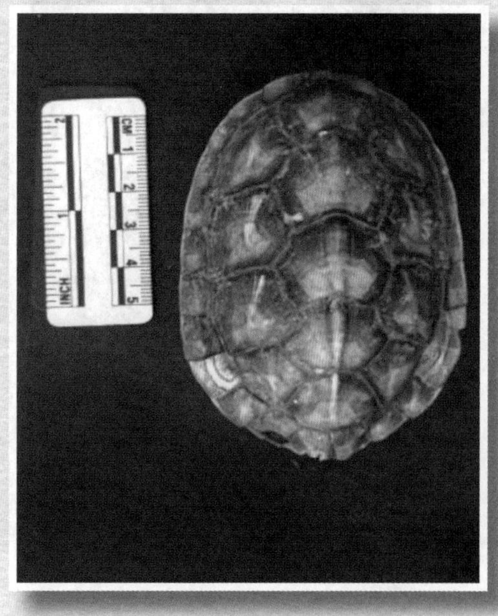

彩图 13：伪品西部锦龟

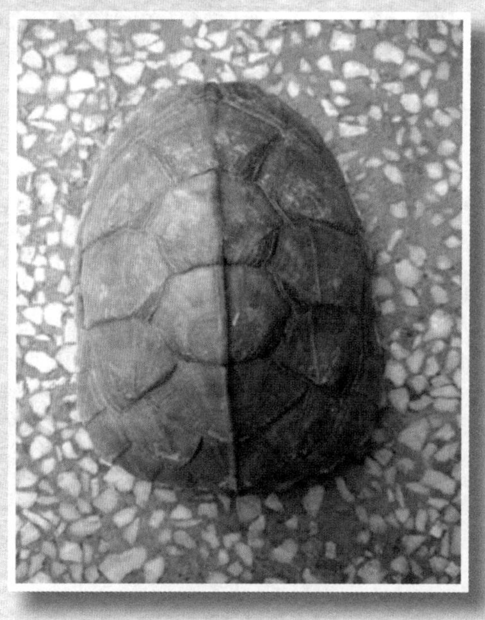

彩图 14：伪品齿缘龟

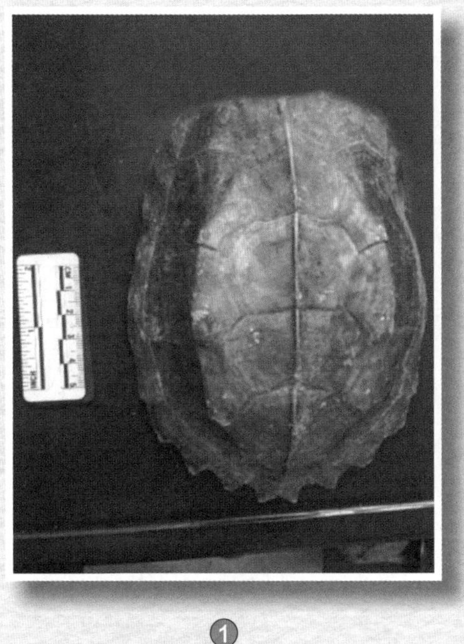

①

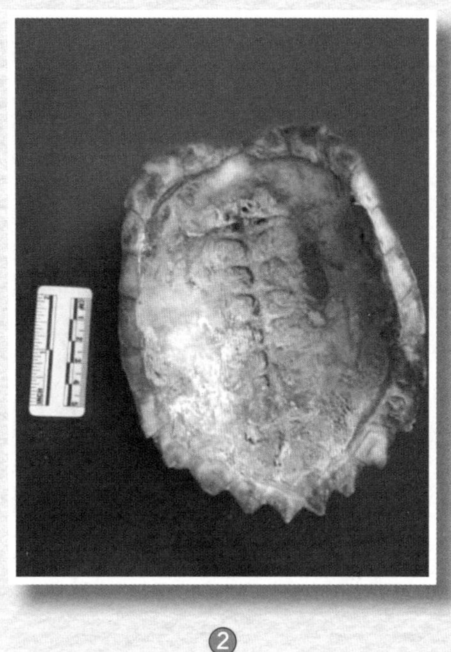

②

彩图 15：伪品真鳄龟

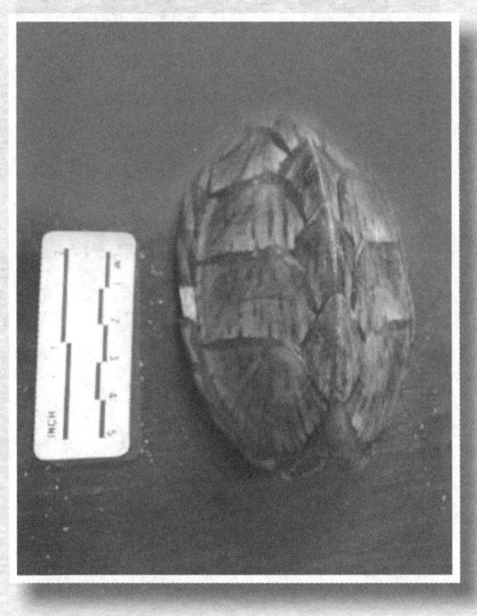

①

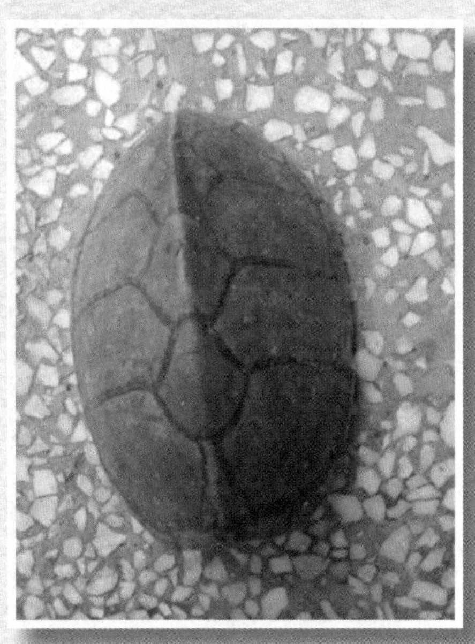

②

彩图 16：伪品窄桥龟

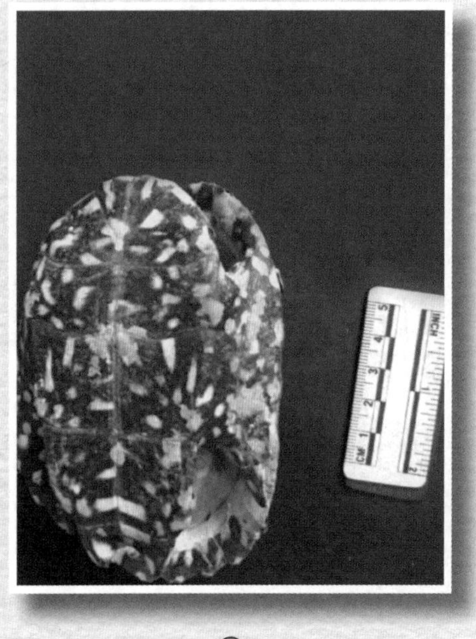

①

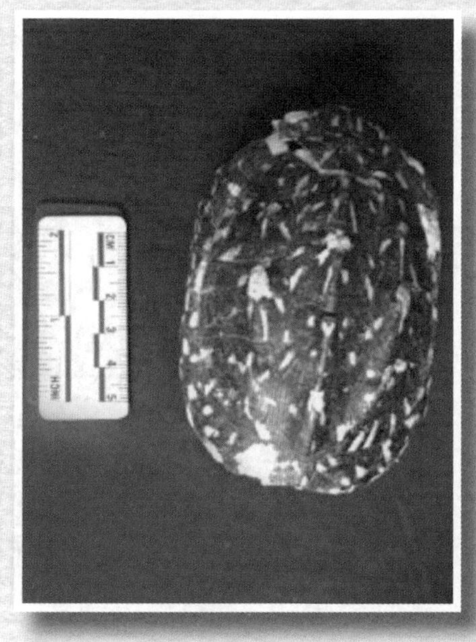

②

彩图 17：伪品斑点池龟

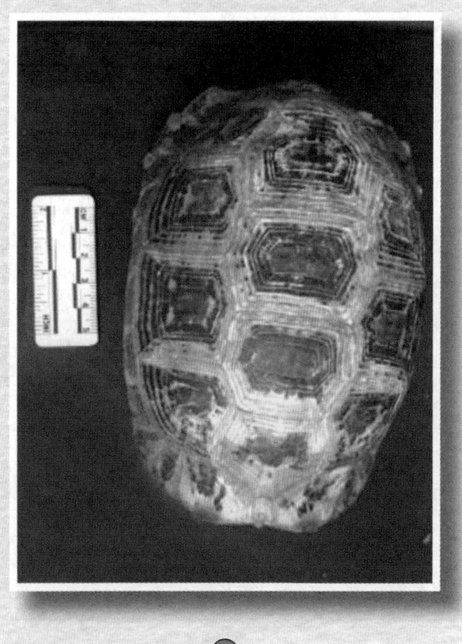

①

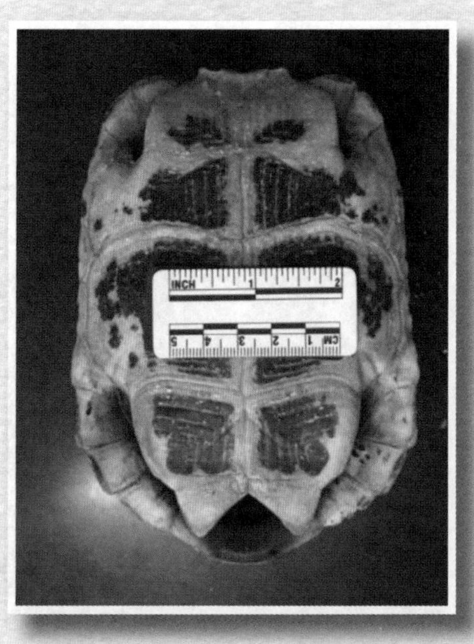

②

彩图 18：伪品缅甸陆龟

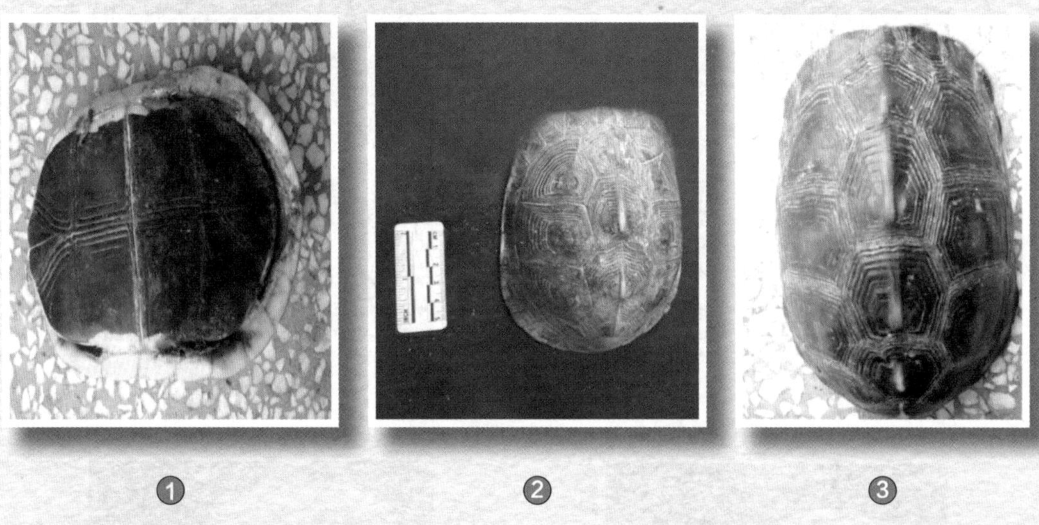

①　②　③

彩图 19：伪品黄缘闭壳龟

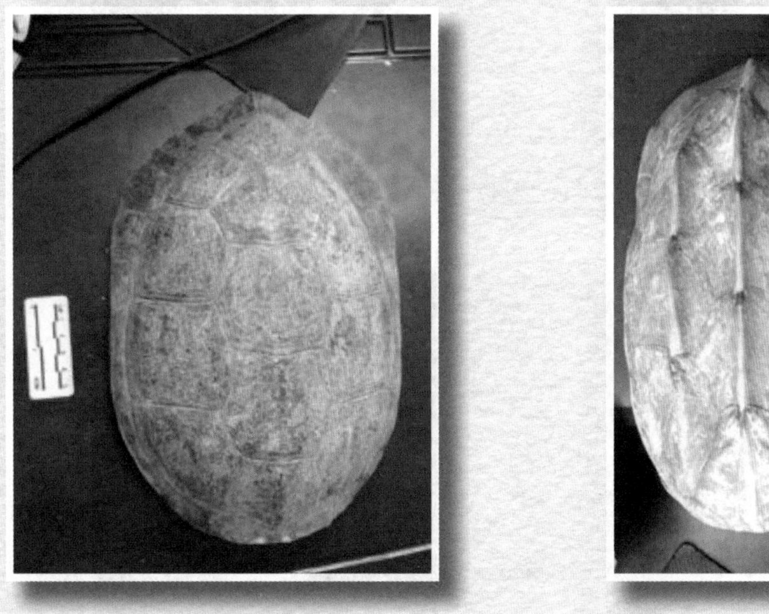

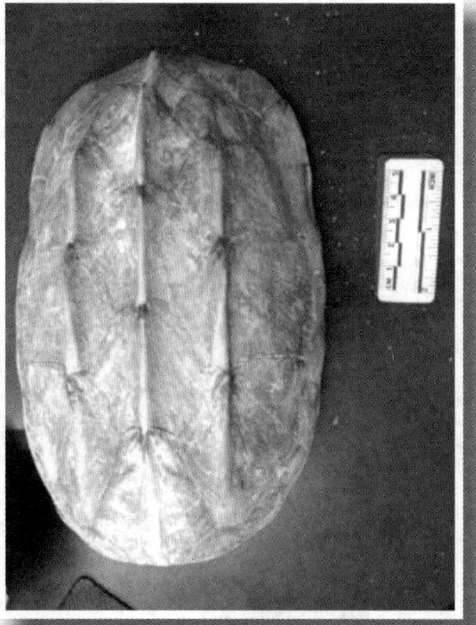

①　②

彩图 20：其他品种伪品龟甲（一）

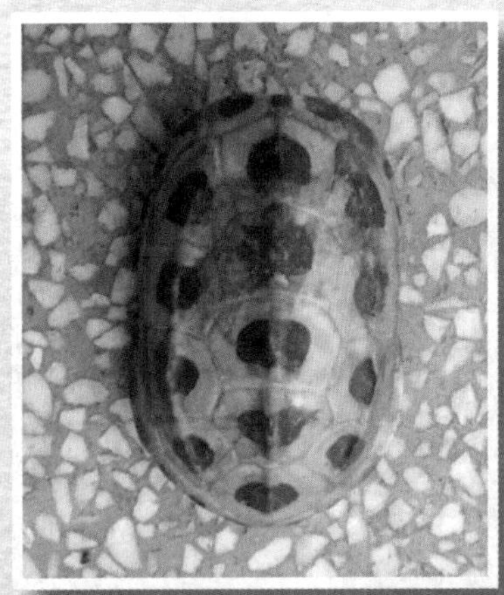
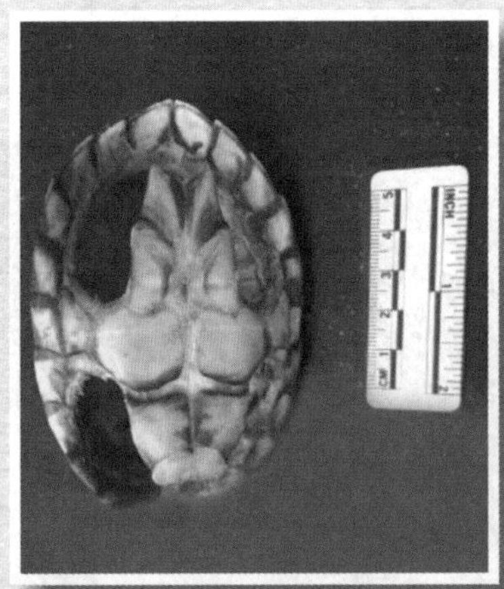

① 彩图 21：其他品种伪品龟甲（二） ②

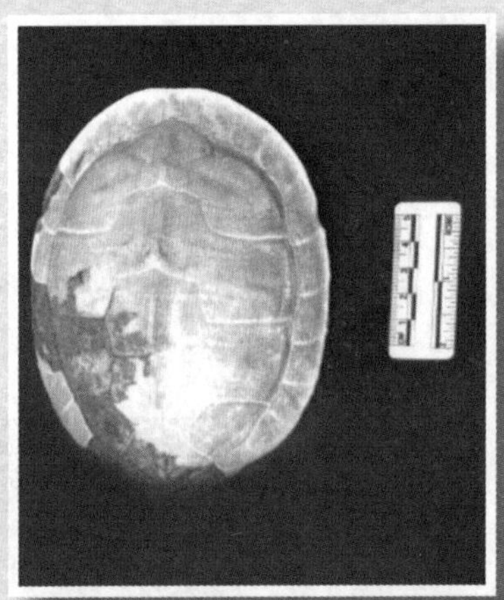
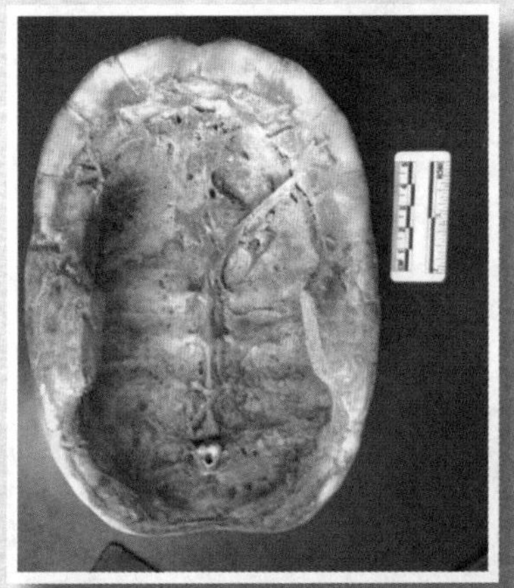

① 彩图 22：其他品种伪品龟甲（三） ②

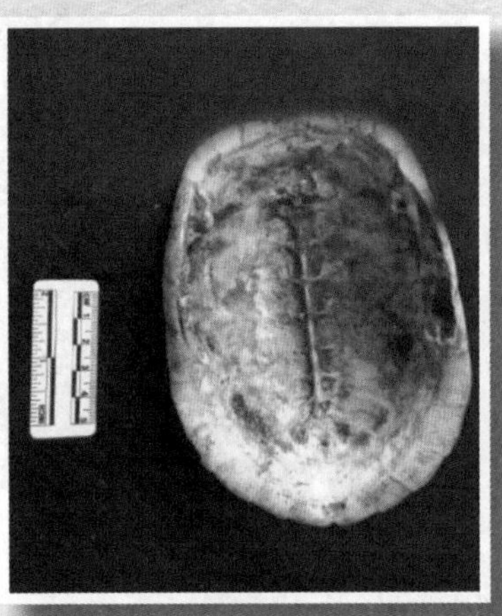
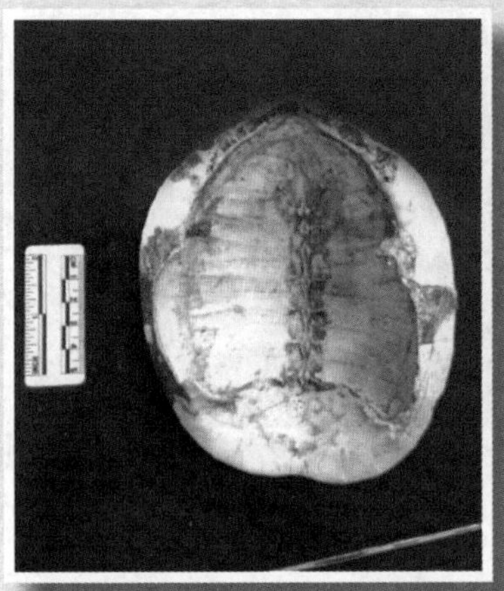

① 彩图 23：其他品种伪品龟甲（四） ②

目录

第三章 历代本草中的龟甲（胶）

第四章 龟甲（胶）的现代研究

第五章 龟甲（胶）名方

第六章 龟甲（胶）的临床运用

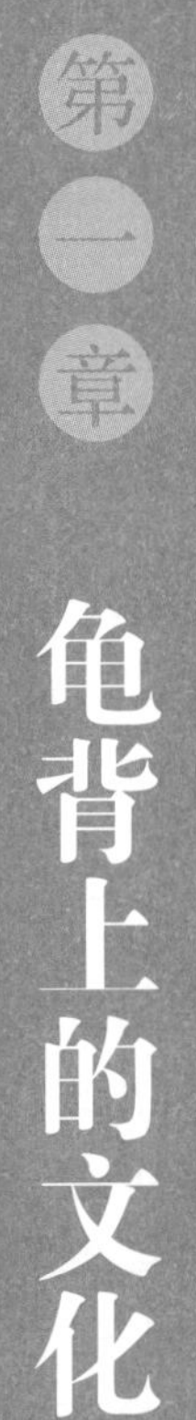

第一章 龟背上的文化

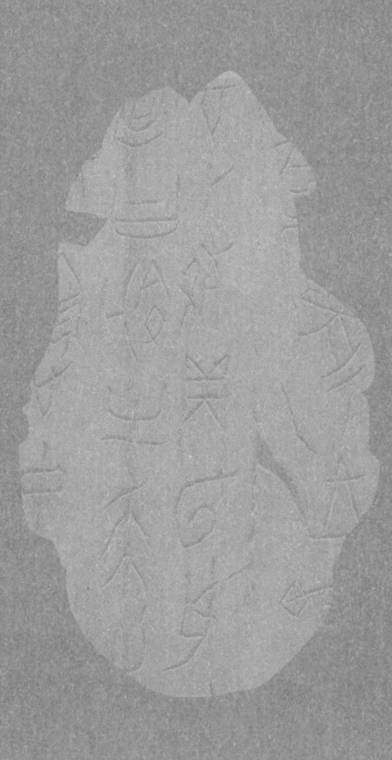

一、文可载道，甲可载文——中国最古老的文字甲骨文

1. 古老的龟甲问道载文

甲骨文是我国商代晚期的王室贵族在进行占卜活动之后，用契刀将有关内容刻写在专门用于占卜的龟甲或兽骨之上的文字，又被称为“契文”或“卜辞”。甲骨文是现存中国王朝时期最古老的一种成熟文字，被誉为世界上最早的文字起源之一。

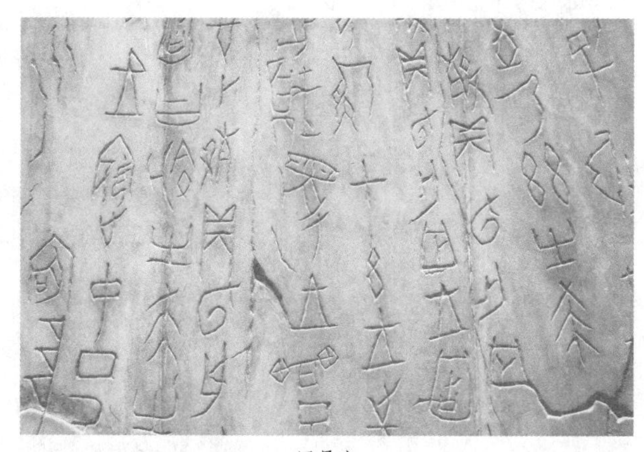

甲骨文

在古代中国，龟被尊奉为一种非常神圣、有灵性的动物。《礼记·礼运》中云：“麟、凤、龟、龙，谓之四灵。”中国传统文化认为“麟”是兽中之王，“凤”是禽中之王，“龟”是介中之王，“龙”是鳞中之王，这些奇禽异兽的出现就是世间祥瑞产生的先兆。而此“四灵”中的“麟”“凤”“龙”都是人们通过想象刻画出来的神兽，只有龟是现实生活中真正存在的动物。

龟既可水栖又可陆栖，腹部与背部皆披有硬甲，若是遇到危险，头尾与四肢都能快速缩进甲壳内，故它又有“六藏”的美称。或许正是其龟甲具有保护作用，犹如自己的护身房舍，人们又称其龟壳为“神屋”。相传，每当人们发现龟背上返潮，就知道天将要下雨，这似乎泄露了天神的机密，因此还被百姓赠之以“漏天机”的雅号。

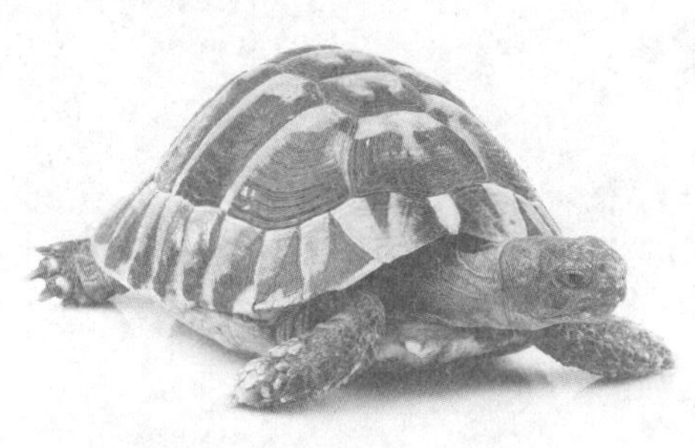

乌龟

龟行动缓慢、游刃有余，性情温和、超然若仙，寿命极长、不知所终，历来被人们推崇是长寿和不死的图腾。因此，华夏民族祖先将龟奉为神灵，中国古代的卜官也认为龟是可以通晓过去与未来的灵兽。《史记·龟策列传》中记载，每当“王者决定诸疑”时，都要“参以卜筮，断以蓍龟，不易之道也”。

古代中国的商朝人尤以崇尚鬼神著称，几乎每行一事，都要先沐浴更衣，占卜问神。所采用的方式之一，就是将挑选好的乌龟腹部的甲壳进行锯削、刮磨，再用金属工具在龟甲上钻出圆窝，在圆窝旁凿出菱形的凹槽，然后用火灼烧龟甲，根据龟甲反面的裂纹形状以判断吉凶，事后再将占卜的情况用契刀刻写在龟甲上，形成我们现在所说的“甲骨文”，也有部分学者称其为“龟板文”或“龟骨文”。

值得一提的是，在发掘出来的甲骨文中，“龟”这个字的写法形式不一、灵活多变，这往往是某种事物在占卜中带有特殊神圣性的象征，同时也从另一个层面说明古代中国对龟这种动物的极高重视程度。

甲骨文，作为中国乃至世界上最早的文字起源之一，2017 年 11 月 24 日，顺利通过联合国教科文组织世界记忆工程国际咨询委员会的评审，成功入选《世界记忆名录》。

2. 甲骨文的发现与出土

甲骨文最初发现于清代末年的光绪年间。关于它的发现经过，民间曾经流传过一个有趣的传说。

相传清末光绪二十五年（公元 1899 年）的秋天，北京城内有一位叫王懿荣的金石学家因患疟疾而请宫中太医诊治。太医仔细诊脉后给他开了一张处方，其中一味药是中药中常见的用来固精安神、止血涩肠，治疗泻痢脱肛的“龙骨”。王懿荣得此药方，立即打发家人到宣武门外菜市口的一家老中药店“达仁堂”依方购药。药买回来后，王懿荣亲自打开药包一一审视，无意间发现药包中的“龙骨”上刻有一种和篆文相似但又不太能认识的文字。这一发现使他大感惊讶。

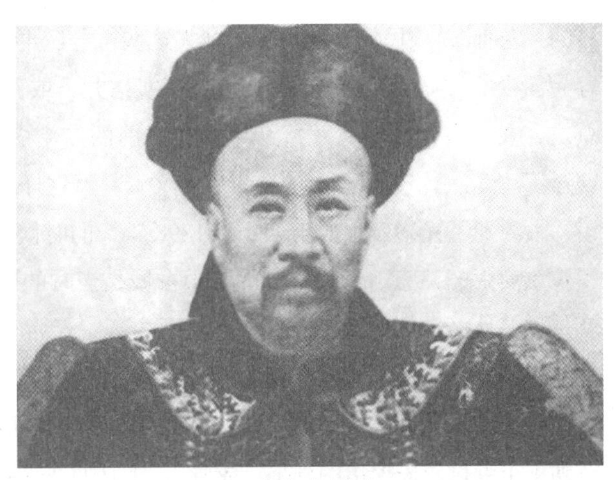
王懿荣（清代）

王懿荣是清朝有名的金石学家，对于古代文字有着很深的造诣，“龙骨”上的这些奇异的古代文字，引起了他极大的兴趣。他寻根问底，查明来历，专门派人又到那家中药店将所有带有文字的“龙骨”全数买回。王懿荣对这些带字的“龙骨”进行了精心研究，初步断定这些“龙骨”上面所刻写的文字，是比当时已知的各种古文字还要古老的文字体，它们也根本不是什么“龙骨”，而是商代卜官占卜专用的龟甲和兽骨。举世闻名的甲骨文自此得以发现。

这个传说在民间流传相当广泛。但也有不少人提出质疑，指出北京的中药店在拣药时，传统上都是先将拣出的“龙骨”捣碎，然后再包入药包交给病人。“龙骨”既然被捣碎了，自然也就无从发现它上面是否刻有文字。不过，无论这个传说是否可靠，学术界一致同意清代著名金石学家王懿荣确实是较早接触、收购甲骨文，并最早对甲骨文进行初步鉴定的学者。

另外，相较于传说，还有一种被考古学家广泛认可的说法，认为最早发现这些带字“龙骨”的，是河南安阳西北郊小屯村的当地农民。

早在我国的文字学者们正式开始接触甲骨文之前的二十多年前，河南安阳小屯村的农民便在翻耕土地时发现了甲骨。不过，他们并不知道它的真正价值，在相当长的时间里，当地农民一直是将它们当作中药材“龙骨”看待的。当时，农民们把这些从地里翻挖出来的甲骨收集起来作为“龙骨”卖给药店，药店也一直把这些甲骨当作“龙骨”来收购处理。药店对于这种“龙骨”的收购行为，促使当地农民大量并广泛地挖掘了甲骨。他们每至农闲时节，便就地挖掘，并挑出较大的“龙骨”卖给药店。

在这些较大的“龙骨”上，往往刻有奇怪的符号，而药店收购时不要这些带有奇怪符号的“龙骨”，农民们便使用锉子削去这些符号后再拿到药店销售。而对于小块的或字多不容易削去的“龙骨”，他们往往用其填塞枯井，或刮削成粉末充作医治刀伤的“刀尖粉”。总之，在学者们开始真正接触甲骨文之前的二十多年间，它们一直是被当作刻字的中药“龙骨”看待的，数以万计的珍贵甲骨文资料就这样被毁弃了。

大约到了光绪二十四年（公元 1898 年）的时候，中药店不愿收购的刻字“龙骨”引起了古董商人的注意。清代末年的安阳古城是当时的彰德府府治所在，由于当地从商朝开始就是这一地区著名的政治、经济和文化中心，经常出土许多青铜器和其他古代文物，北方各地的古董商人也常到这里收购古物转销北京、天津等地。

在这些古董商人中，有一位山东潍县的商人范维卿。他在收购古物的过程中，逐渐注意到了小屯村农民挖出的刻字“龙骨”，于是便在这年冬天，告诉了天津的秀才孟定生和王襄等人。他们听了范维卿谈的情况后，认为这是一种古代的契刻文字，孟定生甚至猜测这可能是古代的简策。

第二年秋天（1899 年），范维卿从小屯村农民手中买到一些刻字的“龙骨”，并将其带到北京，送给当时担任国子监祭酒一职的著名金石学者王懿荣，立刻受到王懿荣的极大重视。王懿荣经过仔细研究，初步断定这是一种刻写有古代文字的“龟板”，于是出高价购买收藏。王懿荣凭借他丰富渊博的金石学和古文字知识，经过更进一步的细致研究，终于断定这是商代用于占卜的甲骨，其上面所刻写的文字是比当时学界所熟知的最早古文字——

篆文和籀文（大篆）更古老的一种古文字，并第一个将其考定为商代文字。

这一重大发现为中国文字和中国古代文明史的研究开拓了新领域。甲骨文的发现，是中国近代学术史上的大事，它和20世纪面世的敦煌写经、汉晋简牍、内阁大库档案等文化珍品一起，被誉为中国近代新史料的四大发现，在中国学术史上更蔚然形成了“甲骨学”这一举世瞩目的全新学问。

甲骨文的最早发现地——中国河南省安阳市后来被考古学者们命名为殷墟。殷墟是商朝后半期自盘庚至帝辛（即殷纣王）共八代十二位商王的文化遗址，在今河南省安阳市西北小屯村一带。此处原是商代晚期的王都，自第二十代王盘庚将都城从奄迁到殷，到商朝灭亡，共延续了二百七十三年。

商朝灭亡后，殷都逐渐衰败荒芜，后来变成了废墟，这就是“殷墟”的由来。甲骨文最早出土于殷墟，并且在这里出土的数量最多，因此甲骨文又被称为“殷墟文字”或“殷墟卜辞”。但值得一提的是，用龟甲或兽骨占卜的文化可追溯至上古时代的中国，因此甲骨文并非商代所特有，而是早在商朝之前就已经存在。

甲骨文除了出土于殷墟之外，在我国的河南省郑州市，山西省洪洞县，陕西省长安区、扶风县、岐山县以及北京市昌平区等地的古代文化遗址中也陆续有发现。这些甲骨文不仅有商代的，还有周代初期的。不过，它们无论从数量上讲，还是从内容上看，都远远无法与殷墟出土的甲骨文相媲美。

为了抢救甲骨文和殷墟文化遗存，1928年秋天，中央研究院历史语言研究所成立，开始对殷墟进行科学发掘。自1928年以来，殷墟甲骨文较大规模地出土有以下三次：

（1）1936年在小屯村北YH127甲骨坑内出土甲骨17096片，其中完整的龟甲有300多片。

（2）1973年殷墟小屯南地第二次集中出土甲骨5041片，这是新中国成立以来殷墟出土甲骨数量最多的一次。

（3）1991年殷墟花园庄东地的H3坑内，出土甲骨1583多片，又称为H3甲骨文，其中刻辞甲骨579片。

殷墟甲骨到如今一共出土的数量没有一个准确的数字，因为考古界对于甲骨“片”的定义不很明确，加之收藏分散，不断流动转手，要精密统计是很不容易的。20世纪50年代初，古文字学家陈梦家曾估计为10万片。后来，甲骨学家胡厚宣则统计有16万多片。最近有学者表示不同意，仍认为“近10万片”为妥。甲骨文的字数到底有多少，目前各家说法不一。据李宗焜统计，甲骨字数有3500个，其中可识别的应有1500个左右。

百年来出土的10万多片甲骨文珍藏在中国内地各个省、自治区的41个城市和台湾、香港等地区。此外，日本、美国、英国、加拿大、法国、德国、瑞士、比利时、俄罗斯、韩国等国家的各大博物馆和科学研究机构，也都有数量不等的收藏。现在，甲骨文已经成为全球收藏界珍贵的文物瑰宝。

3. 甲骨文与占卜

甲骨文的主要内容就是主宰人间的商帝向上帝和先祖问卜吉凶的活动记录。商代晚期是我国历史上奴隶制由初步繁荣走向全盛阶段的重要历史时期。但是在过去很长的一段历史时期内，人们一直无法了解当时的社会状况和历史面貌。甲骨文的出现弥补了商代文献不足的缺憾，向我们展示了商代晚期的占卜文化和社会生活的真实记录。

占卜作为一种宗教迷信活动，在我国至少从新石器时代开始就已经出现，后来在一个较长的时期内广泛流行于我国众多民族文化之中。古代中国的商人以崇尚鬼神著称，几乎每行一事，都要先沐浴更衣、占卜问神。他们占卜的事物几乎无所不包，例如，祭祀、征伐、田猎、收成、风雨阴晴、祸福疾病，甚至妇女妊娠，生男还是生女，都要进行占卜来决定吉凶，有时对同一件事还要反复占卜确定。商人占卜所采用的方式之一，就是将挑选好的乌龟甲壳进行加工煅烧，再根据龟甲反面的裂纹形状走势以判断吉凶。

甲骨占卜从本质上讲是一种巫术行为。很大一部分卜辞包含了求雨、求禾、求好年成等内容，另一部分则是商帝在行事之前占卜问卦以判别凶吉的内容，如果占卜的结果是负面的，行事就要取消。占卜者既能代表王向神灵发问，又能根据征兆传达神灵的旨意。占卜的基本程序分为以下几个步骤：

（1）采集龟甲或兽骨

根据考证，大部分龟甲或兽骨材料是在当地采集的，但也有一些来自南方，甚至有通过海路运来的珍贵龟甲。

（2）将采集来的龟甲或兽骨进行修整和加工，使之便于使用

使用龟甲时主要是使用龟的腹甲，有时也用龟的背甲。龟甲在使用前要将甲壳从背甲和腹甲两部分的连接处——甲桥部分锯开，使甲桥的平整部分留在腹甲上，然后将带甲桥的腹甲锯去甲桥外缘的一部分，使之成为边缘比较齐整的弧形。背甲则一般直接从中间脊缝处对剖为两个半甲。有的背甲在对剖之后，还要再锯去靠近中脊部位的凸凹较大的部分和首尾两端，使之成为近似于鞋底的形状，并在中部钻出一个圆孔。

龟甲经过上述初步加工后，还要进一步刮削和磨光，然后在它们的反面挖和钻制出圆形和长椭形梭状的巢槽，以便在占卜时用火在这些巢槽内烧灼，使正面相应的部位出现裂纹，以判断占卜的结果。长椭形梭状的巢槽叫作凿，一般长约1厘米，口宽底窄，呈梭状斜槽。圆形的巢槽叫作钻，一般紧靠凿边正中部位钻出，是比凿稍小的圆形洞穴，一般都

在凿的内侧。凿和钻的排列和分布也有一定的规律，其数目则根据龟甲的大小而定。

（3）烧灼孔槽，以成卜兆

商代晚期的占卜活动一般是由卜官从事。卜官在占卜时，用燃着的紫荆木火炷烧灼凿和钻的巢穴，使骨质的正面裂出“r”或“卜”这一形状的裂纹。这种裂纹就叫作“卜兆”，是用来推断卜问事物吉凶的依据。

（4）贞

最后是“贞”，“贞”是占卜时专用的询问术语。所谓贞人，就是人神之间的中介，多指卜官。在询问时，贞人代表王，在回答时，贞人则代表神灵。

甲骨文的主体部分是卜辞，即占卜活动结束后记录占卜活动进行情况与结果的刻辞。卜辞大多刻写在甲骨的正面，也有部分刻写在反面；通常是正面刻写出一部分，另一部分在反面接着刻写。一条比较完整的卜辞一般包括四大部分：

前辞：学者中也有称为“叙辞”的，一般记述占卜的干支日期和主持占卜活动的人物名称等内容。

问辞：学者中也有称为“命辞”的，一般记述占卜时卜问的事项内容。

占辞：一般记述商帝或占卜者根据“卜兆”对卜问事项所做的吉凶判断或推测。

验辞：一般记述占卜活动结束以后事情是否和预卜的判断或推测相应验等内容。

经过加工和刮磨的龟甲，由当时专门负责的卜官进行保管。除了上述四种卜辞，卜官在保管这些龟甲时，一般还要在它们的边缘部位刻写上记述这些甲骨的来源和保管情况的记事文字，学者们称之为“记事刻辞”。它们也是甲骨文的主要组成部分。

二、五十读易，韦编三绝——孔子也是龟策“迷信”的狂热爱好者

1. 中国龟策文化的兴盛

《礼记·曲礼（上）》中曰：“龟为卜，策为筮。”“龟策”就是指的龟甲和蓍草。“卜”和“筮”是两种非常古老、原始的占卜行为，中国传统讲究“卜”用龟甲，“筮”用蓍草，汉代之前两者是结合在一起的，在文献中区分不甚明显，古时认为通过“龟策”就可以占卜吉凶、问道苍天。司马迁在其《太史公自序》中曾撰：“三王不同龟，四夷各异卜，然各以决吉凶。略窥其要，作《龟策列传》。”《史记·龟策列传》就是专门记述古代卜筮活动的类传。

司马迁在《史记》中首为方术立传，主要包括三篇文章：《扁鹊仓公列传》《日者列传》《龟策列传》。其中，《扁鹊仓公列传》主要讲述战国时期名医扁鹊以及西汉初年名医淳于意

的诊病故事，此属于方技。而《日者列传》和《龟策列传》则都是讲述占卜，属于数术。《日者列传》主要内容是时日选择（如黄历择时）；《龟策列传》则重在介绍龟（龟卜）、策（筮占），曰“上有捣蓍，下有神龟”。

筮占主要是运用一种称为蓍草的植物进行占卜。龟卜则主要是用乌龟的甲壳烧灼的裂纹进行占卜，《龟策列传》中也将龟卜称作“玉灵夫子”，认为龟骨比其他动物的骨头更灵，可以沟通人世和仙界，通晓过去与未来。

《史记·龟策列传》中载：“龟者是天下之宝也，先得此龟者为天子，且十言十当，十战十胜。生于深渊，长于黄土。知天之道，明于上古。游三千岁，不出其域。安平静正，动不用力。寿蔽天地，莫知其极。与物变化，四时变色。居而自匿，伏而不食。春仓夏黄，秋白冬黑。明于阴阳，审于刑德。先知利害，察于祸福，以言而当，以战而胜，王能宝之，诸侯尽服。王勿遣也，以安社稷。”

上文的意思是：认为龟是天下至宝，先得龟者可为天子，而且十言十灵、十战十胜。龟生于深渊，长于黄土，知晓天道，明白上古以来的大事。漫游三千年，不出应游的地域。龟安详平稳，从容端庄，行动自然，不用拙力。寿命超过天地，没有谁知道它的寿命极限。它顺随万物，四时变化着自己的体色。平时自己藏在龟甲内，伏趴着不吃东西。龟春天呈

占卜

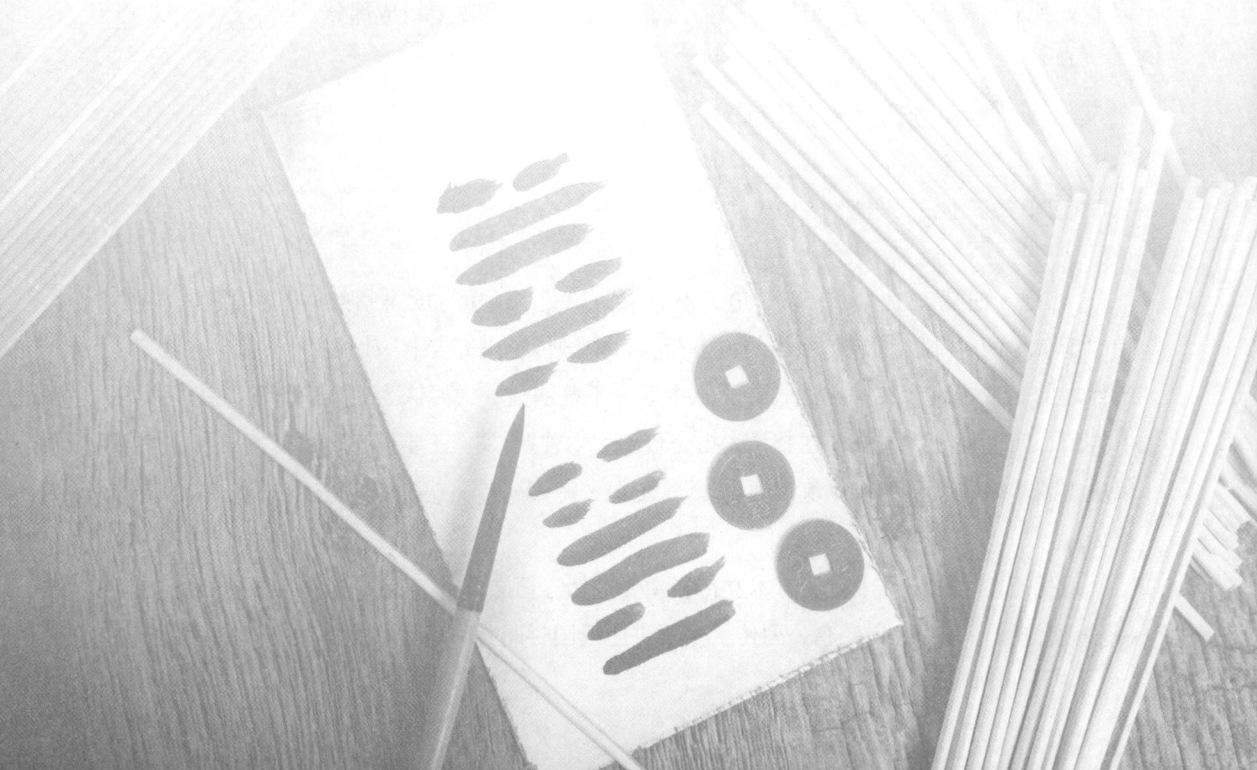

史記會注考證卷一百二十八

漢 太 史 令 司 馬 遷 撰

宋 中 郎 外 兵 曹 參 軍 裴 駰 集 解

唐 國 子 博 士 弘 文 館 學 士 司 馬 貞 索 隱

唐 諸 王 侍 讀 率 府 長 史 張 守 節 正 義

日 本 出 雲 瀧 川 資 言 考 證

龜策列傳第六十八　史記一百二十八

索隱 龜策傳有錄無書，褚先生所補，其敘事煩蕪陋略，無可取。正義 史記至元成間十篇有錄無書，而褚少孫補景武紀、將相年表、禮書、樂書、律書、三王世家、蒯成侯、日

龜策列傳第六十八　一

《史记·龟策列传》

现青色，夏天变为黄色，秋天呈为白色，冬天变成黑色。它懂得阴阳，精晓刑德。预知利害，明察祸福。通过龟来卜问，则说话无失误，作战能胜利。王如果能将龟当成珍宝藏住，诸侯都得降服。因此不要轻易放走龟，可用龟来安定国家。

而论及龟策的神秘与灵验，《龟策列传》中又载：“夫摓策定数，灼龟观兆，变化无穷，是以择贤而用占焉，可谓圣人重事者乎！周公卜三龟，而武王有瘳。纣为暴虐，而元龟不占。晋文将定襄王之位，卜得黄帝之兆，卒受彤弓之命。献公贪骊姬之色，卜而兆有口象，其祸竟流五世。楚灵将背周室，卜而龟逆，终被乾溪之败。兆应信诚于内，而时人明察见之于外，可不谓两合者哉！”

上文是说：布列蓍草推定吉凶，以及烧灼龟甲来观察征兆，是变化无穷的事，因此一定要选用贤人来担任卜官，这可以说是圣人对卜筮大事的重视。周公连卜三龟，武王的病就好了。纣王暴虐，即便用大龟占卜也得不到吉兆。晋文公准备安定周襄王的王位，卜得

黄帝战胜于阪泉的吉兆，终于成功，获得周襄王的彤弓之赏，成为侯伯。晋献公贪图骊姬美色，要攻骊戎，卜得“胜而不吉”之兆，这场伐骊戎的祸患竟然延及了晋国的五世君主。楚灵王准备背叛周天子，占卜不吉利，终于招致乾溪败亡。龟兆预示出内在的趋势。当时人们能够看到外部的表现，能不说这是两相符合的吗？

正是由于龟策文化在中国古代的兴盛，所以，司马迁才说：“自古圣王将建国受命，兴动事业，何尝不宝卜筮以助善！”

在司马迁《史记·龟策列传》之后，《汉书·艺文志》中将数术细分为六类：天文、历谱、五行、蓍龟、杂占、形法。“龟策”这一占卜行为后来又被称作为“蓍龟”。

被尊奉为群经之首、设教之书的《周易》，从本质上也属于“龟策”或“蓍龟”这一类占卜著作。《汉书·艺文志》中开篇就论：“蓍龟者，圣人之所用也。……易曰：‘定天下之吉凶，成天下之亹亹者，莫善于蓍龟。’”既然，蓍龟是天下圣人如此推崇的大事，这也就是孔子为《周易》龟策文化而“狂热”的原因吧。

2. 孔子与《周易》

被誉为“大道之源”的《周易》是中国传统文化的源头，是中国古代哲学、自然科学和社会科学相结合的综合巨著，具有十分高深、精湛的思想内涵。书名中的“周”字，指的是《易经》的最终成书约在西周中后期；而“易”字则有变易、变化的含义，体现出《周易》一书的基本思想内核就是描绘自然万物的千变万化之道，并由这变化之道逐渐展开广阔无垠、丰富多彩的易理思想世界。

我们现在所说的《周易》包括经文和经传两大部分。经文指的是《易经》，经传则指《易传》。《易经》与已经失传的《连山》和《归藏》一起并称远古“三易”，它从本质上是一部龟卜筮占（蓍龟）之书，其直接作用就是占卜事物吉凶。全书由两种矛盾对立的基本符号形态组成，被称为阴爻“– –”和阳爻“—”，通过将三个爻组合移动，便构成了八卦：乾（☰）、坤（☷）、震（☳）、巽（☴）、坎（☵）、离（☲）、艮（☶）、兑（☱）。

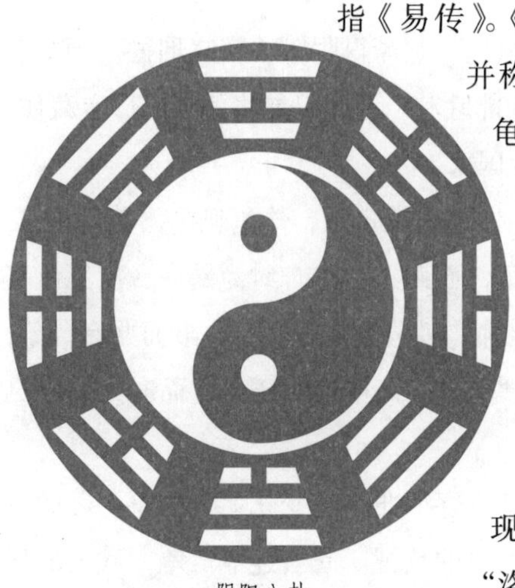
阴阳八卦

民间相传远古伏羲氏时，有一匹龙马从黄河出现，背负“河图”；又有一只神龟从洛水出现，背负“洛书”，伏羲根据“河图”和“洛书”画成八卦，周文王又在八卦的基础上将其两两组合衍生出六十四卦，后人将此六十四卦按每卦六爻，每爻附上文字，编成了仅4900多字的《易经》。《易经》通过阴阳符号来反映客观现象，其中的占卜内容涉及当时社会、政治、经济、军事、文化、婚丧、疾厄等各个方面，相应的卦爻辞更体现出阴阳、变化、中和、动态、能动等思想观念的萌芽。

但是，《易经》本身作为龟策之书，其脉理幽微、深奥简古，仅仅与其相隔五百年的春秋时期学者就已对其难以解读。尽管《周易》在春秋战国时期已经非常流行，但当时真正能读懂《周易》的人却是凤毛麟角。

《周易》自古被誉为“经中之经”，是哲学中的哲学。作为儒家学派的创始人和掌门人，孔子在其古稀之年才开始研究《周易》，并深为自己习读《周易》的时间太迟而懊悔不已。孔子在《论语·述而》中曾哀叹：“加我数年，五十以学易，可以无大过矣。”说的就是，年近耄耋之年的孔子，在仔细研读了《周易》之后，认为如果能多给自己几年时间，在五十岁时就学习《周易》，便可以使自己不致有大的过失了。这是孔子68岁带领着弟子们回到故乡鲁国之后学习并整理《周易》时的追悔之言。

关于孔子晚年为龟策之书《周易》“沉迷”和“疯狂”的记载在诸多文献中都有所提及。相传孔子到了晚年的时候，几乎其他书都不看了，只一心研究《周易》。湖南长沙马王堆汉墓出土的帛书《要》和《昭力》中都有“孔子老而好易”之说。譬如，帛书《要》中记载：“夫子老而好易，居则在席，行则在橐”，生动地描写了孔子为读《周易》茶饭不思的专注神态。帛书《昭力》则记录了孔子晚年与子贡的论《易》之事，着重叙述了孔子晚年好《易》的原因，此外还记叙了孔子对其门人弟子讲解损益之道的内容和哲理。

另外，在《论语·子路》中，孔子还多次引用《周易·恒卦·九三》的内容来告诫弟子：“不恒其德，或承之羞。”而古代文献中最为著名的是司马迁在《史记·孔子世家》中的一段详细叙述：“孔子晚而喜《易》，序《彖》《系》《象》《说卦》《文言》。读《易》，韦编三绝。”何谓韦编三绝？这是因为当时的书，都是用漆填写在竹简上，然后再用皮带串订，这称作“韦编”。孔子是《周易》的狂热爱好者，他反复阅读《周易》，导致串订竹简的皮带都断了三次。

正是由于孔子的“晚而喜《易》”，孔子晚年的思想发生了较大转变，而《周易》也被儒门奉为圣典，列为六经之首。以孔子为首的各家发挥、解释《易经》的《易传》也应运而生。《汉书·艺文志》记载：“孔氏为之《彖》《象》《系辞》《文言》《序卦》之属十篇。”由于《易传》的儒家色彩，因此后世认为《易传》为孔子及其门人所作，一共七种十篇，最终成书约在战国中后期，又被称为《易经》的羽翼。正是由于孔子对龟策“迷信”——《周易》的爱不释手和废寝忘食，将学习《周易》的心得体会整理成《易传》，才使得《周易》从此上升为一部特殊的哲学著作，并广泛而深远地影响着中国传统文化的各个方面。

三、神龟虽寿，犹有竟时——古代中国的龟崇拜和长寿文化

1. 中国古代的图腾崇拜

原始时代，人类正处于蒙昧粗野的阶段。在他们生活的时代里，自然气候的变幻莫测，山川湖泊的动荡变迁，动植物的生长壮老，无不让他们充满疑惑。由疑惑而产生敬畏，由敬畏进而感激、崇拜，乃至形成“万物有灵”的思维模式。原始人认为这些自然存在的现象表现出生命、意志、情感、灵性和奇特能力，会对人的生存及命运产生各种影响，因此对之敬拜和求告，希望获其消灾、降福和庇佑，于是产生了自然崇拜、动植物崇拜、祖灵鬼魂崇拜等各种图腾崇拜形式。

史前时代的人们把图腾看得非常神圣。原始人在图腾崇拜中有一项很重要的内容，即对动物的崇拜。人类对动物既依赖、又畏惧，因此把动物当作神来膜拜。作为图腾的动物不能猎杀，更不能食用，人们还要举行种种隆重的祭祀活动，以示尊敬。氏族成员都以图腾为骄傲，并且希望得到它的保护。所以，远古人类的墓地、住所、日用品乃至身体上，都绘有或刻有本氏族图腾的图案。图腾崇拜与人的社会存在密切的关系，我国远古先人们把自己崇拜的动物看成是无所不能的，无所不知的神物，于是怀着崇拜与敬畏的心情举行各种祭祀或宗教仪式，让这些神物帮助人们解决难以解决的问题，显示未来的征兆。

在我国古代的神话传说中，有关图腾崇拜的内容很多，如对于创世的伏羲、女娲都是人首蛇身，炎帝（神农）的牛头人身，蚩尤的人身牛蹄的描述，实际上都反映出当时人们对图腾的崇拜。

在中华民族的发展史上，龙、凤、龟、麒麟、蛇、鹿、虎等动物都曾作为人们崇拜的图腾，尤其龙、凤、龟、麟被古人称为“四灵”。

龙是鳞虫之长，是神异的动物。《本草纲目・鳞部龙》中提及龙的形状：“头似驼，角似鹿，眼似兔，耳似牛，项似蛇，腹似蜃，鳞似鲤，爪似鹰，掌似虎。”凤为百鸟之王，《说文解字》中刻画凤的形象：“凤之象也，鸿前麟后，蛇颈鱼尾，鹳颡鸳思，龙文虎背，燕颔鸡喙，五色备举。”麒麟则是古代传说中的瑞兽，能吐火，声音如雷。《说文解字》中说：“麒，仁兽也，麋身牛尾一角；麐，牝麒也。”从古人对龙、凤、麒麟这类神兽的描述，不难看出它们几乎都是集众动物大成之美，通过先人们丰富的想象和创造，把那些备受人们珍爱的动物所具备的优点全部集中在这一幻想中的神兽身上。

“四灵”之中唯有“一灵”是我们现实生活中实际存在的动物，并在几千年的图腾崇拜中占据着举足轻重的地位，那就是——龟。

图腾，原是印第安语，意为“他的亲族”。原始人相信每个氏族都与某种动物、植物有

着亲属或其他特殊关系，这个动物或植物就成为这个氏族的图腾，图腾理所当然地与氏族成员有着一致的血缘关系，因之，图腾负有保护氏族成员的责任。这种图腾文化法则的影响，导致了龟为灵物的文化观念的衍生。

中华民族的始祖黄帝氏族就是崇拜“龟”图腾的氏族，所以在黄帝与蚩尤争战的关键时刻，龟便在冥冥之中给黄帝提供援助的力量。清朝《古今图书集成·禽虫典·龟部》中有记载：“帝伐蚩尤。睡，梦西王母遣道人报黑狐之裘，以符授之曰：‘太乙在前，天乙备后，河出符信，战即克矣。’黄帝寤，思其符不能悉忆，以告风后力牧。风后力牧曰：‘此兵应也，战必自胜。’力牧与黄帝俱到盛水之侧，立坛祭以太牢，有元龟衔符从水中出，置坛中而去，黄帝再拜稽首，受符视之，乃所梦得符也。广三寸，长一尺。于是黄帝佩之以征，即日擒蚩尤。”可见正是有了“元龟”衔符，黄帝才能凭借其战胜蚩尤。

除了黄帝受到氏族图腾“龟”的援助，另外还有大禹的父亲鲧治水受阻时，龟通过曳尾的痕迹来启迪鲧，并用青泥封记于鲧应穿凿之处，帮助鲧治理洪水，完成大业。屈原楚辞《天问》中曾叹：“鸱龟曳衔，鲧何听焉？顺欲成功，帝何刑焉？”而当大禹治水时，也受到神龟相助。晋代陆机《洛阳记》中记载：“禹时有神龟，于洛水负文列于背，以授禹。文，即治水文也。”

至于尧舜时代，更是多次得到氏族图腾“龟”的暗示和启迪。汉代纬书《龙鱼河图》中记载：“尧时与群臣贤智到翠沩之川，大龟负图来投尧，尧敕臣下写取告瑞应，写毕，龟还水中。”春秋战国时期史书《竹书纪年》中也有记载：“尧率群臣沈璧于洛，礼毕退，俟至于下昃，赤光起，元龟负书而出，背甲赤文成字，止坛。其书言：‘当禅舜’，遂让舜。”指出尧舜让贤这个千古佳话就是在氏族图腾“元龟”的授意下促成的。

到了夏、商朝时，这种氏族图腾“龟”能帮助人的观念相应地有了变化和发展，人们依据龟能助人的功能又衍生出龟具有传递吉凶信息的功能，将其作为占卜吉凶的工具，希望依靠龟的提示或警告而趋利避害。因此，大到帝王的登基与出征，小到平民百姓的吉凶祸福的预测都用龟来占卜，龟策文化就是这时产生发展的。

2. 龟与长寿

静养千年寿，重泉自隐居。
不应随跛鳖，宁肯滞凡鱼。
灵腹唯玄露，芳巢必翠蕖。
扬花输蚌蛤，奔月恨蟾蜍。

——唐·李群玉《龟》

龟文化的生成和衍生是中国传统图腾文化以及龟的生物特性的综合反映。

在中国，长寿文化中同样也存在着顶礼膜拜的现象，而这些对象大多是作为长寿象征的动物和植物。它们长久不衰的生命力赢得了中国人的崇敬，并经常被用来承载他人的美好祈愿和祝福。这其中，龟就是著名的长寿文化的象征，人们用“龟龄”喻人之长寿，或将其与“鹤”结合称为“龟龄鹤寿”。

龟为爬行纲龟鳖目龟科动物。它四肢粗壮，有坚硬的龟壳，头、尾和四肢都能缩进壳内。龟现存 200 ～ 250 种，多为水栖或半水栖，多数分布在热带或接近热带地区，也有许多见于温带地区。有些龟是陆栖，少数栖于海洋，其余生活在淡水中。龟分布于世界大部分地区，至少在 2 亿年前就以同样形式存在了。我国贵州省曾发现半甲齿龟化石，年代属于三叠纪，约 2 亿 2000 万年前，几乎与恐龙同龄，比人类生存的历史更早。龟的寿命一般较长，至少可活 20 年，有的龟能活 100 年以上，据历史记载，白龟的寿命达到 800 年以上，故有“千年乌龟万年鳖”的长寿美誉佳话。

中国古人对龟非常崇敬，认为龟为圣物，多灵多寿，灵可供卜，寿至千年。虽然它运动甚为迟缓，但生命力却颇强，即使“数月断食，亦可不死。且得保五百岁之长寿”。所以，“龟之长寿，与鹤相并，人皆重之”。由于龟具有长生不老的生理特性及广泛的药用价值，人们便又根据自己的理想和愿望，赋予其长寿的文化内涵。

中国人一直都相信，龟隐藏着天地间无数的秘密。我们的先祖把龟甲的上盖比作天，下盖比作地。宋代《春秋运斗枢》一书认为，龟的产生是“瑶光星散为龟”。龟背上的花纹则据说蕴涵着神秘莫测的内容，乃天意所授。因此，夏禹的父亲鲧在治水时，就有一群鸱龟接连不断地呼叫拖尾而过，在地下留下痕迹，鲧于是按图索骥筑堤防水。而在大禹治水的时候，上天以洛书相授，神龟又负文而出授意大禹。所以，人们认为龟为治理黄河泛滥立下了汗马功劳。龟因屡次立功，天帝为了报答它，给了它一万年的寿命。一般认为：龟一千岁就能与人语，五千岁称神龟，一万岁则称灵龟。因此，龟就成了长寿的象征。

关于龟长寿的由来，在民间还有另外一个美丽的神话故事：传说龟原为天上一名美貌的仙女，深受其父母疼爱，但整天将她关在闺房中不让外出。在她年满十八岁的那天，她出于好奇心决定独自闯出家门遨游仙境，一时走迷了路，被玉皇大帝手下的两名大将抓了去。玉皇大帝一见其美貌非凡，意欲纳她为妾，她大哭大闹决意不从，玉皇大帝恼羞成怒，便将她变为乌龟打入凡尘，给了一千年期限。她想，宁愿做一千年的乌龟，也不愿做他人手上的玩偶。从此，能活千年的美丽乌龟便在凡间定居了下来。

古往今来，人们从龟那里得到不少有益的启示。龟是动物中的寿星，它的生命力极强，能耐饥渴，抵御恶劣环境。古人所言“知龟鹤之遐寿，效其导引以延年”，“仿龟息辟谷”，“龟息功”等，都是受龟的启发而来。《史记・龟策列传》中记载：“龟能咽息不食，以气自养，可以不求养于外者也。”因此，中国传统认为龟的长寿得益于其行气导引的生存机能。在此影响下，古籍上就有了人们由于学习龟的行气导引而能生存的记述。西晋张华的《博物志》中有记载：“有人山行坠深涧者，无出路，饥饿欲死。左右见龟蛇甚多，朝暮引颈向东方，人因伏地学之，遂不饥，体殊轻得能登崖岸。经数年后，竦身举臂，遂超山涧上即得还家，颜色悦泽，颇更黠慧。”

龟之所以能长寿，现代学者一般认为，一是它的肺部特别发达，能容纳大量氧气便于长期的蛰伏；二是龟的体内组织有一个特殊地方，就是泄殖腔两侧有两个大囊室，能贮藏大量的水。它除了用以解渴以外，还在产卵挖穴时湿润泥土，同时也能吸取溶在水中的氧气，以补充呼吸的不足。三是乌龟的背腹部都覆盖有厚厚的硬甲，这层坚硬的防御物不仅可以使它免受外敌的侵入而伤害生命，而且可以保护内脏，减少水分的流失。四是乌龟行动迟缓，新陈代谢也相对缓慢，对于延长寿命有一定裨益。五是除冬眠外，乌龟还有夏眠的习惯。在炎热的夏天，乌龟睡卧在大石洞里，可以减慢心跳和呼吸来躲过不利的环境。另外，还有国外科学家通过研究发现，乌龟的细胞分裂代数要比其他动物细胞分裂代数多得多，人一般只有 50 代左右，而乌龟可达 110 代，细胞平均 2.4 年分裂一次，因此推算出人的岁数可达 120 岁，而乌龟的岁数竟达到 300 岁。

3. 神龟传奇

中华民族崇敬龟的历史延续数千年之久。

《礼记・曲礼（上）》云：“玄武，龟也，龟有甲，能御侮用也。”《楚辞・远游》注云：“玄武，北方神名。”龟——玄武，是古代神话传说中的灵兽，与传统文化中的青龙、白虎、朱雀共属四象、四神。《史记・龟策列传》中赞美神龟：“龟者，天下之宝也。”葛洪《抱朴子》描写神龟的变幻莫测，云：“千岁灵龟，五色俱焉，如玉如石，变化莫测，或大或小，变化无常，或游于莲叶之上，或伏于蓍丛之下。”张世南在《质龟论》中感叹：“龟老则神，年至八百，反大如钱，夏则游于香荷，冬则藏于藕节。”

此外，据《史记》记载，我国汉代时期，部分地区甚至有民俗，用龟来撑老人床脚，二十多年后，老人去世而床脚的龟犹存活。另外，元人陶九成，在其题为《龟塔》的笔记中，叙述他在杭州时，曾经遇到一个驯兽的艺人，养着七只乌龟，一只比一只大。艺人把乌龟放在桌上，击鼓相催，最大的一只先爬到桌子中央伏定，然后第二只、第三只……一只只依着大小次序跟着爬到前一只背上，第七只龟爬上第六只龟背后，就头朝下尾朝上地竖立起来，好像一座七级宝塔，称为“乌龟叠塔”，由此可见龟的灵性。正是龟的神奇与长寿，故而长久以来成为人们顶礼膜拜的对象。

中国传统一直将龟作为吉祥、显赫、高贵的神物，可谓至荣至贵。从行龟卜，设龟官，掌龟印，佩龟袋，照龟镜，描龟纹，甚至戴龟帽，取龟名等等，大至为一国国名、年号、地名等命名，都足以说明中国古代对龟的崇拜程度之高。

在历史上，这样的例子不胜枚举。例如，《史记·龟策列传》中记录“神龟知吉凶”，“古者筮必称龟者”，因此要行龟卜；又如周代专设龟官，职责就是掌管乌龟，“若有祭祀，则奉龟以往”，被考古学者称为“护龟人”；汉代帝王将相多认为龟隐藏着天地的秘密能给人带来祥瑞，所以将其金玉印章称为“龟印”；东汉卫宏著《汉旧仪》中说：“银印皆龟纽，其文曰章”，长沙马王堆汉墓出土的丞相利苍之印亦为龟纽。

公元691年，显赫的女皇武则天，下令三品以上的高官在朝服上衣外佩戴金龟“龟袋”，四品官员佩戴银龟“龟袋”，五品官员佩戴铜龟“龟袋”，以“龟袋”象征地位的显贵尊荣。

《史记》中记载：“虞夏之币为龟贝”，证明龟贝即龟骨片在当时与金玉等价，是财富的象征，曾作为市场流通的货币；汉武帝时代钱币上描铸有龟纹，象征物品的高尚贵重。

唐朝只有五品以上的大官，墓前石碑可用龟基，即“龟驮石碑”，五品以下的官，墓前石碑的碑基不能刻成龟形，只能刻成别的模样。

古时调兵遣将用的铜质龟形令牌又被称作“龟符”，唐朝张鹭在《耳目记》中记载：“汉发兵用铜虎符……至伪周，武姓也，玄武，龟也。又以铜为龟符。”

此外，以龟命名也成为古时中国颇为盛行的事情，并对周边国家和地区产生了深远的影响。

如战国时候，大将的旗帜以龟为饰，是因为将龟视作先知，因此打仗时要“前列先知”，同时命令军中也以龟为号；北魏孝明帝时候，极为崇拜龟，甚至以“神龟元年”作为自己的登基年号；宋真宗编纂了一部长达千卷的记载历代史料的著作，书名就称作《册府元龟》，这是因为《汉书·食货志》中记载龟宝分四品：有元龟、公龟、侯龟、子龟之说。

古人还将神圣的天宫以龟命名，如其中天宫的北宫叫“玄武宫”，而“玄武”就是神龟的名称；不少达官贵人、诗画家和乐师则直接以龟作为名号，表达对龟的崇敬，如著名的唐代乐工李龟年、诗人陆龟蒙、理学家杨龟山等。

用龟来命名的传统甚至深深影响了中国周边国家和地区，如古“丝绸之路”上，有一个以“龟兹”（龟念“丘”音）命名的汉代西域国家；“龟田”“龟山”是至今还在使用的日本大姓；韩国的“太极”国旗又被称为“玄武旗”等。

另外，在闽南、台湾一带也均有崇龟的习俗。千百年来，一直将龟视为吉祥物，如果抓获到活龟，习惯将它放生，有人甚至专门到市面上买来活龟，在龟背上刻上姓名，然后放生。

在闽南还流传有龟的神奇传说：明清之际，郑成功募兵在闽南沿海操练水师，准备收复台湾。但军队遇到吃水困难，忽然，郑成功发现一只爬行中的龟，就悄然跟踪至窝边，他从龟喜湿得到启示，就插剑于地，命士兵掘井，果然甘泉如涌，后人谓之“万军井”或“国姓井”。于是闽南、台湾居民对龟倍加宠爱。

在闽南东山岛有个被台胞视为两岸文化渊源的祖庙——明朝关帝庙，庙中曾养着一头“赤米龟”，龟龄已过百年，每逢气候异变，龟背湿度、颜色皆不同平常，人称这只能预知天气的龟为“神龟”。

逢年过节，闽南、台湾居民习惯用糯米、豆沙等料制作“红龟”供品，至今“红龟”仍广泛作为祭祖、婚喜、吉庆的主角。

每年的元宵节，台湾的寺庙还供奉有米面蒸制的“寿龟”，节日期间，人们习惯到寺庙“乞庙”，祈求平安、长寿、发财、晋升等。

在闽南、台湾居民眼里，龟是长寿、生命力强的象征，不少家长也喜欢用龟给孩子起名。

此外，从大唐开始盛行一种由龟形构成的行酒令铜或银器，此期在龟背上有一个圆筒，里面装有八个称为酒筹的令牌，在每个酒筹上面刻着《论语》中的句子，抽到酒筹者必须据此作答，答不上者就要喝酒。此时，龟又相当于见证的信物，可见龟崇拜已渗透到华夏文化的各个层面。

四、浑身是宝，益寿延年——龟、龟甲与龟甲胶的药用起源

早在三皇五帝时期，中华民族就将“龟”视为氏族的图腾。黄帝与蚩尤大战流传着“元龟衔符以授神意”的典故；鲧和大禹治理洪水也有“鸱龟曳衔”“ 洛水负文”的传说；尧舜禅让则有“元龟负书，背甲成字”的神话。

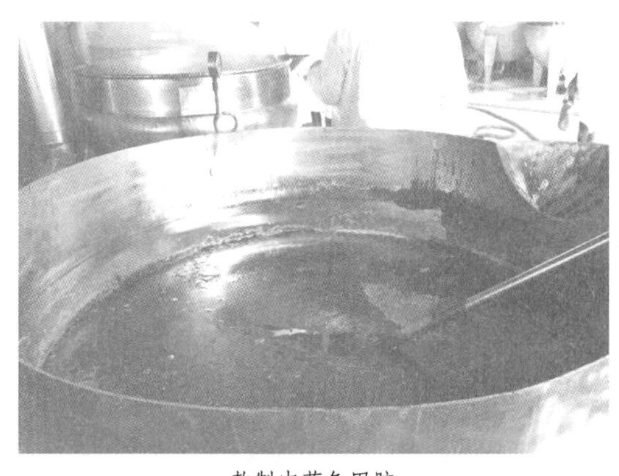
熬制中药龟甲胶

跨过中华民族早期对“龟”的图腾崇拜阶段，至夏、商时期，人们又将龟作为了可以占卜吉凶、传递天意的工具，龟卜文化由此兴盛起来。至周朝，蓍筮文化在周人中得以流行，但通常来说，卜官占卜小事喜用蓍草，大事则还是以龟卜为主。从《史记》等诸多古代文化典籍中不难看出，此时的“龟”在中华文化中更多还是以神灵化身的形象出现。

春秋战国之际，中国志怪古籍《山海经》中已有“食龟”的历史记载，其中，《山海经·南山经》中记载了一种名为旋龟的动物，认为食用此龟可以治疗脚上长的茧子，从此，“龟”从图腾和占卜工具逐渐转变为中华民族珍贵的食材和药膳。

在长期的生活体验与摸索中，人们认识到龟浑身是宝，具有广泛的药用价值。龟肉有止寒咳、疗血痢、治筋骨痛的功效。龟甲、龟甲胶有滋阴清热、益肾健骨、补虚强壮、消肿止痛等功效。由此，朱丹溪曾曰：“盖龟乃阴中至阴之物，禀北方之气而生，故能补阴、治血、治劳也。”李时珍也曾曰：“龟首常藏向腹，能通任脉，故取其甲以补心、补肾、补血，皆以养阴也。”正是由于龟如此神灵，无怪乎明代医家缪希雍称：“介虫三百六十，而龟为之长。”

龟甲入药的历史十分久远。成书于秦汉时期的中国现存最早中药学著作《神农本草经》中首次记载了龟甲有“滋阴潜阳，益肾健骨，养血补心”的功效，将龟甲列为上品。东晋著名的医药学家葛洪在其著作《抱朴子》中也将龟甲视作道家“仙药”，认为火炙捣服龟甲食用可寿千岁。唐朝，龟甲更被医家广泛地用作辅料。如唐代孟诜在《食疗本草》中记载龟甲可“除温瘴气，风痺，身肿”，药王孙思邈在其《千金翼方》中也详细记载了龟甲的炮制方法。

龟甲胶是龟甲经水煎煮、浓缩制成的固体胶，其入药相较龟甲稍晚一些，始载于明朝李时珍《本草纲目》，明以后医家应用则较为普遍。如《本草纲目》中记载有“龟鹿二仙膏”一方，主药即为龟甲胶与鹿角胶；《景岳全书》记载“左归丸”一方也有龟甲胶入药。

如今，龟肉、龟甲、龟甲胶等都已被收入《中国药典》，浑身是宝的龟载着远古的神秘文化走入了千家万户。

第二章

好甲方能成好胶——龟甲（胶）如何入药

一、龟乡何处——中国药用龟及龟甲（胶）资源分布

乌龟，为龟科动物，多群居，常栖息在川、泽、湖、池中，为肉食动物，以蠕虫及小鱼等为食，生命力很强，数月断食，仍可以存活。乌龟是一种冷血动物，有冬眠的习性，乌龟是变温动物，其体温随着外界温度的变化而变化，但略高于外界温度。乌龟以肺呼吸，属半水栖性，主要栖于湖泊、河流。白天一般在水中活动、摄食，或在水边的树枝、岩石上晒太阳，一旦受到惊吓，即钻入水中。夜晚常在水边或稻田中觅食。当气温低于10℃时，乌龟即静栖于池底淤泥中，或钻入岸边洞穴，或在覆盖有稻草的松土中，不进食不活动，进入冬眠。到次年4月出蛰，当温度上升到15℃以上时，才开始正常摄食和活动。

我国的乌龟多数分布于温带地区，国内除东北、西北各省（区）及西藏自治区未见报道外，其余各地均有分布，但以长江中下游各省的产量较高。由于乌龟生长迟缓，故要大量繁殖饲养以满足需求尚有很大距离，我国南方许多省市及东北地区已先后建立了一批乌龟养殖基地以提高乌龟的产量。调查结果显示，目前乌龟国内存栏量在70万只，种龟存量在4万只以上，在中国已经建立了稳定的人工驯养种群。

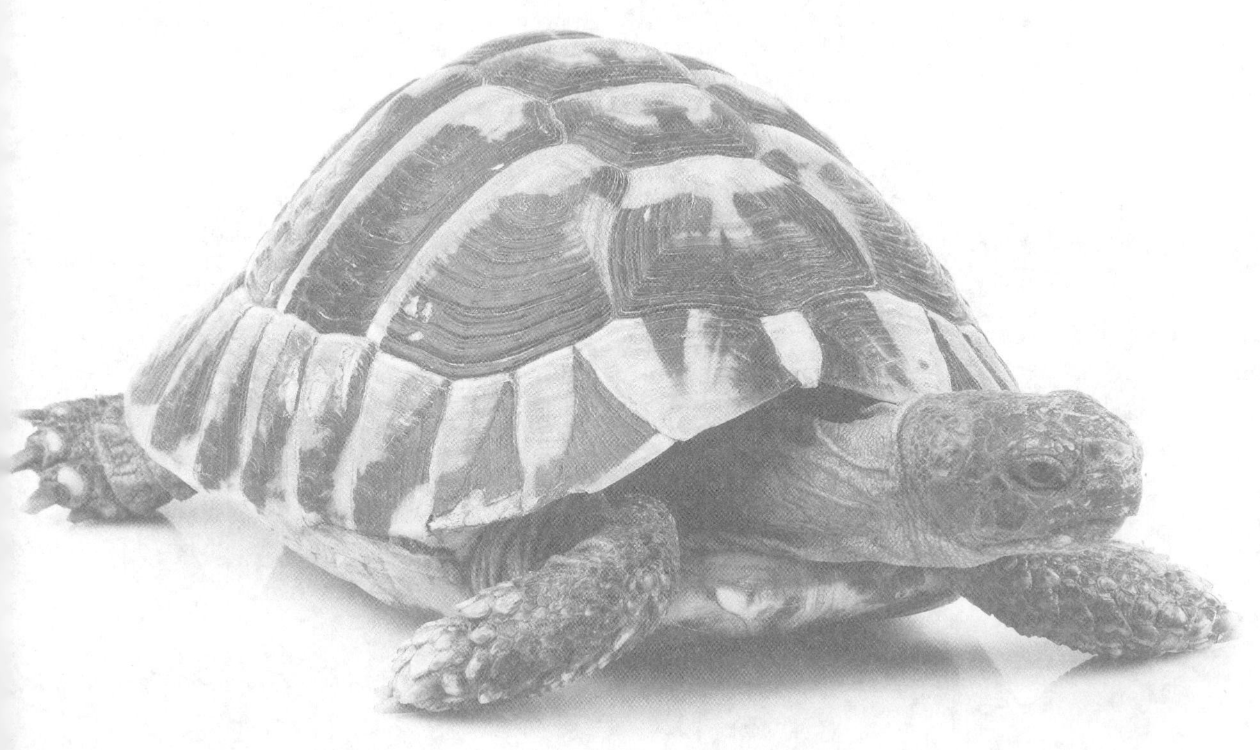

江西各地的江河湖泊中都有乌龟的踪迹，其中以鄱阳湖为最多，品质亦最佳。如南昌市郊区大吉岭水库建起了人工繁殖乌龟基地，现有乌龟已逾万只。湖南最大的乌龟养殖基地在常德市汉寿县，总面积1700亩左右，其他规模较大，产量较高的乌龟养殖基地还有湖南南县乌龟养殖基地、湖南省邵东县乌龟养殖基地、湖南湘阴乌龟养殖基地、湖北京山乌龟养殖基地、江西弋阳乌龟养殖基地、广西宾阳乌龟养殖基地、广东江门乌龟养殖基地、广东广州乌龟养殖基地、广东东莞乌龟养殖基地、四川仁寿县华乙乌龟养殖基地、四川达州乌龟养殖基地，这些乌龟养殖基地主要分布在长江中下游各省以及东南沿海各省。

二、龟甲不只是龟壳——龟甲的炮制

1. 腹甲与背甲之争

龟甲入药到底应该用背甲还是腹甲？来看看古人如何说，《本草纲目》云："古者上下甲皆用之，至日华始用龟板，而后人遂主之矣。"显然李时珍是主张上下甲都用的。《日华子诸家本草》是北宋年间的著作，最早提出用龟的下板，至元代朱丹溪以龟腹甲为主药，创制大补阴丸，之后很长时间都以下甲为好。据现代成分和药理研究，上下甲成分基本上是相同的，从临床疗效来看也无显著差异，随着龟甲需求量日益上升，从资源可持续发展来看，也应该上下甲同用。

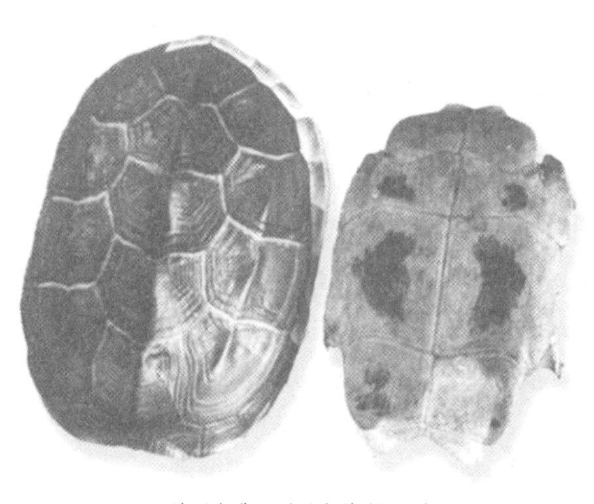

腹甲与背甲（见文前彩图1）

2. 龟甲炮制法的历史沿革

龟甲为龟科动物乌龟的背甲及腹甲，具有滋阴潜阳之功，《神农本草经》将其列为上品。因生品质地坚硬，伴有筋肉并有腥味，必须经炮制后才能入药。

为了增加药效并矫正味道，历代先贤都未曾停止对龟甲炮制的研究。早在晋代，葛洪隐居于罗浮山而著《抱朴子》，有一卷记载着炼丹所用之"仙药"，其中龟甲赫然在列："千岁灵龟，五色具焉，其雄额上两骨起似角，以羊血浴之，乃剔取其甲，火炙捣服方寸匕，日三，尽一具，寿千岁。”透过奇幻的文字可以看出，葛洪在龟甲的选材、炮制、服法和功效上都进行了深入的探索。

及至唐代，“药王”孙思邈在其《千金翼方》中记载了龟甲的炮制法：“炙令黄。”而同时期承袭晋及南北朝的龟甲入药当炙外，又有医家甄权在其《药性论》中论及龟甲炮制应当烧灰，而孟诜所著《食疗本草》则推崇有酥炙法。

待到宋元时期，龟甲炮制方法层出不穷，除炙、烧灰、酥炙外，又有醋炙、酒炙、酒浸、酒醋合炙、童便炙、童便酒合炙等许多新的炮制方法，但应用最多的是醋炙。

得益于稳定的社会环境与宋代的强大国力，医药研究得到官方关注，先有王怀隐、王祐等奉敕编写《太平圣惠方》，其中对龟甲的炮制方法收录不可谓不详，根据记录从两汉到北宋初年，龟甲炮制法有：炙令黄焦，炙令赤，涂酥炙令微黄，酒醋炙令微黄，涂醋炙令微黄，涂醋炙令黄，醋浸炙令微黄。

而后官方所修《太平惠民和剂局方》现世，其指南总论中炮炙三品药石类例【禽鱼虫部】有龟甲：“凡使，先用醋浸三日，去裙，慢火中反复炙，令黄赤色为度，如急用，只蘸醋炙，等到呈黄色便可用。”北宋末期宋徽宗主持汇编医学全书《圣剂总录》，用来革除医界流弊，从医学理论上加以全面指导，其中对龟甲炮制的记载为“酒浸”。

除开官方所收录的方法，宋代名医也对龟甲炮制各有看法，如《日华子诸家本草》中记载有酥炙；《类编朱氏集验方》有酒炙，亦有去肉取壳，酸醋一碗，炙数次，醋尽为度，仍煅令白烟存性，用碗盖地出火毒；《苏沈良方》有醋炙；《疮疡经验全书》有煅存性，亦有童便浸七日，长流水洗净，醋煅酥润之，酥润炙黄。

金元时期龟甲炮制方法沿袭前人，《卫生宝鉴》有醋炙；《世医得效方》有米醋浸三日，炙黄色，再用醋淬；《丹溪心法》有酒炒黑色、酒浸、酒炙。

明代医家在前人基础上有所创新，增加了猪油炙、制炭和火炮法。李时珍所著《本草纲目》云：“龟板当心前一处，四方透明如琥珀色者最佳，锯去四边，石上磨净，灰火包过，涂酥黄用，亦有酒炙、醋炙、猪脂炙，及炮灰用者，各有所宜。”

一海之隔的日本，稻宣义在其《炮炙全书》中规定：“龟甲入药以醋炙黄用，亦有酒炙、猪脂炙、烧灰、灰火炮过涂酥炙黄用。”

清代龟甲炮制除沿用宋、元、明时期以醋炙为主外，发明了具有特色的酒炙法，同时还有新的突破。杨时泰《本草述钩元》完全沿用李时珍《本草纲目》中龟板炮制的各种方法；《医宗说约》有放炭火上炙焦，用白酒浆笔蘸涂上，反复炙涂三次，以焦黄为末。《本草便读》和《吴鞠通医案》中增加了龟甲煎胶法。《本草备要》对其炮制总结为“酥炙或炙、猪脂炙。煅灰用。洗净，水浸三日，桑柴熬膏良”。

现今对龟甲的炮制方法大多用砂炒醋淬法。历代对于龟甲炮制法的研究从未停滞，历数前人之法，从古代去肉取壳及去肋用底、去黑皮经历了切制、炙制、酥炙、醋制、酒制、童便制、制炭等炮制方法。《药典》对各种炮制方法进行筛选，得出沿用的砂炒醋淬法比较合理。龟甲质地坚硬，并有腥气，炒后质地变酥脆，易于粉碎及煎出有效成分，醋制可以矫臭，这种炮制方法和现代研究完全吻合。

3. 今人如何制龟甲

龟甲现代炮制方法生制兼用，计有：

（1）去皮——先在地下挖 1 米多深坑，将整龟甲放入坑内盖好土，每隔 4 天灌水 1 次，1 月后检查，至皮骨分离为度，取出用水冲去泥土，趁湿装入麻袋内，加入白砂石渣，去皮壳，再用水洗净晒干。

（2）浸泡——取原药材加水浸泡，刮去黑衣皮肉洗净，或再日晒夜露至无臭气，晒干敲碎。

（3）煮制——取原药材，放在开水锅中用武火煮 3 小时，至皮骨分离为度，取出洗净，去皮，晒干。

（4）砂炒——取龟甲用砂炒至酥为度，取出洗净晒干。

（5）酒淬——先将砂炒热，加入龟甲炒至深黄色，筛去砂，乘热放入酒内淬，取出晒干，或者先将砂用大火炒热，加入桐油少许倒入龟甲，炒至酥黄，取出浸入酒内约 10 分钟刮去残肉，洗净，晒干。

（6）醋龟甲——取净龟甲，用烫法，以砂炒至表面淡黄色，取出，醋淬（龟甲 10 千克，用醋 2 千克），干燥。用时捣碎。

4. 龟甲炮制前后性状对比

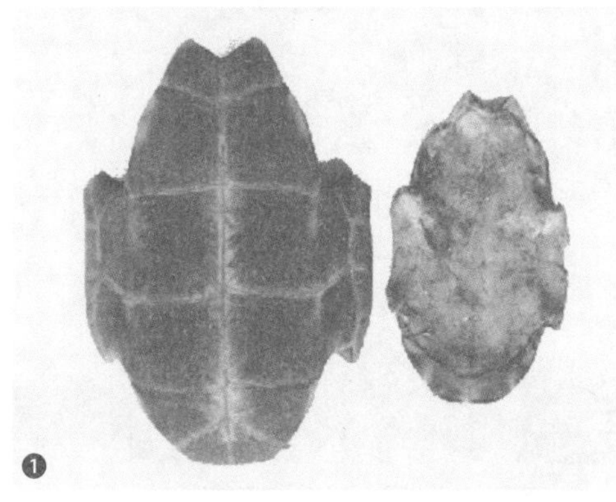

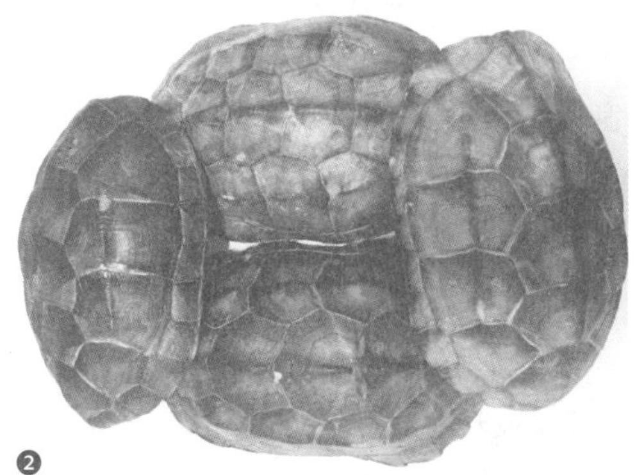

生龟甲（见文前彩图 2）

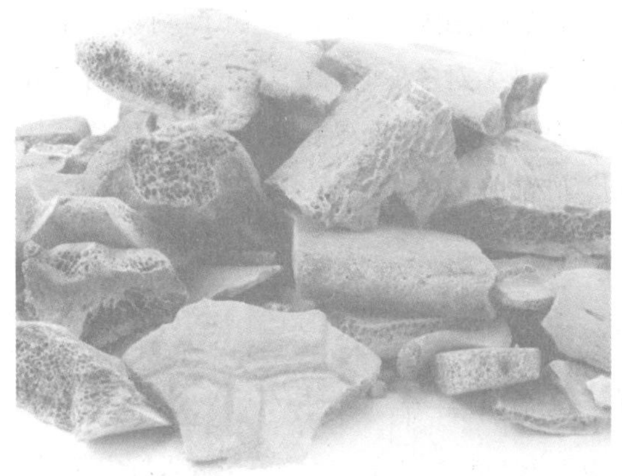

制龟甲（见文前彩图 3）

三、龟甲胶是如何炼成的——龟甲胶的炮制

传统的龟甲胶制备工艺全国各地可谓大同小异，传统方法认为龟甲质地坚硬，胶质不易煎出，若煎煮时间短会影响出胶率，因此多煎煮 4 ～ 5 遍，每遍都在 24 ～ 48 小时之间。

1. 龟甲处理

取龟甲置于水池或缸内，放在阳光充足处，加足清水浸泡。浸泡时不再换水，水量以保持水面淹没龟甲为准，加盖并用黏泥封严，浸泡 4 ～ 5 周，至盘肉腐烂，皮板分离后放掉秽水，再加入清水搅拌冲洗，漂洗除掉黑皮，将漂洗过的龟甲再用清水浸泡 1 ～ 2 个月，取出摊置于阳光下曝晒，每日翻动 3 ～ 4 次，任夜间露水或雨水淋洗。待干备用。

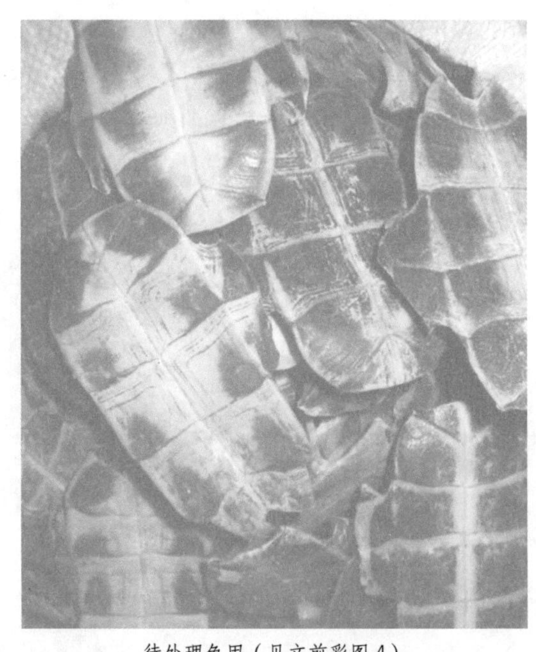

待处理龟甲（见文前彩图 4）

2. 熬取胶汁

熬取胶汁一般在“立冬”前后开始。取泡净龟甲，用温水洗净，装入竹篓，置于锅

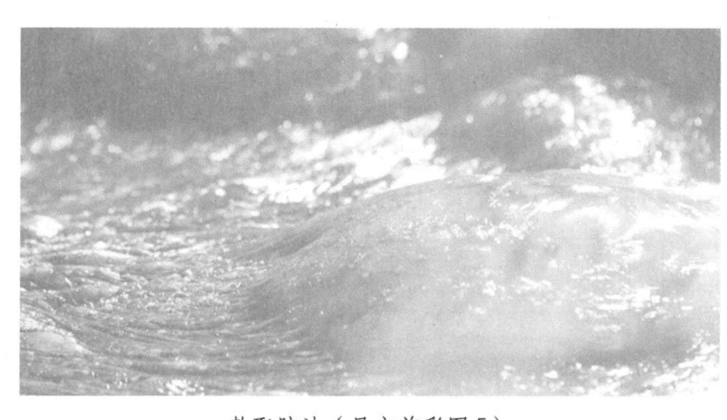

熬取胶汁（见文前彩图5）

内，放入清水，加热煎煮，水量以淹没龟甲为度，水蒸发减少时，可适量加入沸水补充。煎至24小时，将第一次煎汁取出，锅内加入沸水再煎，如此煎煮3次，待残渣取出轻敲即碎时将汁沥尽，去渣。将每次所取煎汁，在细筛上铺丝绵一层过滤，将3次滤液合并入缸，另取明矾细粉少许，撒入搅匀，静置澄清。

3. 浓缩收胶

取上层清汁入锅内加热熬炼，至汁转浓成水胶状时（约含水分50%）改用微火熬煮，并用胶铲深入锅底不停地搅动，防止锅底焦化或胶溢出；另取冰糖250克熔化，过滤倒入。待水分蒸发，胶色逐渐转黄时，另取黄酒酌量，温热倒入。再减少火力微炼，胶汁即可发起，使热气散发，胶汁逐渐变成黄褐色。这时用胶铲挑起少许胶汁检验，至胶汁出现凝结时立即停止加热，并用铜勺不停地搅动，使其热度下降，即可出胶。

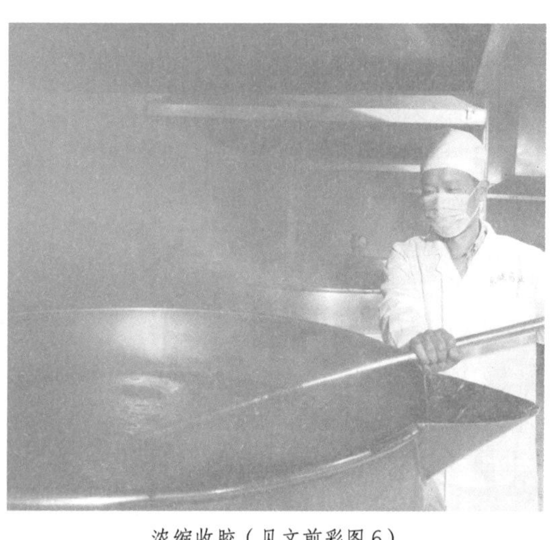

浓缩收胶（见文前彩图6）

4. 切块干燥

取浓胶（胶温60～70℃）放入搽有少量香油的铜盘内，另取白酒少许，均匀地喷于胶面，以加速胶面起黄色泡沫。然后将胶盘移置密闭的房间内，待其凝团，切成长条，再切成长方形小块。每隔2～3日翻动1次，约至半干时，收入胶箱内密封，使胶内所含水分渗出，取出再放置胶床上阴干即成。

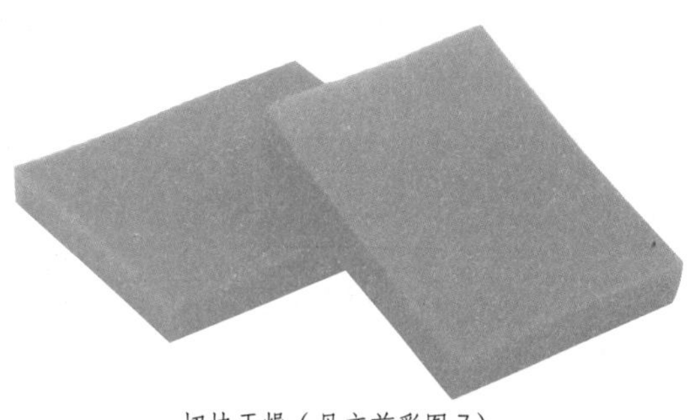

切块干燥（见文前彩图7）

成品表面呈黑褐色，有光泽，对光视之呈棕褐色，无腥味。

现代关于龟甲胶的制备，《药典》可谓言简意赅："将龟甲漂泡洗净，分次水煎，滤过，合并滤液（或加入白矾细粉少许），静置，滤取胶液，浓缩（可加适量的黄酒、冰糖及豆油）至稠膏状，冷凝，切块，晾干，即得。"短短几十字对龟甲胶的生产流程进行了高度凝练和概括，但是细化到每个步骤，也有颇多讲究，具体生产工艺流程图如下：

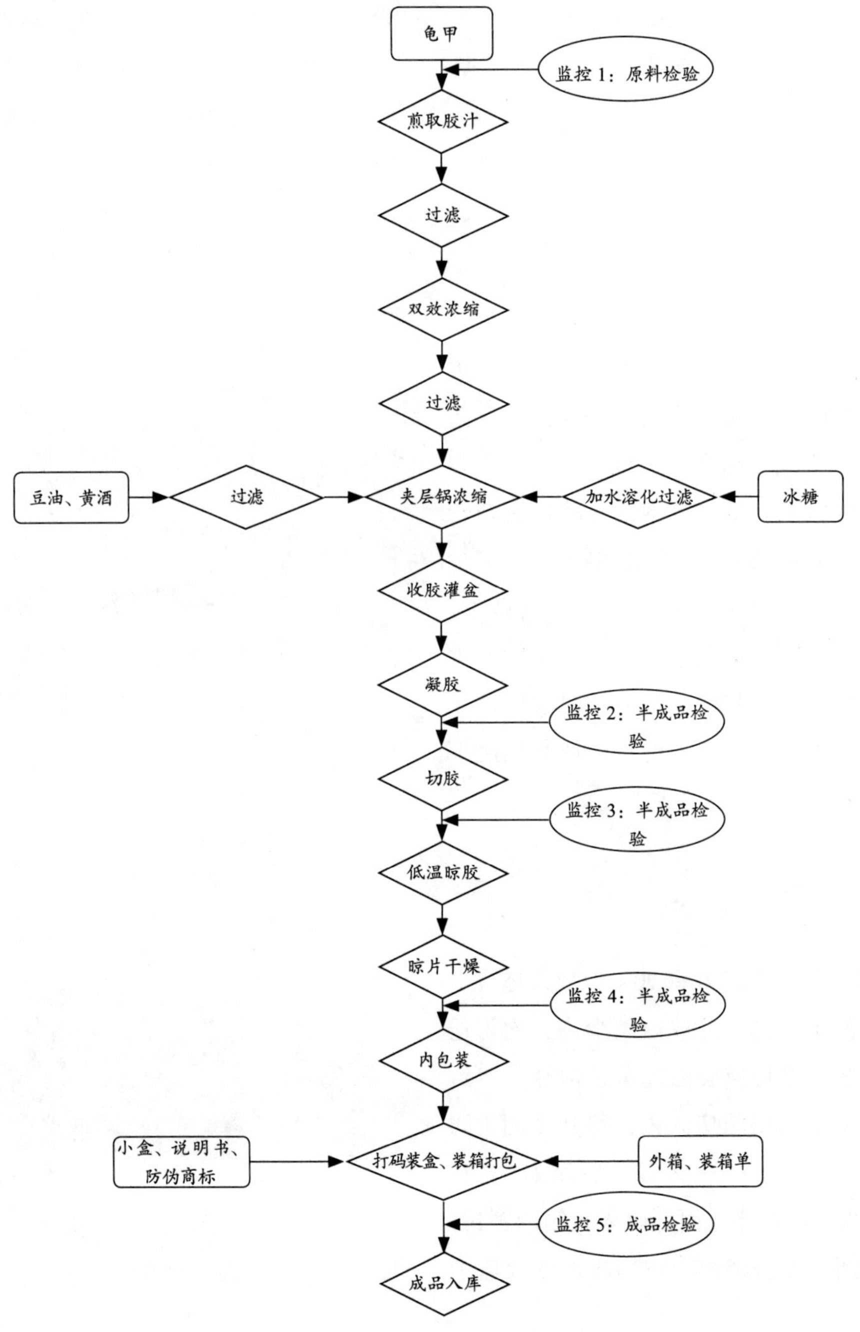

（1）提取（煎取胶汁）：将经前处理干净的原料投入清洁合格的蒸球内，分二次提取。

（2）过滤：煎取的胶汁放出后，经过滤器过滤，置于清洁合格的贮液罐内沉淀，取上清液经过分离机分离后，合格的胶液入双效浓缩罐浓缩（初浓）。将浓缩后的初浓缩液泵入二楼贮罐，经离心机分离杂质，过筛，加入至清洁合格的夹层锅内，开启蒸汽加热浓缩（续浓）。浓缩过程中不断地除杂提沫。合并浓缩液，继续加热。并锅后加入豆油、冰糖、黄酒搅拌至完全混匀，且浓缩至“挂旗”，此时关停蒸汽即可出胶灌盆。已灌盆的胶，自然冷却后。将凝胶箱移入冷库中冷冻成型，取出胶块。

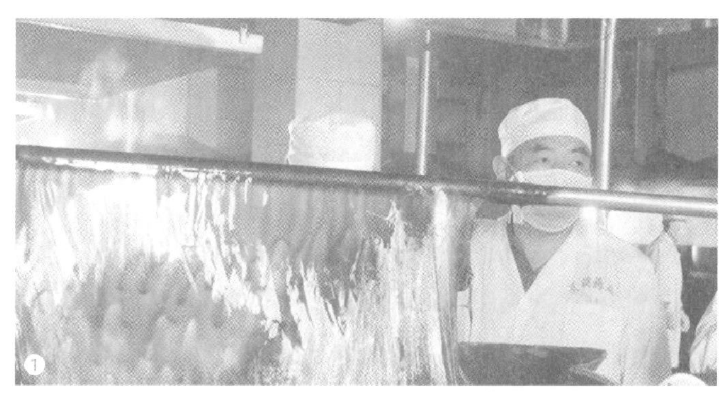

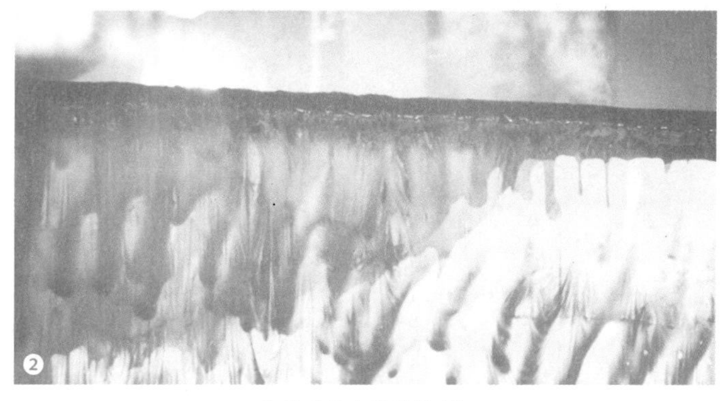

挂旗（见文前彩图 8）

（3）切胶：将胶块过磅后，先上打条机打条，后置刨床上将油面和不规则棱角刨掉，使其成规则长条形，再置切胶机上切片。根据凝胶块的水分和包装规格的要求，调节片厚，控制片重。切胶后立即送晾胶房摆胶，将湿胶片整齐有序地摆放至晾胶床上；挑选片型、片重不合格的作差片；差片与好片胶分开摆放。

（4）干燥（晾胶）：胶片切成后，将胶片置于晾胶室内的晾胶床上，干燥至水分合格。

（5）收胶：水分合格后收胶，其中片形不符合要求的作差片，将好片与差片分别收集于周转箱中，送交下工序。

（6）包装入库：按切制的规格包装，装盒装箱，打捆入库。

四、龟甲的真伪鉴别

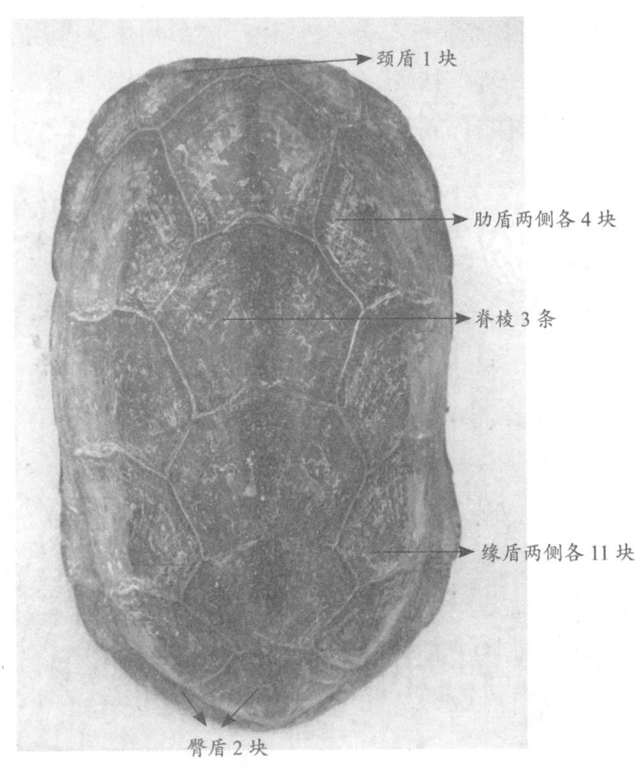

龟甲结构（见文前彩图 9）

1. 龟甲特征

龟甲指的是龟科动物乌龟的背甲及腹甲。背甲及腹甲由甲桥相连，背甲稍长于腹甲，与腹甲常分离，背甲呈长椭圆形拱状，长 7.5 ～ 22cm，宽 6 ～ 18cm；外表棕褐色或黑褐色。脊棱 3 条，颈盾 1 块，前窄后宽；椎盾 5 块，第 1 椎盾长大于宽或近相等，第 2 ～ 4 椎盾宽大于长；肋盾两侧对称各 4 块，缘盾每侧 11 块；臀盾 2 块。腹甲呈板片状，近长方椭圆形，长 6.4 ～ 21cm，宽 5.5 ～ 17cm，外表面淡黄棕色至棕褐色，盾片 12 块，每块常具紫褐色放射状纹理，腹盾、胸盾中缝均长，喉盾、肛盾次之。肱盾中缝最短；内表面黄白色至灰白色，有的略有血迹、残肉。质坚硬微腥。味微咸。

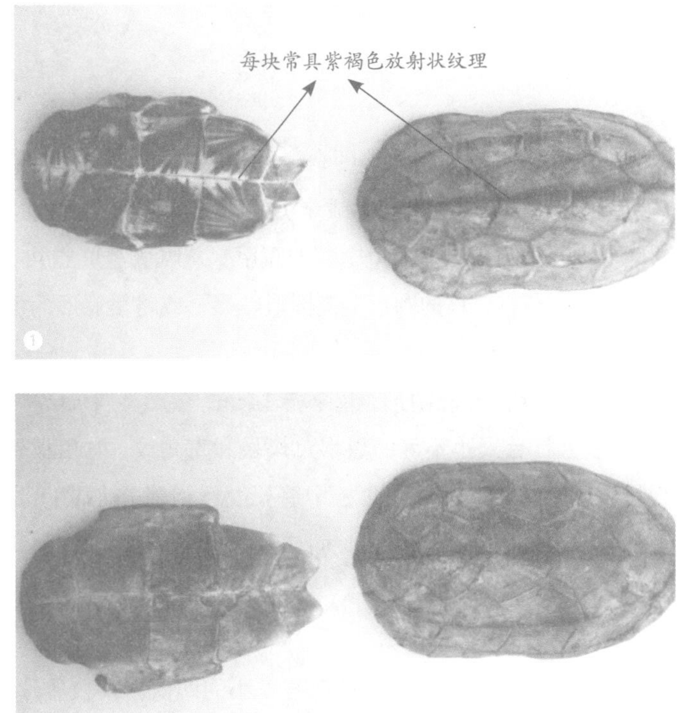

乌龟（俗称：中华草龟）龟甲（见文前彩图10）

2. 各地草龟特征

首先是草龟龟苗种时期体色基本相同都是棕褐色，但是该龟雄性成熟之后全身变成黑色即墨龟。墨龟指的就是性成熟的雄龟，而雌性乌龟则还是原来棕褐色体色，也有少部分雌龟成熟后也会变成黑色。

其次是该龟因为原产地和体色不同被划分为多种地方种。例如安徽出产的草龟就是指安徽草龟，该龟最突出的特点是体色红，俗称皖南草红，纹路好看，一般都是均匀细纹，有些有少量水锈；湖北草龟主要是指湖北一带出产的草龟，该龟最突出的特点是体色黄，俗称草黄，青头，头纹较浅，壳色浅黄；江西出产的草龟最显著的特征是体色暗红，一般都是绿头，头纹有条理且粗，有些壳较黑，刀刻水锈；江苏草龟体型小，生长缓慢，有金线，整体体型偏扁，壳相对圆；广西出产的草龟最突出的特点是头大；广东草龟就是黑颈乌龟，雌雄都有大头；而四川等地出产的草龟最突出的特点是体型扁且圆，俗称扁草。

3. 几类主要龟甲伪品特征

（1）巴西赤耳龟

此龟背甲绿色，背部中央有一条显著的脊棱。背甲上每一块盾片都有较细的黄色和绿色相间的平行或环行条纹，盾片之间的界线十分清晰，缘盾有 11 块盾片，外边缘为金黄色，背甲的边缘呈不显著的锯齿状。成龟全部的腹甲，从喉盾至肛盾共有 12 块盾片，全为淡黄色，每一块上面均有左右对称的圆形、椭圆形、棒形或略呈蝶形的色斑。

（2）黄喉拟水龟

此龟腹甲呈板片状，近长方椭圆形，长 9 ～ 14cm，宽 5 ～ 10cm。外表面黄色。共有角板 12 块，每块角板上具有大小不等的黑褐色斑块和直角纹，肱角板外缘较中缝处略长，胸角板及股角板均较腹角板小，胸、肱角板中缝长度近相等，前端平皆微凹，后端具三角形深缺刻，两侧具有残缺的甲桥，甲桥与腹面连接处形成凸起的边棱。内表面类白色至黄白色。

（3）黄缘闭壳龟

此龟背甲隆起，前缘圆或凹缺，后缘圆或有一小的凹缺。每枚盾片均有疣轮及平行于疣轮的清晰的同心纹。脊棱明显，在每枚椎盾的中部更为突出。侧棱不显。颈盾大，前窄后宽，呈梯形。椎盾 5 枚，通常宽大于长，有的个体前 2 枚椎盾长大于宽，或相等。肋盾 4 对，宽大于长，一般亦比相邻的椎盾宽。缘盾 12 对，除第一对外，均为长方形。有的标本最后 3 ～ 4 对缘盾后缘略为突出，呈锯齿状。缘盾的疣轮位于盾片的外下角。腹甲平，椭圆形，前缘圆或微凹，后缘圆。各盾片同心纹清晰，其中心亦位于外下角。但有的个体不显。各腹盾之缝的长度序次为腹盾缝＞胸盾缝＞喉盾缝（或肱盾缝）＞肱盾缝＞股盾缝。喉盾最小，三角形。肛盾大，菱形，有一不达末端的中央缝。该缝在成体约占肛盾长的 1/4 至 1/2，幼体仅末端不显。无下缘盾。腋盾、胯盾极小。甲桥不明显。

（4）西部锦龟

此龟背甲呈深色，稀疏地长着一些淡黄色的网状条纹。每一枚缘盾都有两个深色的长方形图案，并由橙黄色勾勒出它们的轮廓。这种图案也缠绕在缘盾的下方，只是其底色是以红色为主的。腹甲大体上是红色或橙红色的，旁侧有黑色和灰黄色的粗线。

（5）齿缘龟

此龟背部为灰褐色，散有蠕虫状花纹，眼后至额部有镶黑边的窄长条纹，上喙钩曲，眼较大。背甲为棕黄色，较隆起，上有三条脊棱，前缘无齿，后缘具八齿。腹甲黄色，边缘具不规则大黑斑。成体背腹甲之间及胸盾与腹盾之间有韧带发育，仅腹甲前半可活动闭合于背甲。无腋盾及胯盾。

（6）缅甸陆龟

此龟背甲高隆，前后缘不呈锯齿状。每块盾片中央有大黑斑块，同心纹明显，头部浅绿黄色。腹甲前缘较厚，后部缺刻较深。

（7）花龟

此龟背甲具 3 棱，脊棱明显，略断续。侧棱由每枚肋板的一个突起相间连接而成。颈盾梯形或长方形。椎盾 5 枚，第一枚五边形，第二至第四枚六边形，宽均大于长。肋盾 4 对，呈不规则四边形。缘盾 12 对，两侧的缘盾微向上翻。各盾片均有同心纹及中心疣轮。缘盾的中心疣轮位于外侧后缘。肋盾的位于背上方。椎盾的位于后缘中线。腹甲平，前缘平直，后缘凹入。各腹盾缝的长度依次为：腹盾缝＞胸盾缝＞股盾缝＞喉盾缝＞肛盾缝＞肱盾缝。腋盾及胯盾大。无下缘盾。各盾缝不平直。甲桥明显。

（8）黄头庙龟

此龟背甲为黑色，龟整体呈椭圆形，幼体后缘略呈锯齿状，随着年龄的增长逐渐钝圆化。腹甲前缘平切，后缘缺刻。

（9）斑点池龟

此龟背甲黑色，有大块白色不规则斑点，有明显的三条龙骨，腹甲黑色，有白色大块杂斑，后缘缺刻较深。

（10）安布闭壳龟

其背甲隆起，壳高约等于壳长的二分之一。背甲有明显的脊棱，后缘圆，无凹缺。头背棕橄榄色至暗棕色；头侧黑色，有三条鲜明的黄色纵纹。腹部黄色，每枚盾片的后外缘均有一暗棕色圆形斑。

4. 龟甲伪品图示

龟甲伪品众多，主要有以下几种。

（1）伪品：巴西红耳龟（见文前彩图 11）。

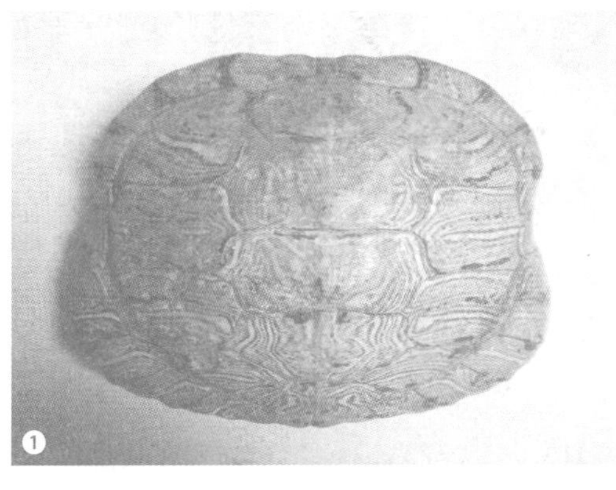
①

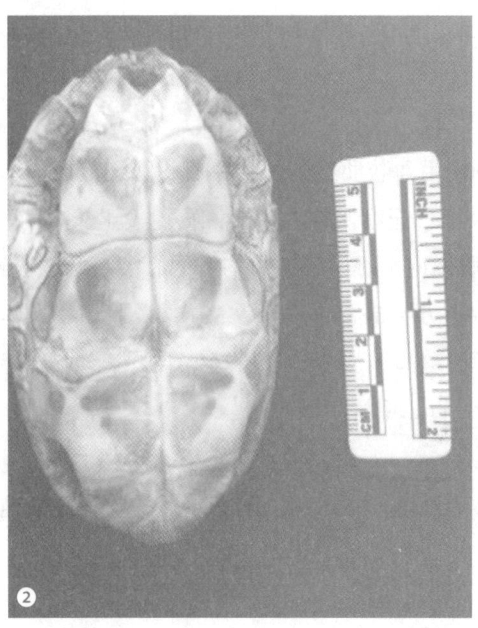

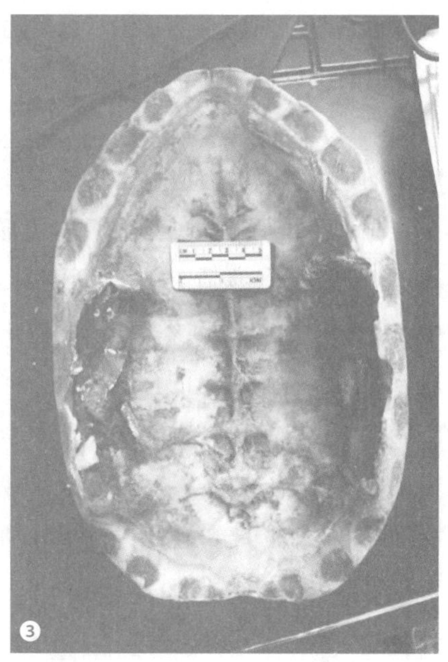

伪品巴西红耳龟

（2）伪品：黄喉拟水龟（见文前彩图 12）。

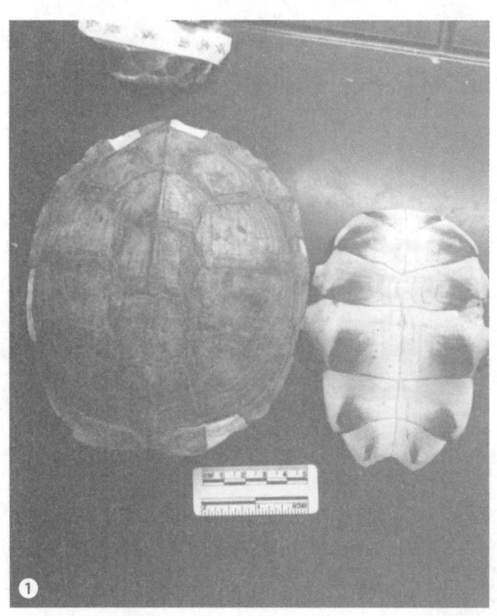

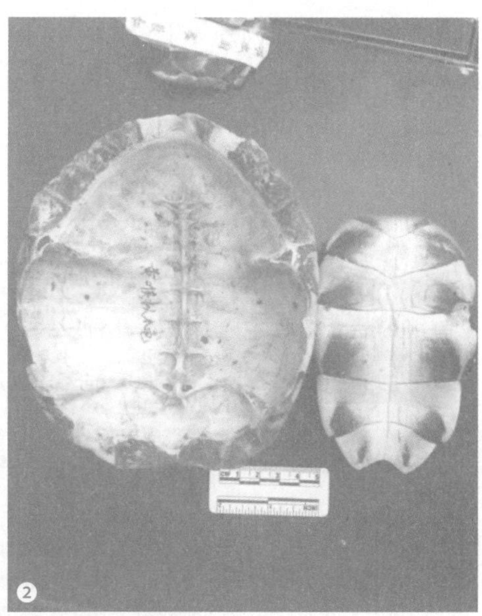

伪品黄喉拟水龟

（3）伪品：西部锦龟和齿缘龟（见文前彩图 13 ～ 14）。

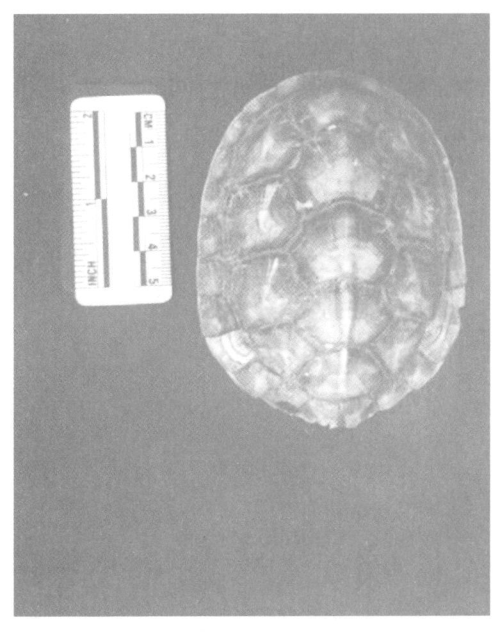

伪品西部锦龟

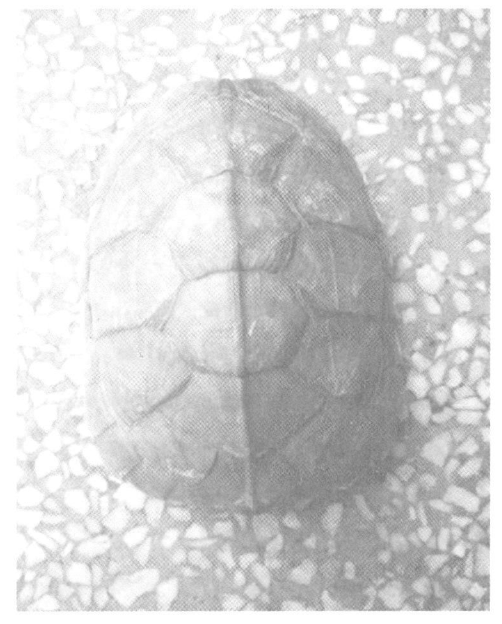

伪品齿缘龟

（4）伪品：真鳄龟（见文前彩图 15）。

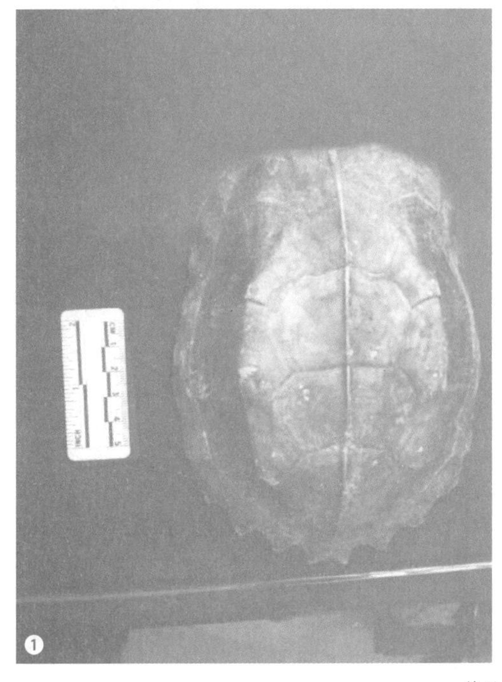

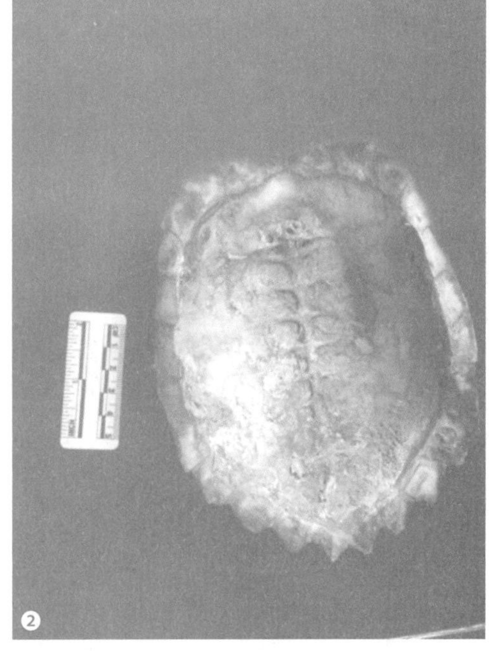

伪品真鳄龟

（5）伪品：窄桥龟（见文前彩图 16）。

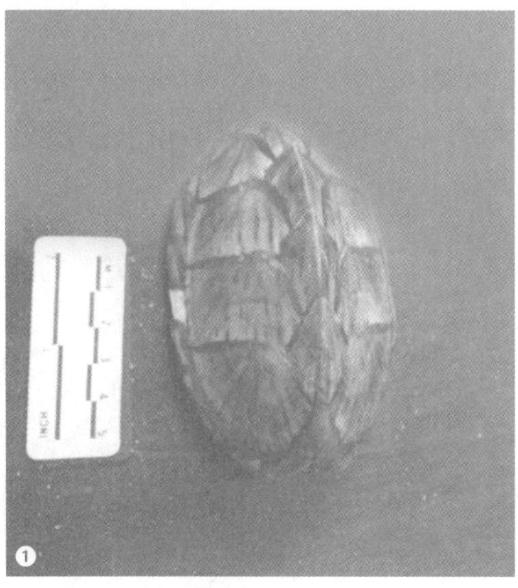

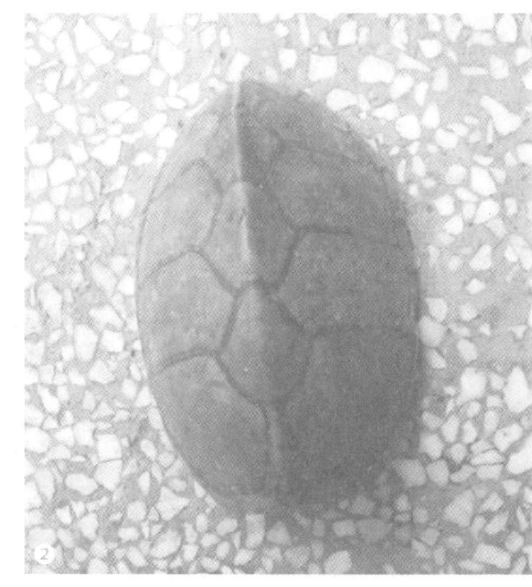

伪品窄桥龟

（6）伪品：斑点池龟（见文前彩图 17）。

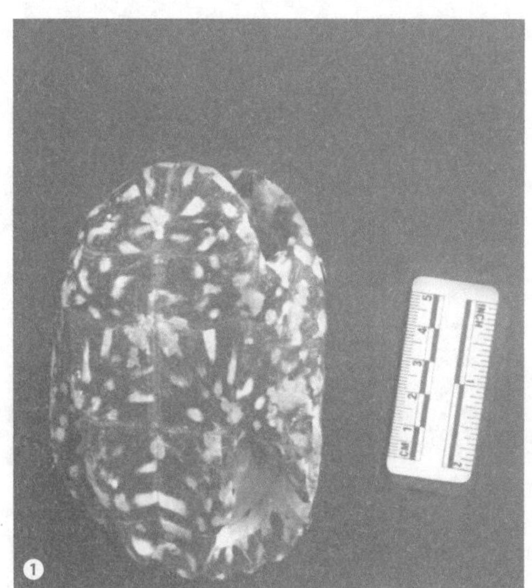

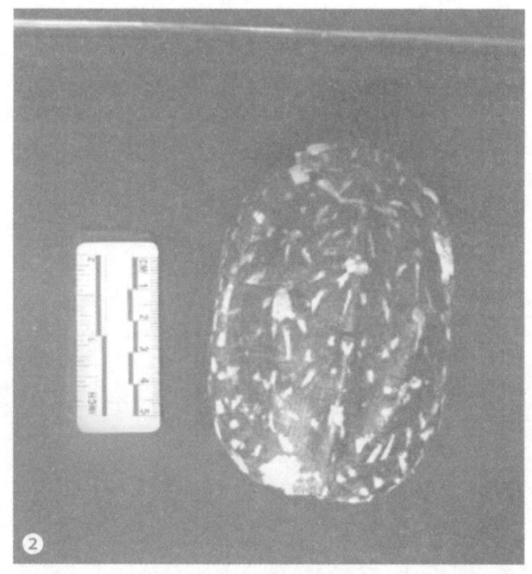

伪品斑点池龟

（7）伪品：缅甸陆龟（见文前彩图 18）。

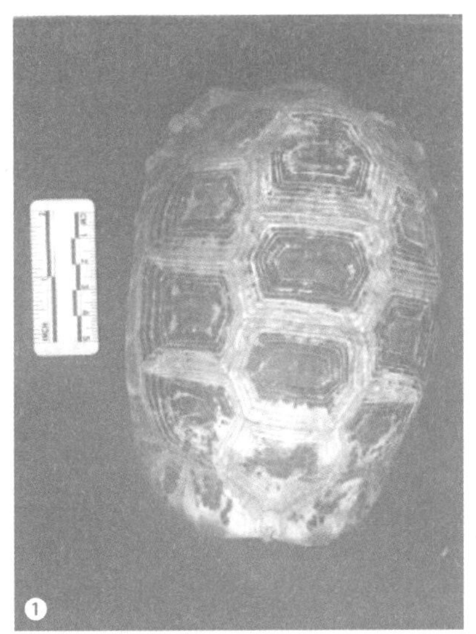

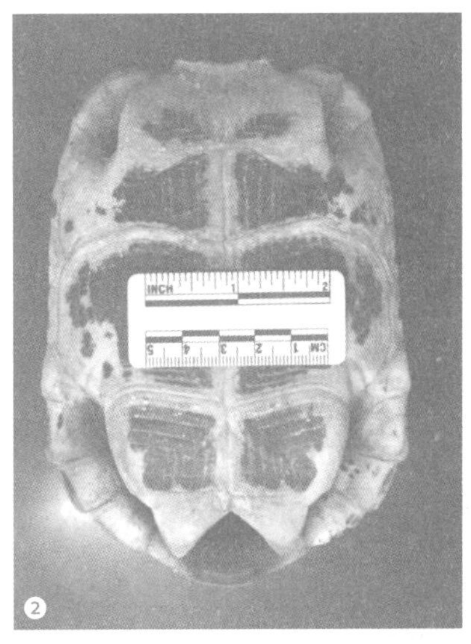

伪品缅甸陆龟

（8）伪品：黄缘闭壳龟（见文前彩图 19）。

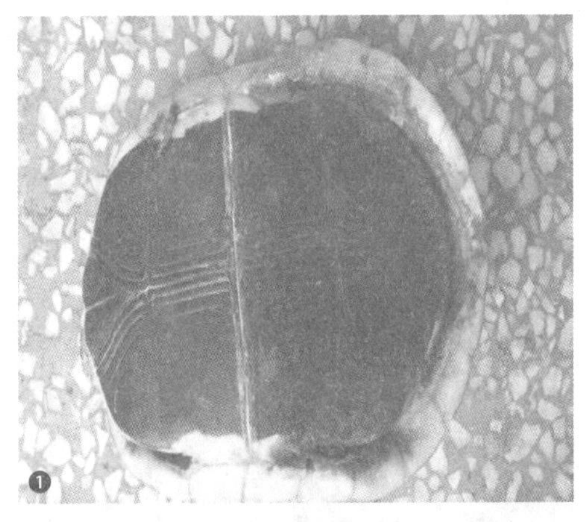

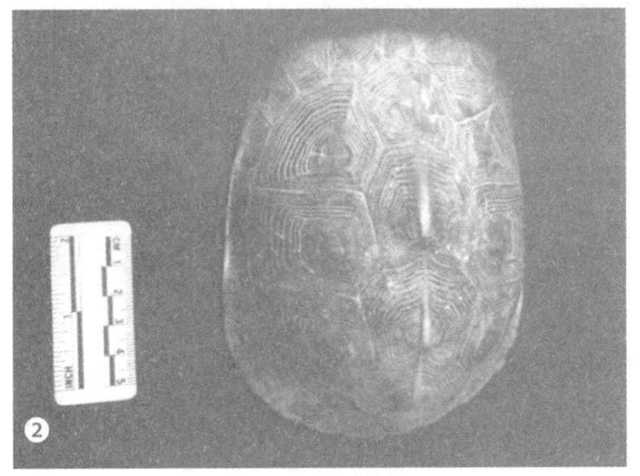

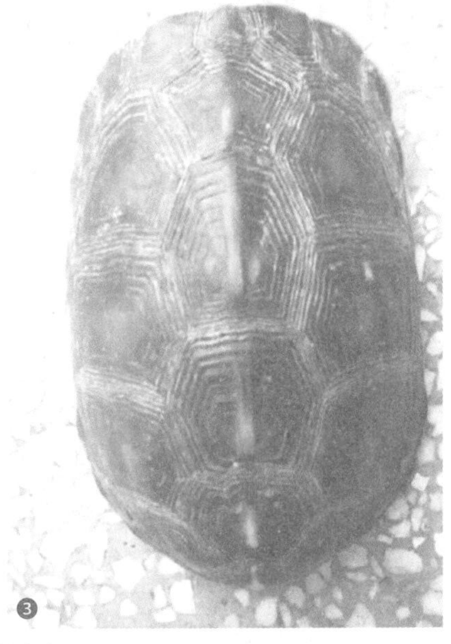

伪品黄缘闭壳龟

（9）伪品：其他品种龟甲一～四（见文前彩图 20 ～ 23）。

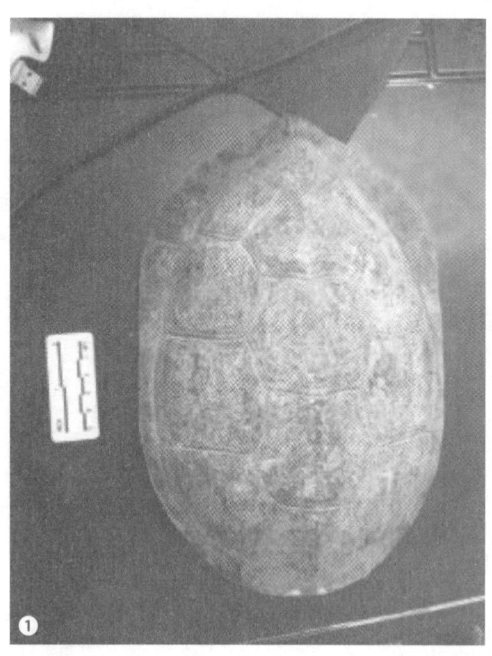

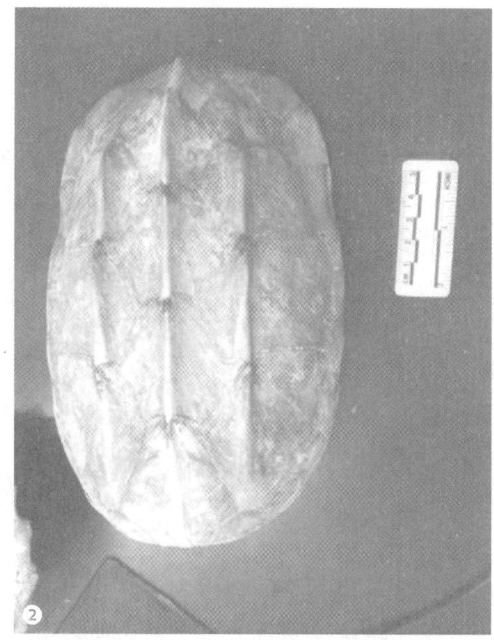

其他品种伪品龟甲（一）

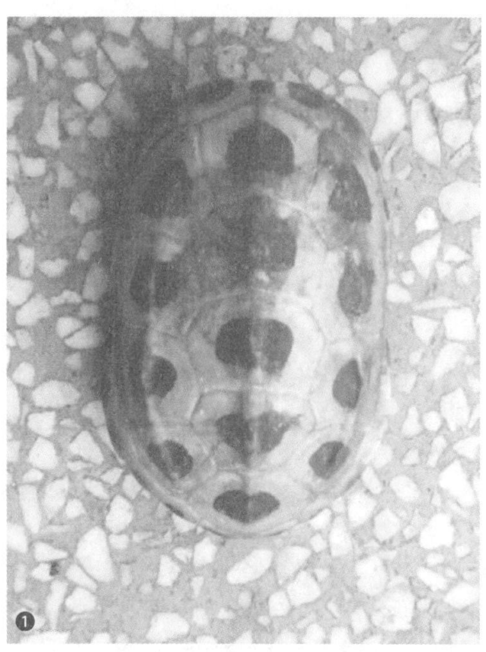

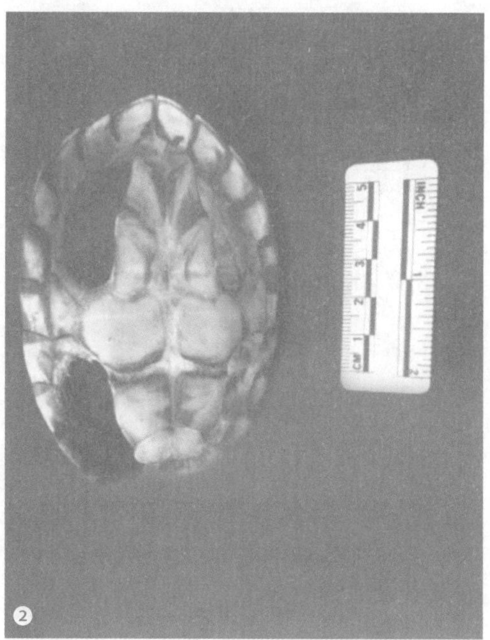

其他品种伪品龟甲（二）

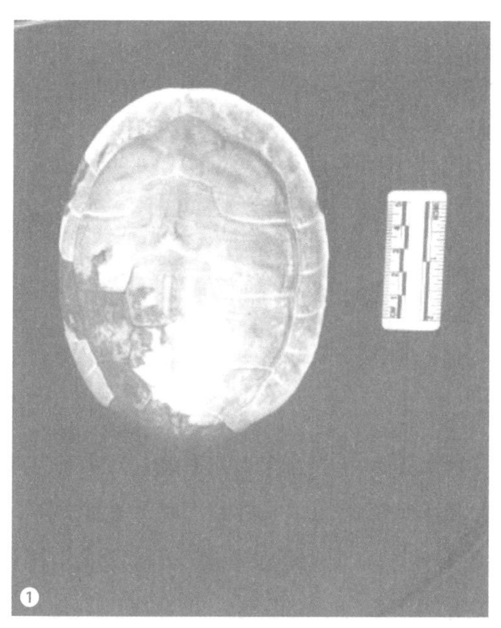

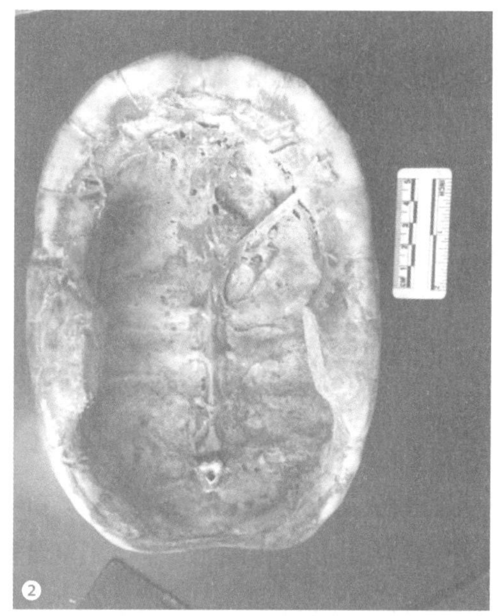

其他品种伪品龟甲（三）

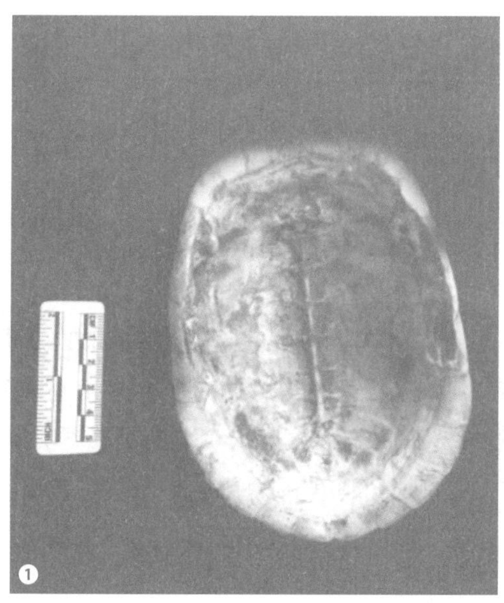

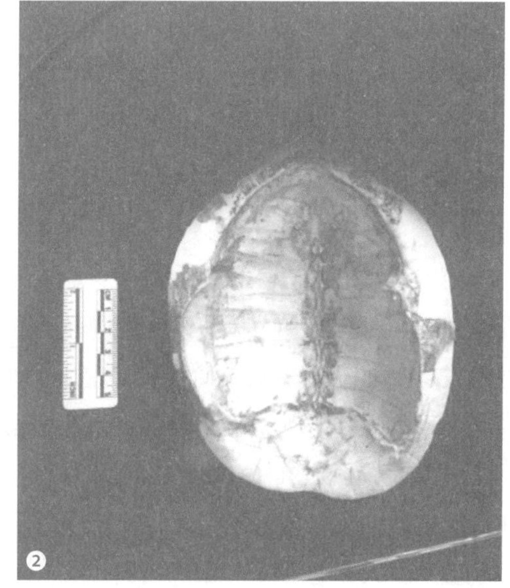

其他品种伪品龟甲（四）

5. 现代检测

主要有傅立叶变换红外光谱（FTIR）指纹图谱分析方法：盛瑜等采用 Tensor — 27 型傅立叶红外光谱仪对不同来源龟甲药材水提物冻干粉进行分析，测定其指纹图谱，并进行相似度评价，初步建立了龟甲药材的对照 FTIR 指纹图谱，证实其所建立的龟甲药材红外光谱扫描指纹检测方法，准确度高，精密度良好，稳定性高，可以区分龟甲正、伪品，FTIR 指纹图谱分析方法可用于龟甲药材的真伪评价。

五、龟甲胶的真伪鉴别

随着人民生活水平的不断提高，养生意识逐渐增强，龟甲胶作为具有确切滋补作用的名贵中药在临床上越来越被重视，需求量的增大和草龟资源的紧张导致了龟甲胶呈现供不应求的趋势。为了人民健康着想，国家对龟甲胶制定了标准规范，根据 2015 版《中国药典》规定，龟甲胶的检验项目主要包括：性状、鉴别、水分、总灰分、重金属、其他。含量测定主要测 4 种氨基酸：L– 羟脯氨酸不得少于 5.4%，甘氨酸不得少于 12.4%，丙氨酸不得少于 5.2%，L– 脯氨酸不得少于 6.2%。

随着科技的发展，检测手段不断丰富，科研工作者自然也对龟甲胶的检测进行了深入的研究，总结出许多可供选择的方法。

1. 热分析法

阿胶、龟甲胶、鹿角胶药材出自动物不同部位，但制备方法接近，成品外观难以区分，殷学毅在 30 ～ 550℃范围内绘制不同样品的微商热重（DTG）曲线和差热分析（DTA）曲线，发现 3 种样品的 DTG 曲线和 DTA 曲线均存在明显差异，阿胶的 DTG 图谱共出现 4 个特征峰，龟甲胶出现 3 个明显特征峰，而鹿角胶在 300℃处有一宽峰，其他特征峰不明显；DTA 图谱显示阿胶在 127.0℃、440℃处存在向下的特征峰，龟甲胶样品在 150℃左右出现了 3 个连续向下的特征峰，而鹿角胶样品向下的特征峰出现在 460℃附近，用该方法可以成功鉴别阿胶、龟甲胶、鹿角胶药材。

2. 紫外分光光度法（UVS）

张思巨等采用直接紫外分光光度法进行光谱分析，发现商品阿胶、鹿角胶、龟甲胶的光谱图相似，而自制的鹿角胶、龟甲胶样品与阿胶有较大区别，此法简便易行、可靠性高、重现性好。

3. 生物电泳法

古今等用 SDS 不连续聚丙烯酰胺凝胶电泳法鉴别阿胶、鹿角胶和兔胶，结果三种胶的电泳图谱具有各自的特征鉴别带，且泳动带和泳动率也不同，认为可用此法对这三种胶进行鉴别。常青等利用 SDS –PACE 技术对阿胶及次品、龟甲胶、鹿角胶及两种蜂王浆进行电泳鉴别，各样品蛋白质的图谱存在明显差异并由此确定各样品的特征蛋白质分子量。

4. 圆二色性分析法（CD）

翟乙娟等以阿胶、鹿角胶和龟甲胶三种胶的纯药胶（不加辅料）为对照品建立标准 CD 图谱及数据，发现三种胶的 CD 色谱具有明显的差异，而化合物的 CD 图谱起因于生色团周围不对称的环境，因此，CD 色谱表征了化合物间立体化学的差异。据此将商品调查中的样品运用 CD 法作了分析比较，与商品调查的实际情况相符，为胶类药材的质量评定提供了重要的依据。

5. 超高效液相色谱 – 电喷雾四极杆飞行时间质谱法

唐敏等采用胰蛋白酶进行酶解，利用超高效液相色谱 – 电喷雾四极杆飞行时间质谱法分别对以巴西龟为来源的龟甲胶和以中华草龟为来源的龟甲胶进行测定，选定牛皮特征肽离子 m/z604.8、m/z641.3、m/z790.8 作为检测对象，结果发现巴西龟来源的龟甲胶中只检测出牛皮特征肽离子 m/z641.3 信号，其 MS/MS 裂解规律与黄明胶标准品酶解产物所含牛皮特征肽 GEAGPSGPAGPTGAR 一致，而中华草龟来源的龟甲胶中均未检测出牛皮特征肽信号，说明该方法专属性强，灵敏度高，可区别巴西龟龟甲胶和掺杂牛皮成分的龟甲胶，用于龟甲胶的质量控制。

6. 高效液相色谱法

于海英等采用高效液相色谱法研究并建立东阿阿胶、龟甲胶脂溶性成分的指纹图谱，为药用动物胶的质量控制提供了有效的方法。采用液 – 液 – 液三相静态萃取方法制备样品，以水－乙腈为流动相进行二元梯度洗脱，检测波长为 205 nm，柱温 25 ℃，分析时间为 60 min。采集 20 批样品的色谱图并对其进行相似度和聚类分析。分别标定了阿胶、龟甲胶的共有峰，其相似度分析及聚类分析结果显示两种胶间存在着明显的差异。该方法稳定可靠，可以有效地区别不同种属的药用动物胶，为动物胶剂的鉴别及质量控制提供了依据。

7. 质谱法（MS）

质谱分析具有灵敏度高，样品用量少，分析速度快，分离和鉴定同时进行等优点，其在蛋白质及肽类成分分析领域的发展也颇受瞩目。李春梅等采用质谱法，对龟甲胶的蛋白质及肽成分进行了蛋白质组分析，共获得 6 个肽分子量峰并形成龟甲胶蛋白质 / 肽成分质量指纹图，可作为龟甲胶数字化质控标准。

8. 高效液相色谱－质谱联用法（HPLC-MS/MS）

因不同动物的同类型胶原蛋白的氨基酸序列存在差异，研究人员利用蛋白质酶切技术和高效液相色谱－质谱联用法（HPLC-MS/MS）对多肽进行识别，找出不同胶剂间的差异，这被认为是胶类药材质量控制的关键所在。王前等应用高效液相色谱－质谱联用法（HPLC-MS）分析了龟甲胶和鹿角胶的酶解产物的多肽组成，结果表明，龟甲胶和鹿角胶中的特征多肽可鉴别胶的种类。魏锋等利用超高效液相色谱－四极杆－飞行时间质谱（UPLC-Q-TOF），选用胰蛋白酶对龟甲胶、鹿角胶、阿胶、黄明胶、新阿胶 5 种常用胶类药材进行酶解，找出各胶剂的特征肽段，对特征肽的氨基酸序列进行了确认，建立了 5 种常用胶类药材的专属性的鉴别和检测方法。程显隆等采用胰蛋白酶对龟甲胶、鹿角胶、牛皮源成分进行酶解，利用超高效液相色谱－四极杆飞行时间质谱（UPLC-QTOF-MS）进行测定，找出鉴别牛皮源成分的专属性特征肽段，并对特征肽的序列进行确认，从而建立了龟甲胶、鹿角胶中非法掺入牛皮源成分的检测方法。李明华等采用胰蛋白酶对中成药样品酶解处理，利用超高效液相－三重四极杆质谱（RRLC-QQQ）对处方中阿胶、黄明胶、龟甲胶、鹿角胶的专属性特征离子进行检测，有效地对中成药中的胶类进行真伪鉴别，以特征肽段为指标的检测方法高效、快速、专属性强且可重复性好，为含胶类药材的中成药的质量控制及标准研究提供了参考。

龟甲胶是祖国传统医药宝库中重要的组成部分，具有悠久的应用历史、多样的原料来源、繁复的生产工艺。各种动物胶剂的理化特征极其相似，传统检测方法很难区分，再加上某些商家在正品龟甲胶中掺杂其他伪品动物胶，使得鉴别工作越发艰难，且龟甲胶在大量中成药中都有应用，对于其在复方中的含量及真伪的判断更是难上加难。如何同时控制龟甲胶及其复方制剂的质量值得重视，建立动物胶类中药的专属性质量控制方法将成为中医药工作者的努力方向。

六、龟甲（胶）的储存注意事项

龟甲胶味咸性平（也有性微寒的说法），擅入肝肾，功能滋阴退热，补血止血，故常用于肝肾阴虚、精血亏损之证，自古以来就是滋阴补血、止血的要药，具有强筋壮骨、延年益寿的功效。龟甲胶含有 18 种氨基酸和铁、铜、钙、锰等 20 余种元素，被视为高级滋补品，是现代人们常服用的三大动物胶之一。随着现代制作工艺和包装技术的提升，龟甲胶相对来说更容易保存。

龟甲胶的储存主要有两个考验：第一个考验是 5 ～ 6 月的梅雨天气，阴雨绵绵，连月不开，龟甲胶容易霉变。这是水的考验。第二个考验是火的考验，7 ～ 8 月份，烈日当空，到处流火，龟甲胶容易熔化。如果没有很好地进行储存就会出现变异的现象。所以，在储存方面依然有很多值得注意的地方。

1. 龟甲胶的变异现象

龟甲胶是由龟甲经煎熬浓缩制成的胶块制剂，主要成分是蛋白质及其水解产物氨基酸。龟甲胶的质量与原料、操作工艺等有直接的关系，但在贮存保管过程中，如果贮存、养护不当，也可引起变异现象，常见的变异现象主要有变软熔化及粘连、生霉及变色变臭、裂纹或破碎等。

（1）变软熔化及粘连

龟甲胶的含水量应控制在 15.0% 以下，贮存温度控制在 20℃以下。在这样的条件下贮存龟甲胶一般不会发生变软熔化现象。但是如果贮存条件发生了变化，龟甲胶吸潮或受热后则易于发生软化，甚至还可能发生熔化。

粘连是指胶块与胶块或包装材料粘连在一起，常因贮存房间的温度过高或湿度过大、包装不严等原因所致。此现象是龟甲胶贮存过程中发生的主要变异现象。

（2）生霉及变色变臭

生霉：氨基酸为霉菌的一种良好的营养成分。当龟甲胶表面染有霉菌孢子后，在温度、湿度适宜的情况下，胶块表面便形成了一个天然的霉菌培养基，促使孢子迅速生长，便出现了白色、形状不一的菌丝，发生霉变。

变色变臭：在贮存过程中，胶块发生霉变、颜色变暗、味道变臭等现象，病人服用后引起恶心、呕吐等不适感，甚至发生过敏反应。这主要是因为龟甲胶吸湿后，动物蛋白在霉菌及酶的作用下，腐败分解而产生游离氨或挥发性碱性低链羟胺、芳香胺等碱性含氮物质，这些物质都有臭味，故引起龟甲胶发臭，此种龟甲胶已不能药用。

（3）裂纹或破碎

在胶块表面产生裂纹现象，有的轻触就会破碎。这主要是龟甲胶的贮存空间过于干燥或贮存过程中有风吹，龟甲胶含水量偏低等原因所致。当龟甲胶的含水量低于 10% 时，胶块即有碎裂现象，甚至破碎。

2. 龟甲胶的储存方法

（1）龟甲胶家庭储存方法

龟甲胶膏的保质期一般是 3 年，但是如果放在阴凉干燥处保存的话，一般可以保存更长的时间，只要从外观看没有变形，闻之有微腥臭味，表面光滑透亮，一般情况下是没有问题的。但要注意，如果龟甲胶上有霉点，变色，闻之有异味等，就不能再吃了，最好拿到当地医院去向中医师或中药师咨询一下。

一般家庭则以密封法最好。具体做法是在大口玻璃瓶的底部，放入少量石灰块作为干燥剂，然后用厚纸隔开，上面放上用纸包好的龟甲胶，盖紧瓶盖，最后用蜡将瓶口封好，置于阴凉干燥处即可。如果有条件，干燥剂可以选用硅胶，这样，不仅卫生清洁，而且可以连续用几年。但应注意，龟甲胶在密封以前，其本身一定要干燥、无霉烂、无虫蛀。或是把龟甲胶放在冰箱内保存，随用随取，颇为方便。这种方法的优点是不易生虫霉变，缺点是在冰箱里同时装有荤腥、蔬菜等食品，比较潮湿有味，贮放过久，容易使龟甲胶软化而发生变质，服用时会有异味感。

龟甲胶贮于木箱（盒）内或者存于密封盒内，底层放少许石灰或其他吸潮剂，如硅胶或专用的食品干燥剂包，这样可防止龟甲胶受潮而结饼，起霉花。如是头一年没吃完的龟甲胶，应该先用纸包好，大约 100 ～ 200 克为一小包。纸包内应衬一层老油纸，每层胶之间也应垫一张老油纸。如果没有老油纸，可用食品塑料袋代之，以防龟甲胶与纸粘连。放龟甲胶的容器也需要放置于阴凉干燥处。

另外，龟甲胶遇热、遇潮易软化，而在干燥寒冷处又易碎裂，可用油纸包好，埋入谷糠中密闭贮存，外界湿气被谷糠吸收，从而起到保护龟甲胶的作用。夏季还可贮藏于密封的生石灰缸中。用正确的方法存储，龟甲胶的性状才不会发生改变，保证其药效正常发挥。

如果是已经打开包装的龟甲胶块，应将龟甲胶放入食用包装袋内扎紧口，放入冰箱冷藏室内保存。如果粉碎后的龟甲胶块，应装瓶密闭后放入冰箱冷藏室储存。

（2）龟甲胶仓库储存方法

1）龟甲胶的在库养护

① 加强库房管理：贮存库房应具有阴凉、避风的措施，并保持仓库周围温度、湿度适宜。库内地板、墙壁应定期进行灭菌消毒。胶箱应贮存于货架上，不要直接放在地上，以免受潮。

② 加强监督检查：龟甲胶在入库前或贮存过程中要定期或不定期进行库房检查，如包装情况，库内温度、湿度及透风的情况等，发现问题及时处理。

③ 防止风吹日晒：龟甲胶的贮存库房应避免风吹日晒，特别是春、秋季节，更应防止风吹日晒。

④ 控制适当的温度：龟甲胶的贮存库房温度不宜过高，尤其是在夏季及库房湿度较大的情况下，更应该注意。一般库房温度应控制在 20℃以下为宜。贮存龟甲胶的库房应在门窗上挂上竹帘，以防阳光照射。当温度过高时，可适当通风降温，或空调降温。

⑤ 控制适当的湿度：控制湿度是防止龟甲胶软化、粘连、霉败变质的主要措施。如果库内湿度过高，可适当通风降湿，亦可将石灰等干燥剂放在房间四周，以降低湿度。库房干燥后，应立即将干燥剂撤去。或空调除湿。

2）变异产品的处理

① 对霉菌胶块的处理：龟甲胶在包装入库前都要进行灭菌处理，保存得当，龟甲胶一般不会生霉。如果保存不当，一旦生霉，则不能作药用。

② 对变软或粘连胶块的处理：先将粘连的胶块掰开，把变软或掰开的胶块放置于竹帘子床上，晾干（水分在 15%以下），再用灭菌过的粗布擦至光滑，灭菌包装。

③ 对裂纹胶块的处理：对裂纹胶块采取相应的吸潮方法，并排除导致水分降低的因素后，可防止胶块的继续破碎。

注意：在龟甲胶贮存过程中，若胶块发生变软、粘连、破碎等现象，经处理后尚可继续使用，因为，此时胶块只是发生了物理变化，尚未发生质的变化。若胶块发生严重的变质现象时，则不能药用，例如胶块变色发臭等，此时龟甲胶的内在质量已经变化，其内已产生了对人体有害的物质。

3）龟甲胶的库房设施要求

《中华人民共和国药典》（2005 年版）龟甲胶【贮存】项下规定：“密闭，置阴凉干燥处。”按药典的术语解释，“密闭：系指将容器密闭，以防止尘土及异物进入。”“阴凉处：系指不超过 20℃。”

为此，龟甲胶生产的库房应满足如下要求：

库房应满足生产的需要：库房建设应符合 GMP 要求并与生产规模相适应，便于存放取样及防止交叉污染，并杜绝差错。一般应设有原料库、辅料库、包装材料库、标签库等，其中，固体库与液体库要分开，常温库（温度不超过 30℃）与阴凉库（温度不超过 20℃）要分开，如需要还应设有危险品库。各种物料及产品均应按贮存条件的要求进行贮存保管。

库区布局要合理：一般应设有收料区、发料区、合格区、不合格区、待验区、退货区等。不合格的产品应专库或专区存放，有易于识别的明显标志，并按有关规定及时处理。仓库宜设取样室或取样车，其空气洁净度级别与生产要求一致。

库房要保持清洁和干燥，有照明、通风、温度和湿度监测控制的设施。

仓库应设有五防设施：即库房应有防虫、防鼠、防盗、防火、防潮或防霉等措施。仓库门口应设防虫灯、挡鼠板等；窗户、排风扇应装铁纱网，预防小动物爬（飞）入库。仓库内应设电子猫、粘鼠胶、鼠笼等防鼠措施。仓库内应设置防火、防盗、防水淹设施，宜采用防爆灯。按照国家有关消防技术规范，设有醒目的防火安全标志，设置消防设施，做到安全有效，严禁火种入库及在库区内动用明火。仓库必须按有关要求设计安装防雷装置，并定期检测，保证有效。

产品应码垛存放：产品入库后应按批号码垛存放。码放时，离地应不少于 10cm，离墙应不少于 50cm，货行间距离不少于 100cm，离梁、离柱不少于 30cm，主要通道宽度应不少于 200cm，散热器、供热管道与货垛距离不少于 30cm，照明灯具垂直下方不准堆放物料及产品，垂直下方与物料垛的水平间距不少于 50cm，照明设施及开关应有防爆性能。

库房内有明显的状态标志：库房内各种设施、器具、物料上均应有明显的状态标志。待验标志为黄色，其中印有“待验”字样；检验合格标志为绿色，其中印有“合格”字样；不合格标志为红色，其中印有“不合格”字样；待销毁标志为蓝色（或黄绿色以外的其他颜色），其中印有“销毁”字样；抽检样品标志为白色，其中印有“取样证”的字样；更换包装标志为白色，其中印有“换包装”的字样；仓库内所有计量器具均应贴有计量鉴定《合格证》，并标明有效日期。仓库保管员应进行专业培训，持证上岗，并加强龟甲胶在库的管理。

管理制度：各龟甲胶生产企业应推行药品生产质量管理规范（GMP），实施 GMP 认证；各经营企业应按药品经营质量管理规范（GSP），实施 GSP 认证。为此各企业都应按 GMP、GSP 要求制定一系列的 GMP、GSP 文件，加强库房的管理，确保龟甲胶的质量。

调节温湿度设施：阴凉库用制冷机组或空调机、空调柜，常温库用排风设施、抽湿机。

温湿度监控及调节措施：阴凉库主要依靠调节制冷设施或空调设施的开、停来调节温湿度；常温库通过开关窗户、开排风扇、开抽湿机、拖地或在库内四周加生石灰等措施来调节湿度。每天两次记录库房温湿度。

第二章

历代本草中的龟甲（胶）

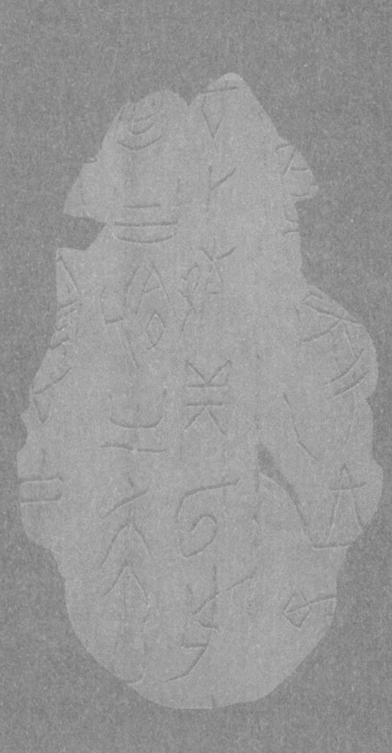

一、味咸而平，久服轻身——《神农本草经》对龟甲功效的最早发现

关于龟甲的记载，始见于中国最早的药物学专著——《神农本草经》。该书中，对龟甲的描述是这样的："龟甲，味咸，平。主漏下赤白，破癥瘕，痎疟，五痔，阴蚀，湿痹，四肢重弱，小儿腮不合。久服，轻身，不饥。一名神屋。生池泽。"这一段的意思是说：龟甲味咸，性平。主治女子非经期阴道流血、白带异常而赤白相间等妇科病，能消散女子腹中暗藏的瘀血包块，改善久疟不愈的状况，治疗各种痔疮、女子外阴或阴道瘙痒溃烂等炎症，祛除风湿病痛、四肢沉重无力、小儿腮不合等。长期服用，则身体轻捷、充腹不饥。又名神屋。产于湖泊、大海中。

其中，龟甲"味咸、性平"的记载自此以后多为后世本草研究者所沿用。在有些书中也有味咸，甘，性微寒等说法，略有分歧，但大体范围是一致的。"咸、平"来源于我们中医学对药物性质认定的基本、主流的判定——"性味学说"及"四气五味说"，最早也是载于《神农本草经》，序录有云："药有酸咸甘苦辛五味，又有寒热温凉四气。""五味"即药物以"酸、苦、甘、辛、咸"五味来加以区别，其中"酸收涩，苦燥湿，甘缓急，辛发散，咸软坚"。

酸味能收能涩，有收敛固涩的作用。一般固表止汗、敛肺止咳、涩肠止泻、固精缩尿、固崩止带的药物多具酸味，故酸药多用治体虚多汗、肺虚久咳、久泻久痢、遗精滑精、遗尿尿频、月经过多、白带不止等病证。

苦味能泄能燥能坚，有清泄火热、泄降逆气、通泻大便、燥湿坚阴（泻火存阴）等作用，一般清热泻火、降气平喘、止呕止呃、通利大便、清热燥湿、祛寒燥湿、泻火坚阴的药物多具苦味，故苦味药多用治热证、火证、气逆喘咳、呕吐呃逆、大便秘结、湿热蕴结、寒湿滞留等病证。

甘味能补能和能缓，有滋补和中、调和药性及缓急止痛的作用。一般滋养补虚、调和药性及缓解疼痛的药物多具甘味，故甘味药多用于正气虚弱、身体诸痛及调和药性、中毒解救等。

辛味能散能行，有发散解表、行气行血的作用。一般解表药、行气药、活血药多具辛味，故辛味药多用治外感表证及气滞血瘀等病证。

咸味能下能软，有泻下通便、软坚散结的作用。一般泻下、润下通便、软化坚硬、消散结块的药物多具咸味，故咸味药多用治大便燥结、瘰疬瘿瘤、癥瘕痞块等病证。咸味药多入肾经，有较强的补肾作用，用治肾虚证。还有些咸味药走血分，有清热凉血作用，主

治热入营血的病证。龟甲之“味咸”就体现了其具有软坚散结之功效。

“四气”即药物之性质，分为“寒、热、温、凉”四性，也称“四气”，《神农本草经》有云：“疗寒以热药，疗热以寒药”，《素问·至真要大论》亦有云：“寒者热之，热者寒之。”都是依据药物“气、性”而形成的基本用药规律，而龟甲所谓“性平”，则表明其寒、热之性并不甚偏颇，也在一定程度上说明了这一药物适用性广泛，几乎能适用于各类体质的人群；综上可见，龟甲不仅性质平和，适用人群较广，同时在临床中对妇科顽疾，内、儿科虚损性疾病乃至外科杂症均有一定作用，在养生过程中甚至有长期服用后使肢体敏捷、营养充足的作用。由此被列入《神农本草经》的上品药物。

《神农本草经》作为我国最早的药物学著作，共记载365味中药，分为上、中、下三品，其中对于上品的描述是：上药一百二十种为君，主养命以应天，无毒，多服、久服不伤人；欲轻身益气、不老延年者，本上经。由此可见，在近两千年以前的著作中，古人就已经极大地发掘了龟甲的药用价值，同时也通过长期的临床实践验证，根据临床观察结果而将其录入上品药物之列。这一发现和认识，开启了数千年来人们对龟甲的临床应用乃至科研探究。源于“龟”这一动物奇迹般的长寿和独特的坚硬造型，它在古代被人们奉为神物，其“龟甲”是占蓍卜卦中不可或缺的神器，故而又把龟甲称为“神屋”，意即为“祭神的处所”，可见此物在百姓心中的重要地位。当然，作为药物录入《神农本草经》时，已然把龟甲客观唯物的药用价值放在了首位，“神屋”则只是人们习惯的俗称，或者可以说是一种爱称。由《神农本草经》中还可看到，龟甲多产于湖泊或者大海之中，足以表明在很早以前这一动物便已在地球上大范围地活动，也表现了远古时期人类的生活轨迹已经十分广泛，从而得以采集并积累大量的具有食用价值和药用价值的动植物，为后代人提供了物料丰沛的生活保障。

二、滋补肝肾、养阴圣品——《本草纲目》等对龟甲功效的总结

自古医家在临床应用中对龟甲的运用都独有心得。而在本草学著作中，《本草纲目》对龟甲的录述可谓详尽备至。

如对龟甲所属的龟的种属，李时珍认为：按许慎《说文》云：龟头与蛇同。故字上从它，其下象甲、足、尾之形。它即古蛇字也。又《尔雅》龟有十种，郭璞随文附会，殊欠分明。盖山、泽、水、火四种，乃因常龟所生之地而名也。其大至一尺已上者，在水，曰宝龟，亦曰蔡龟；在山，曰灵龟，皆国之守宝而未能变化者也。年至百千，则具五色，而或大或小，变化无常。在水，曰神龟；在山，曰筮龟，皆龟之圣者也。火龟则生炎地，如火鼠也。摄龟则呷蛇龟也。文龟则蟕蠵、玳瑁也。后世不分山、泽、水、火之异，通以小

者为神龟，年久者为灵龟，误矣。《本经》龟甲止言水中者，而诸注始用神龟。然神龟难得，今人唯取水中常龟入药。故今总标水龟，而诸龟可赅矣。

上文表明了当时对龟甲的选用仅限于“水龟”。

此外，李时珍还在《本草纲目》中用取象比类的方法，解读了“水龟”及其龟甲的性质，同时也提供了许多制伏水龟的办法：甲虫三百六十，而神龟为之长。龟形象离，其神在坎。上隆而文以法天，下平而理以法地。背阴向阳，蛇头龙颈。外骨内肉，肠属于首，能运通任脉。广肩大腰，卵生思抱，其息以耳。雌雄尾交，亦与蛇匹。或云大腰无雄者，谬也。今人视其底甲，以辨雌雄。龟以春夏出蛰脱甲，秋冬藏穴导引，故灵而多寿。《南越志》云：神龟，大如拳而色如金，上甲两边如锯齿，爪至利，能缘树食蝉。《抱朴子》云：千岁灵龟，五色具焉，如玉如石。变化莫测，或大或小。或游于莲叶之上，或伏于蓍丛之下。张世南《质龟论》云：龟老则神，年至八百，反大如钱。夏则游于香荷，冬则藏于藕节。其息有黑气如煤烟，在荷心，状甚分明。人见此气，勿辄惊动，但潜含油管噀之，即不能遁形矣。或云：龟闻铁声则伏，被蚊叮则死。香油抹眼，则入水不沉。老桑煮之则易烂。皆物理制伏之妙也。

对于龟甲的采集，李时珍也录述了历代医家的见解：《别录》曰：龟甲生南海池泽及湖水中。采无时。勿令中湿，湿即有毒；陶弘景曰：“此用水中神龟，长一尺二寸者为善。厣可供卜，壳可入药，亦入仙方。当以生龟炙取”；韩保升曰：“湖州、江州、交州者，骨白而厚，其色分明，供卜、入药最良”；大明曰：“卜龟小而腹下曾钻十遍者，名败龟版，入药良”；苏颂曰：“今江湖间皆有之。入药须用神龟。神龟版当心前一处，四方透明，如琥珀色者最佳。其头方脚短，壳圆版白者，阳龟也；头尖脚长，壳长版黄者，阴龟也。阴人用阳，阳人用阴。今医家亦不知如此分别。”

同时，李时珍也根据历代医家的观点和亲身实践说出了自己的看法：“古者取龟用秋，攻龟用春。今之采龟者，聚至百十，生锯取甲，而食其肉。彼有龟王、龟相、龟将等名，皆视其腹背左右之文以别之。龟之直中文，名曰千里。其首之横文第一级左右有斜理皆接乎千里者，即龟王也。他龟即无此矣。言占事帝王用王，文用相，武用将，各依等级。其说与《逸礼》所载天子一尺二寸、诸侯八寸、大夫六寸、士庶四寸之说相合，亦甚有理。若天神龟、宝龟，世所难得，则入药亦当依此用之可也。《日华》用卜龟小甲，盖取便耳。又按：《经》云：龟甲勿令中湿。一名神屋。陶言厣可供卜，壳可入药。则古者上下甲皆用之。至《日华》始用龟版，而后人遂主之矣。”

而对于龟甲的功效，李时珍同样采撷各家学说，除了录述《神农本草经》的论述外，还录述了《名医别录》所云“惊恚气，心腹痛，不可久立，骨中寒热，伤寒劳复，或肌体寒热欲死，以作汤，良。久服，益气资智，使人能食。烧灰，治小儿头疮难燥，女子阴疮”；陶弘景曰：“壳：主久嗽，断疟”；唐代药学家萧炳曰：“壳：炙末酒服，主风脚弱”；《日华子本草》曰：“版：治血麻痹”；甄权曰：“烧灰，治脱肛”；朱震亨曰：“下甲：补阴，主阴血不足，去瘀血，止血痢，续筋骨，治劳倦，四肢无力”。

此外，《本草纲目》中还有李时珍本人的临床心得：治腰脚酸痛，补心肾，益大肠，止久痢久泄，主难产，消痈肿。烧灰，傅臁疮。同时，李时珍还录入了关于龟甲的几十首方剂，如朱丹溪的补阴丸，《海上名方》中治疟疾不止的方药，《经验方》中治胎产下痢的方药，还有诸如治难产催生、肿毒初起、妇人乳毒、小儿头疮、小儿月蚀耳疮、口吻生疮、臁疮朽臭、人咬伤疮、猪咬成疮等的方药，均是以龟甲为主药进行施治。可见龟甲这一药物广泛应用于临床。

李时珍以后，其他本草著作中对于龟甲也多有阐发，如明代李中梓在《本草通玄》中说：“大有补水制火之功，故能强筋骨，益心智……止新血。”

叶天士《本草经解》曰：“气平，味甘，有毒。主漏下赤白，破癥瘕，疟，五痔阴蚀，湿痹，四肢重弱，小儿囟不合，久服轻身不饥。”并对其所主治作了解释，说：“龟甲气平，禀天秋收之金气，入手太阴肺；味甘，得地中正之土味，入足太阴脾；北方之神，介虫之长，性复有毒，禀阴寒之性，入足少阴肾经。气味降多于升，阴也，脾统血，脾血不统，则漏下赤白，其主之者，味甘益脾也。疟而至于有癥瘕，湿热之邪，已痼结阴分矣，龟甲阴寒可以清热，气平可以利湿，所以主之也。火结大肠，则生五痔，湿浊下注，则患阴蚀，肺合大肠，肾主阴户，性寒可去热，气平可消湿，所以主之也。脾主四肢，湿胜则重弱，龟甲味甘益脾，性平去湿，湿行，四肢健也。肾主骨，小儿肾虚，则囟骨不合，其主之者，补肾阴也。久服益肾，肾者胃之关，关门利，能去脾湿，所以身轻不饥也。”

汪昂《本草备要》有云：“补阴，益血。甘平至阴，属金与水。补心益肾，滋阴资智。治阴血不足，劳热骨蒸，腰脚酸痛，久泻久痢，久嗽咳疟，癥瘕崩漏，五痔产难，阴虚血弱之证，大者良。上、下甲皆可用。酥炙或酒炙、醋炙、猪脂炙，煅灰用。洗净捶碎，水浸三日用。桑柴熬膏良。恶人参。”

严西亭《得配本草》曰：“畏狗胆。恶沙参、蜚蠊。甘、微咸，平。入足少阴经血分。通血脉，疗蒸热。治腰脚血结，及疟邪成痞。得妇人头发、芎、归，治难产。得枳壳，开产门。配杜仲，止泻痢。配鳖板，烧研，治人咬伤疮。酒、醋、猪脂，随症炙用。阴虚燥热者禁用。血虚滞于经络，得此可解。其结邪气郁于隧道，得此可通其塞。开骨节，辟阴窍，是其所能。如谓滋阴补血，则未之有得。”

《中华人民共和国药典》载：“咸、甘，凉。归肝、肾、心经。滋阴，养血，止血。用于阴虚潮热，骨蒸盗汗，腰膝酸软，血虚萎黄，崩漏带下。”

综上观之，龟甲的功效大致集中在几个方面：

一是治疗阴虚阳亢，阴虚内热，虚风内动。龟甲长于滋补肾阴，兼能滋养肝阴，故适用于肝肾阴虚而引起的上述诸证。对阴虚阳亢头晕目眩之证，龟甲兼能潜阳，常与天门冬、白芍、牡蛎等品同用，如镇肝息风汤（见《医学衷中参西录》）；治阴虚内热，骨蒸潮热，盗汗遗精者，常与滋阴降火之熟地黄、知母、黄柏等品同用，如大补阴丸（见《丹溪心法》）。

二是治疗肾虚骨痿，囟门不合，龟甲长于滋肾养肝，又能健骨，故多用于肾虚之筋骨不健，腰膝酸软，步履乏力及小儿鸡胸、龟背、囟门不合诸证，常与熟地黄、知母、黄柏、锁阳等品同用，如虎潜丸（见《丹溪心法》）。

三是治疗阴血亏虚，惊悸、失眠、健忘。龟甲入于心肾，又可以养血补心，安神定志，适用于阴血不足，心肾失养之惊悸、失眠、健忘之证，常与石菖蒲、远志、龙骨等药同用，如孔圣枕中丹（见《备急千金要方》）。

四是治疗阴虚血热，冲任不固。龟甲能止血。因其长于滋养肝肾，性偏寒凉，故尤宜于阴虚血热，冲任不固之崩漏、月经过多。常与生地黄、黄芩、地榆等同用。此外还有诸多杂症应用心得，就不在此一一录述。

三、龟甲与鳖甲的异同

鳖甲作为龟甲的“近亲”，常常有人分不清楚，在很多情况下容易混淆。事实上，在历代本草的著述中，二者的区别还是挺大的。早在《神农本草经》中就把鳖甲列入了药物的中品，书中说：“中药一百二十种为臣，主养性以应人，无毒、有毒，斟酌其宜。欲遏病补羸者，本中经。”显然，相比于上品药物，鳖甲的作用已然不如龟甲。

对于鳖甲的功效，《神农本草经》中则说：“鳖甲，味咸，平。主心腹癥瘕，坚积，寒热，去痞息肉，阴虫，痔，恶肉。生池泽。”意思是：鳖甲，味咸，性平。主治心腹癥瘕、痞积坚硬、发寒发热、赘生息肉、男女阴部发炎瘙痒疼痛、痔疮及坏死之肉。

虽然鳖与龟生活在水塘及湖泊、大海里，鳖甲与龟甲也有相似之处，但比较而言已没有了“久服轻身、不饥”之类的养生意义，功效也只局限在治疗疾病方面。如秦艽鳖甲散（《太平惠民和剂局方》）、清骨散（《证治准绳·类方》）中均有鳖甲，都用于治疗肺痨虚热骨蒸之病症。在《温病条辨》中治疗下焦温病，热深厥甚的二甲复脉汤、三甲复脉汤中也用了鳖甲。

此外，历代医家对于二者在功效上的异同也有不同的认识，如金代李杲《珍珠囊补遗药性赋》曰：“然而鳖甲治劳疟，兼破癥瘕；龟甲坚筋骨，更疗崩疾。”明显强调了鳖甲攻伐之力与龟甲补虚之力的区别。李时珍在《本草纲目》中说：“鳖，甲虫也。水居陆生，穹脊连胁，与龟同类。四缘有肉裙，故曰龟，甲裹肉；鳖，肉裹甲。无耳，以目为听。纯雌无雄，以蛇及鼋为匹。

《万毕术》云：烧鼋脂可以致鳖也。夏月孚乳，其抱以影。《埤雅》云：卵生思抱。其状随日影而转。在水中，上必有浮沫，名鳖津。人以此取之。今有呼鳖者，作声抚掌，望津而取，百十不失。

《管子》云：涸水之精名曰鳖。以名呼之，可取鱼鳖。正此类也。《类从》云：鼍一鸣而鳖伏。性相制也。又畏蚊。生鳖遇蚊叮则死，死鳖得蚊煮则烂，而熏蚊者复用鳖甲。物相报复如此，异哉！《淮南子》曰：膏之杀鳖，类之不可推也。”也从形态、习性等方面阐述了二者的不同。

此外，汪昂《本草备要》对鳖甲功用性质的描述也比较全面：“鳖甲，补阴，退热。咸平属阴，色青入肝。治劳瘦骨蒸，往来寒热，温疟疟母，腰痛胁坚，血瘕痔核（咸能软坚），经阻产难，肠痈疮肿，惊痫斑痘，厥阴血分之病。色绿九肋，重七两者为上。醋炙；若治劳，童便炙；亦可熬膏……”

总起来说，龟甲与鳖甲，均能滋养肝肾之阴、平肝潜阳。均宜用于肾阴不足、虚火亢旺之骨蒸潮热、盗汗、遗精，及肝阴不足、肝阳上亢之头痛、眩晕等症状。但龟甲长于滋肾，鳖甲长于退虚热。此外，龟甲还兼有健骨、补血、养心等功效，用于肝肾不足，筋骨痿弱，腰膝酸软，妇女崩漏、月经过多及心血不足，失眠健忘等症状；鳖甲更长于软坚散结，常用于腹内癥瘕积聚。

二者虽然相近似，但在临床实际应用中功效大不相同。

在功效上，鳖甲虽能治疗肝肾阴虚证，然对于阴虚内热证，鳖甲滋养之力不及龟甲，但长于退虚热、除骨蒸，对于温病后期，阴液耗伤、邪伏阴分、夜热早凉、热退无汗者，常与牡丹皮、生地黄、青蒿等品同用，如青蒿鳖甲汤（见《温病条辨》）；对于癥瘕积聚类疾病，鳖甲味咸，长于软坚散结，适用于肝脾肿大等癥瘕积聚，常与牡丹皮、桃仁、䗪虫、厚朴、半夏等同用，以之治疟疾日久不愈，胁下痞硬成块，如鳖甲煎丸（见《金匮要略》）。

再如《金匮要略》所载的升麻鳖甲汤，散邪解毒、活血祛瘀，主治疫毒蕴于血脉之阴阳毒证，症见面赤斑斑如锦纹，咽喉痛，吐脓血。重用升麻，借其升散之力以达透邪解毒之功，故《本经》谓其“主解百毒”。鳖甲既可行血散瘀，又可领诸药入阴分以搜毒。蜀椒既可解毒止痛，又可领诸药出阳分而透邪。当归活血，雄黄、甘草解毒，共为治阴阳毒之主方。

四、龟甲胶、鹿角胶、阿胶的异同

所谓鹿角胶，又可称之为“白胶、鹿胶”，鹿角胶为鹿角加水煎熬浓缩而成的固体胶，呈黄棕色，上部有黄白色泡沫层，质脆，易碎，断面光亮。《神农本草经》将其列为上品，记载曰：“白胶，味甘，平。主伤中劳绝，腰痛，羸瘦，补中益气，妇人血闭无子，止痛，安胎。久服，轻身，延年。一名鹿角胶。”意即为：白胶，味甘，性平。主治因劳作过度而损耗中气，导致各种虚弱症状，能补益中气、壮筋骨、治疗腰痛、改善体虚瘦弱，治疗女子闭经、不孕，有止痛、安胎作用。长期服用，则身体轻捷、延年益寿，又名鹿角胶。可见其主要功效在于补阳，性温，味甘、咸，有补肝肾、益精血、止血的功效。

中医方剂中含有鹿角胶的名方并不少见。如明代张介宾《景岳全书》中的右归丸，药物组成为熟地黄、炮附片、肉桂、山药、山茱萸、菟丝子、鹿角胶、枸杞子、当归、杜仲，其中“鹿角胶、菟丝子、枸杞子”三味药的功效为补虚、益精髓。全方温补肾阳，主治元阳不足，命门火衰，神疲气怯，畏寒肢冷，阳痿遗精，不能生育，腰膝酸软，小便自遗，肢节痹痛，周身浮肿；或火不能生土，脾胃虚寒，饮食少进，或呕恶鼓胀，或反胃噎膈，或脐腹多痛，或大便不实，泻痢频作。

再如清代医家王维德《外科症治全生集》中的阳和汤就以熟地黄、鹿角胶为主药，方中重用熟地黄温补营血，明确针对血虚之“本”。同时又考虑到草木之品补力不足，根据“形不足者温之以气，精不足者补之以味”的治疗原则，选用血肉有情之品，用鹿角胶补髓生精，助阳养血，壮筋健骨，二者相互配伍，取大补阴血之中寓“阴中求阳”之意，正所谓“善补阳者，当以阴中求阳，则阳得阴助而生化无穷”。阳气生化的物质基础充足，则温阳之功可速达。又因于肾藏精，肝藏血，血充精足则肝肾旺，肾主骨，肝主筋，肝肾旺则筋骨得养而强壮，附着于筋骨之寒邪自去。全方温阳补血，散寒通滞，用于治疗鹤膝风、贴骨疽及一切阴疽，现代对于寒盛阴血亏损之慢性支气管炎、慢性支气管哮喘、慢性风湿性关节炎、类风湿关节炎以及某些关节退行性变等均有一定的治疗作用。

阿胶，又名驴皮胶，为驴皮熬成的胶块。最早记载于《神农本草经》，距今已有两千多年的生产历史。因出自山东东阿县的最为道地，故名阿胶。阿胶为补血之佳品，历来与人参、鹿茸并称“滋补三宝”。在《神农本草经》中亦有录述：“阿胶，味甘，平。主心腹，内崩，劳极，洒洒如疟状，腰腹痛，四肢酸痛，女子下血，安胎。久服，轻身，益气。一名傅致胶。”意即为：阿胶，味甘，性平。主治心腹内脏损伤出血、皮肤恶寒如发疟疾，也可消除因此导致的腰腹疼痛、四肢酸痛的状况，还治疗女子下部出血，有安胎作用，长期服用，则身体轻捷、气力充沛，又名傅致胶。

由此可以看出，阿胶的功效主要在于补血，补血效果显著，能治疗血虚引起的各种病症，并能通过补虚起到滋润皮肤的作用，有利于皮肤保健。服用阿胶后，会使脸色红润，肌肤细嫩有光泽，并能调经保胎，增强体质，增强机体免疫功能，改善睡眠，健脑益智，延缓衰老，男女老少均可服用。阿胶作为妇科疾病的常用药，是养血润燥佳品，是养血安胎圣药，是产后调养气血之上品。

中医方剂里就有许多含有阿胶的名方。如《伤寒论》中的黄连阿胶汤，就以黄连、阿胶作为君药，用于治疗少阴病，得之二三日以上，心中烦不得卧等症状的疾病。又如《千金方》中的葱白汤，治疗妊娠期间母体虚实寒热错杂、耗气伤阴而燥之证，方中阿胶气味俱阴，养肝血滋肾阴，气生于阴水，阴液得以滋养，则气得以生化，因而阿胶具养血止血润燥以助气化之功，并配伍甘温益气之黄芪、人参、甘草调补气血，以资气血生化之源，阴生阳长，气旺血充。

龟甲胶由龟甲制成，其性味基本与龟甲一致，是由乌龟腹甲经煎熬、浓缩制成的固体胶，呈深褐色，质硬而脆，断面光亮，对光照呈透明状。龟甲胶性质平和，味甘而咸，有滋阴潜阳、益肾健骨的作用，并兼补血止血。

鹿角胶与龟甲胶经常同为君药，形成中医方剂中特别有代表性的一首名方，叫作“龟鹿二仙胶”。对于这二者之间的区别，近代名医冉雪峰曾在评述“龟鹿二仙胶”时有过细致的阐发：“查此方既无桂附之刚燥，亦无知蘖之苦滞，且无熟地、首乌、肉苁蓉、补骨脂之滋腻黏滞，平平无奇中，大有出奇者在。鹿卧则抵鼻以吹尾，龟栖则缩头以吹板，故鹿之督脉通，龟之任脉通，任督环周，河车轮转，为道家筑基第一步功夫。本方两两合用，尽物之性以尽人之性，鹿角得龟板，则不虑其浮越之过升，龟板得鹿角，则不虑其沉沦之不返。且鹿角系兴奋药，而不可近丈夫阴处；龟板系潜降药，而可疗小儿顶门不合；人参本阴药，而能益气；枸杞本阳药，而实补血，互根互换，为此方者，其知道乎。古人方剂中用鹿角或茸，欲其下达者，则用五味、山萸以敛之，或佐牛膝、车前以引之，或加龙齿、磁石、桑螵蛸、禹余粮，以摄纳之，吸之镇之，莫不各有深意，但衡以龟、鹿、板、角，天然互为功用，则瞠乎其后矣，学者潜心体认，然后知此方颇有价值也。”由此观之，龟甲胶善于补益通调任脉气血，而鹿角胶善于条畅补益督脉气血。总起来说，二者虽都是补益之品，但其在体内发挥的作用仍各有不同。

第四章

龟甲（胶）的现代研究

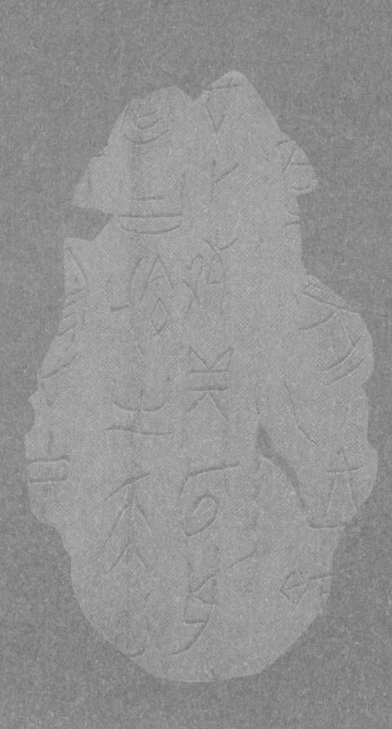

一、龟甲胶成分研究

李时珍曰："介虫三百六十，而龟为之首。龟，介虫之灵长者也。"龟甲胶是传统的名贵中药，对人体正常细胞给予滋养，在我国已有两千多年的历史。龟甲的成分十分复杂，含有骨胶原、胶质、脂肪、钙、磷、肽类、酶和多种氨基酸，其中蛋白质 30% ～ 40%，碳酸钙 44% ～ 56%，还含有锶、锌、铜、锰、铬、镁、铁等多种人体必需元素。有文献报道龟甲胶中还含有甾族类化合物、脂肪酸以及脂肪酸酯和氨基酸等。

1. 胶原蛋白

胶原蛋白按其应用可以分为食品级、一般级和医药级。食用胶原一般来源于动物的真皮、肌腱和骨胶原。胶原蛋白是一种结构蛋白，广泛存在于机体之中，占体内蛋白质总量的三分之一，相当于动物体总蛋白质含量 25% ～ 30%，它是皮肤、软骨、动脉血管壁和结缔组织的重要成分，是细胞外基质之中极为重要的组成成分，具有支持器官、保护机体的作用。胶原蛋白也是人体皮肤的主要成分，占皮肤干重 70% ～ 80%。胶原蛋白还能保持血管壁弹性，防止血管破裂、栓塞；提高关节、软骨以及韧带的润滑，减轻关节僵硬、积水等症状。胶原蛋白能使血管正常工作，与预防动脉硬化、高血压有密切的关系。

2. 氨基酸

龟甲含有丰富的氨基酸，其总量达到 27.86 %，特别是含有人体必需的几种氨基酸。研究表明：龟上、下甲中含有十八种同样的氨基酸，如赖氨酸、组氨酸、精氨酸、门冬氨酸、丝氨酸、甘氨酸、谷氨酸、苏氨酸、丙氨酸、脯氨酸、羟脯氨酸、蛋氨酸、缬氨酸、苯丙氨酸、亮氨酸、异亮氨酸、酪氨酸、氧化蛋氨酸。其中以甘氨酸为最多，丙氨酸、谷氨酸次之。其中异亮氨酸和缬氨酸含量较高，这两种氨基酸均为支链氨基酸，在人体内不能合成，故称为必需氨基酸，他们具有维护大脑正常功能，促进蛋白质代谢的作用。

另外，龟甲中赖氨酸的含量也很高，赖氨酸是目前应用比较广泛的营养氨基酸，为碱性必需氨基酸，也称为第一限制性氨基酸，特别是对婴幼儿、孕妇营养的补充有很大的意义。赖氨酸还可以改善蛋白质代谢，抑制病毒性感染，与维生素、矿物质合成可作为营养剂和食欲促进剂。赖氨酸有提高智力、促进生长、增强食欲、改善营养不良状况、改善失眠、提高免疫力和预防心脑疾病发生等作用。另外，赖氨酸具有增加血色素的功能，这也与龟甲胶的补血作用关系密切。

精氨酸对人体来说，为非必需氨基酸，在体内生成速度较慢。但对婴儿来说，为必需氨基酸，有一定的解毒作用。精氨酸在治疗高氨血症、肝脏机能障碍、促进伤口愈合和胶原组织合成等方面颇有疗效。在免疫系统中，除了淋巴细胞外，吞噬细胞的活力也与精氨酸有关，精氨酸可活化其酶系统。实验证明，龟甲胶能够提高机体免疫能力很有可能与其含有大量的精氨酸有关。

3. 矿物元素

龟甲中含有很多矿物元素，它们与维生素等有机物一起组成酶分子的辅助因子，他们是维持动物机体活性必需的，也是维持机体的正常功能的重要物质基础。龟甲中主要含有磷、钾、钠、钙、镁、铁、锌、铜、锰、锶、镍、钒、硅等矿物元素，其中有一些是微量元素。这些元素是生物体的关键组成部分，特别是针对具有重要生理功能的酶系统和蛋白质系统，而且对核酸、激素、细胞膜等具有稳定和激活的功能。其中磷和钙的含量较高，分别达到 10.6 % 和 20.2 %。磷和钙都是人体必需的常量元素，磷主要参与机体组成及能量代谢。人体骨骼、牙齿中的磷为钙量的一半，成人的骨磷总量为 600 ～ 900 克，是体磷总量的 80% ～ 85 %。磷也是软组织的重要组成成分，如蛋白质、核糖核酸、脱氧核酸。

这些矿物元素不仅具有重要的生理功能，而且与某些疾病的发生有密切的关系。中医认为，阴阳失衡就会导致疾病的发生，因此可推断阴阳失衡与体内某些元素的变化有关。例如磷能贮存能量、活化物质、组成酶的成分和调节酸碱平衡。钙是构成骨骼和牙齿的主要原料。当机体缺钙时，主要影响骨、牙齿的发育，婴幼儿会患佝偻病，成年人表现为骨质软化，老年人表现为骨质疏松。缺铁是目前广泛存在的贫血的主要原因。人体缺锌会出现生长停滞、生殖发育推迟、蛋白质以及核酸代谢受到影响等情况。铜缺乏时会发生低色素性贫血，导致红细胞生成与成熟出现障碍，出现生长发育停滞、精神萎靡等症状。近年来发现龟甲的抗癌功效，可能与其含有一定量的硒有关。

微量元素与内分泌的关系十分密切，对内分泌腺的结构和功能、分泌激素的代谢及生物学作用，以及对靶细胞的生理状态均有显著影响。如铜和锌缺乏时，会导致内分泌腺的结构异常和功能紊乱而产生疾病。微量元素通过内分泌系统作用，维持机体内环境的稳定性，这种内环境的稳定性，就是“阴阳平衡”的生理常态，所以说阴阳失衡的病理状态可能与某些微量元素的含量和分布异常有关。

4. 脂肪酸

龟甲胶中含有 13 种脂肪酸，其中不饱和脂肪酸占总脂肪酸的 70.21%，9- 十八碳烯酸是龟甲中含有的最主要不饱和脂肪酸成分。在饱和脂肪酸中，十六烷酸是龟甲的主要成分。研究还发现龟甲中的一些相对含量较低的脂肪酸种类有差异，如龟甲中含有十九烷酸和 10- 十八碳烯酸。

5. 肽类

龟甲胶中的肽类含量不及胶原蛋白和游离氨基酸，但是这些肽类具有特别的生物活性。肽类能提高人体免疫力，对真菌、病毒和癌细胞有抑制作用。

6. 某些有害物质

龟甲胶样品经微波消解后，采用电感耦合等离子质谱可测定龟甲胶中砷、铅、铬、镉、铜、汞 6 种有害元素，现铬元素含量普遍较高。近年，有媒体曝光部分不良厂家收购皮革下脚料来熬制龟甲胶。铬盐可以赋予皮革柔软、丰满等特性，目前制革工艺还多采用铬盐作为鞣革剂，这样必然会使龟甲胶铬元素含量增高。含铬化合物多有毒性，是公认的致癌物。国家相关法典中也规定了各种食品中铬的限量。中国居民膳食营养素参考摄入量中铬的安全最大可耐受剂量是：儿童每天 0.2 毫克、成人每天 0.5 毫克。目前，我国尚未规定龟甲胶中的铬限度。龟甲胶多烊化直接服用，因此控制其铬含量对用药安全具有重要意义。

二、炮制对龟甲胶成分的影响

在炮制过程中，酪氨酸和组氨酸会损失掉，并且总氨基酸的含量在炮制后呈明显下降。微量元素在炮制前后的含量也有不同程度的变化，多为炮制后较炮制前增加，其中以锌、铁、硒的含量增加明显。例如钙的含量在炮制后有所增加，说明龟甲胶益肾健骨是有其物质基础的。

龟甲胶是一种中药，其成分本身相当复杂。龟甲胶的化学成分、作用机制和临床病症相互间的关系以及物质基础及其作用机制方面的研究，有待进一步深入探讨。

三、龟甲胶的功效和药效研究

龟甲始载于《神农本草经》，列为上品，为我国传统滋阴的良药。味咸，性平（或微寒），归肝、肾、心经。龟甲“滋阴补肾”功效与其“性、味、归经”有吻合之处。有滋阴潜阳、补血止血，益肾健骨、提高免疫等功效。临床上用于阴虚潮热、骨蒸盗汗、血虚萎黄、阳亢头痛、久咳咽干、遗精阳痿、崩漏带下、腰膝酸软、痔疮、肝风内动、久痢、小儿囟门不合等症。下面将从不同方面来介绍龟甲胶的功效。

1. 滋阴潜阳

龟甲性平，不温不凉，古人认为“龟乃阴中至阴之物”，意思是说龟甲胶为滋阴最佳药物。《本草蒙筌》言龟甲能“专补阴衰，善滋肾损”。龟甲胶对阴虚大鼠的各种阴虚症状均有纠偏作用。现代药理学研究表明，龟甲“滋阴”功效主要与调节能量代谢、增强免疫、补血、抗衰老等作用有关。与其他胶类相比，龟甲胶的养血效果虽不及阿胶，但滋阴胜于阿胶。一般来说，阳虚、气虚多用鹿角胶；血虚多用阿胶、黄明胶；而阴虚多用龟甲胶。故龟甲胶为滋阴补肾的佳品。龟甲咸平，可补益滋阴，其“主阴虚不足，发热口渴”，有“潜阳”的作用。

阴虚是由劳损久病或热病引起机体阴液内耗导致的津液亏损的病理现象。精血津液既是脏腑组织功能活动的产物，又是脏腑功能活动的物质基础。五脏之精血津液不足时称为阴虚。日常生活中不良生活习惯（酗酒、吸烟和熬夜）、房事过度及热病初愈等导致机体阴液耗损或阴虚内热。研究表明，阴虚不仅引起机体免疫力降低，影响身体健康，还会使人心烦易怒，影响工作、生活状态，使阴虚患者身心俱损。“人之情欲无涯”“所欲不遂”等，日久必耗伤阴精。阴虚的原因普遍存在，阴虚体质具有普遍性。阴虚证是临床常见的多发病症之一，如慢性肝炎、肝硬化、糖尿病、肺癌中晚期、结核病和一些热病的中晚期等均表现为阴虚。

在龟甲胶的药效实验中，甲亢型阴虚小鼠模型是用于研究滋阴类药物的经典模型，模型小鼠会出现与临床阴虚患者相似的症状，常用阴虚小鼠模型来研究龟甲胶治疗阴虚的作用。阴虚模型小鼠常见能量代谢过高、心率加快、血糖降低；出现体重明显增长缓慢、躁动不安、活动频繁、饮水量明显增加而尿量减少，皮肤含水量也显著降低；体温升高，肛温显著升高；对低温和缺氧的耐受能力降低，并且出现一定程度的水液代谢紊乱。阴虚患者常见五心烦热、咽燥口干、盗汗、便结、尿短赤、颧红或午后潮热、性情急躁、心烦易怒、敏感等症状。

实验证明龟甲的煎煮浓缩液可使阴虚模型小鼠整体耗氧量降低、痛阈升高、心率减慢、血糖升高、血浆皮质醇含量降低，体重减轻、自主活动减少、耐缺氧能力减弱，对甲状腺、胸腺、脾脏、肾上腺的萎缩都具有一定的抑制作用。临床病理资料分析表明，阴虚与甲状腺机能紊乱有关，甲亢为阴虚，甲减为阳虚。甲状腺激素对调节机体的新陈代谢、生长和发育起重要作用，它能促进机体许多组织细胞的氧化过程，增加耗氧量及产热量，使机体的基础代谢率增高。同时研究证明“虚证”与红细胞膜酶活性、血浆 cAMP 含量及肾上腺皮质兴奋状态有着密切的关系。甲状腺素的产热作用与增加钠泵的活动有关，细胞中钠泵消耗的能量最多，约占细胞总能量的 40% ～ 60%，主要来源于三磷酸腺苷（ATP），所以一般“阴虚”动物体内 ATP 利用增多，ADP 浓度上升，刺激线粒体呼吸加强，耗氧与产热增加，可能是中医“阴虚生内热”理论基础的一个方面。因此对阴虚证的五心烦热、咽燥口干、盗汗、便结而尿短赤等临床症状，龟甲胶能纠正之，说明其具有滋阴清热作用，与有效地降低“阴虚”动物体内甲状腺素水平，调节钠泵活动，减少 ATP 消耗和抑制肾上腺皮质过度兴奋有密切关系。

现代生活中，高蛋白、高脂肪、高热量的“三高”饮食普遍存在，而“三高”饮食易生热伤阴；另外，生活节奏日益加快，人们对生活的渴求提高，导致“所欲不遂”的现象增多，而“五志过极皆能化火”，火热内生而伤阴，故阴虚体质的人群增多。并且在老年群体中，阴虚体质者占很大比例。龟甲胶的临床疗效得到肯定，药性平和，毒副作用小，可以久服。大量药理研究证实其作用确切，滋阴功能明显。

2. 补血养血

朱丹溪言龟甲有“补阴、主阴血不足、去瘀血、止血痢”的作用。龟甲胶可用于治疗贫血、功能性子宫出血、吐血衄血、崩漏带下、血虚萎黄等症。中医学上的“阴”是指津液和精等物质基础，而精是生成血液的基础物质，精能生髓，精髓可以化而为血；血液亦依赖于津液，津液能化生为血。《灵枢·痈疽》说：“津液和调，变化而赤为血。”故中医常用滋阴类药来治疗血虚证。龟甲“味咸养脉”，有滋阴补血之功，能治疗阴虚血亏。《素问·阴阳应象大论》云：“肾主骨生髓。”肾中精气既可化生元气，促进脾胃化生水谷精微进而奉心化赤而为血，又可与血互化，即精血同源。故在五脏中，脾、肾对于血的生成起着非常重要的作用。

有人用自拟方“崩漏灵”（以龟甲为君药）治疗功能性子宫出血效果显著。经研究发现用龟鹿二仙胶加味中药治疗慢性再生障碍性贫血的疗效优于康力龙。现代研究表明龟甲胶对贫血小鼠具有很好的补血作用，可以升高血小板，缩短由外伤所致的出血时间。

实验证明龟甲胶灌胃给药小鼠，能增加急性失血致贫血小鼠的 RBC 和 Hb，缩短外伤致出血小鼠的出血时间，并能对抗强的松对网状内皮系统吞噬功能的抑制作用。现代药理学亦发现龟甲胶还有升血小板和红细胞的作用，可显著增加贫血动物的红细胞及网织红细胞数，缩短出血时间，固肾止血，对崩漏带下、月经过多有明显的治疗作用。

3. 抑制肿瘤

在肿瘤发生和治疗过程中，肿瘤细胞本身和放化疗手段都能对机体的免疫系统产生抑制作用，造成免疫功能低下。因此，如果想增强肿瘤病人的免疫力，减轻放化疗的副作用是关键。中医认为肿瘤是整体阴阳不和，感受外邪，瘀血痰浊湿毒搏结于虚弱脏腑而成的血肉有形赘生物，肿瘤的贫血表现主要以面色和爪甲不荣、头晕乏力、纳差、低热等为主，可归属于“虚劳”“虚损”“血虚”“亡血”“血痨”“血枯”“髓劳”等范畴。“邪之所凑，其气必虚”，恶性肿瘤始于癌毒内生，但根本源于正气亏虚，日久则痰瘀互结。癌症患者气虚、阴虚、湿热和痰湿体质居多，脾虚湿盛，癌肿易生，癌毒内伏，加之手术、放化疗易伤及正气，耗伤精血，气血损伤、脾胃失调、肝肾亏损、脏腑功能失调，水谷精微运化不利，终致气血生化之源匮乏，精髓不充，气血阴阳虚损。因此，中医理论认为脾虚湿盛、肾精亏虚是肿瘤相关性贫血的重要病机。

龟甲为血肉有情之品，味咸性平，归肝、肾、心三经，咸能软坚散结，滋阴补肾，平则可补阴衰，配以其他中药的复方能治肾阴不足，增强免疫，益气养阴，补气摄血，与其他中药配伍所组成的方剂如龟鹿二仙胶、大补阴丸在治疗肿瘤的临床上广泛应用。龟甲胶被誉为抗癌新途径，为癌瘤患者带来福音。实验发现龟甲胶蛋白质中的某些肽段能有效地抑制肿瘤血管的生成，从而使肿瘤在生长过程中得不到营养而最终萎缩、凋亡。

中医所指的人体中的坚、结等肿块，多与肿瘤有关。龟甲味咸，入肾经，滋阴退热、软坚散结的功能，可以治疗阴虚潮热、盗汗、热病后期抽搐、腹部肿块、肝脾肿大、肿瘤疾病等。现代研究表明，龟甲胶能调节机体功能，激发机体自身调节的机制，增强自身稳定状态，可以通过调整人体的神经、免疫功能、内分泌功能而起到抗肿瘤的作用，也可以减少不良反应，使肿瘤患者在放疗和化疗的过程中并发症得到有效治疗，提高放疗和化疗的治疗效果。

龟甲胶能提高单核 – 吞噬细胞系统的功能，能对抗免疫抑制剂对细胞免疫的抑制作用，并能对白细胞下降有保护作用，能提高免疫抑制状态下脾和胸腺的重量和功能，使淋巴转化率和 IgG 升高。龟甲能提高机体抗肿瘤的免疫力，龟甲提取物对 S180 小鼠肉瘤、EC 腹水型肝癌有抑制作用。龟甲胶可以抑制细胞凋亡，龟甲提取物具有较好的抗表皮干细胞凋亡、抑制血清饥饿诱导 PC12 细胞凋亡的作用，其作用机制可能与激活 BMP4 信号通路表达有关。

实验研究表明龟鹿二仙胶能有效抑制化疗小鼠淋巴细胞凋亡，上调 bc–l2 mRNA 表达，下调 Caspase–3mRNA 表达，可能是其作用机理之一。

每日灌服 20% 龟甲胶液 0.5 毫升 / 只，可使小鼠白细胞数量明显升高。每只腹腔注射龟甲提取液 85mg，连续 7 天，能促使小鼠腹腔巨噬细胞数量增加，提高机体抗肿瘤的免疫力。

4. 调节代谢

《素问·调经论篇》认为“阴虚则内热”，因阴虚证之人阴气不足，身体制约阳热的功能减退，从而出现燥、热、升、动和化气太过等阳偏亢的病理状态，而临床上阴虚患者常表现为能量代谢率过高。

采用三碘甲状腺原氨酸（T3）建模的甲亢型大鼠，它们的病变主要表现：胸腺明显萎缩；并有肾上腺皮质细胞功能的改变以及甲状腺和肾上腺的重量减轻；红细胞钠离子，钾离子，ATP 酶活性、血浆 cAMP 含量明显提高，甲状腺、胸腺、脾脏和肾上腺明显萎缩，基础代谢率升高，蛋白质分解代谢加速等。给予大鼠龟甲胶煎剂均可降低其血清中 T3、四碘甲状腺原氨酸（T4）的含量，使萎缩的甲状腺恢复生长，减慢心率，降低细胞膜钠离子、钾离子及 ATP 酶活性、血浆 cAMP 及血浆黏度，有效降低阴虚大鼠的肾上腺皮质功能，使肾上腺皮质恢复生长，降低血浆皮质醇及尿 17 羟类固醇的含量。

另外，龟甲胶对肾上腺皮质素合成细胞的功能状态及代谢活动有一定影响，龟甲胶在上述的滋阴作用之一就是通过影响内分泌腺的功能活动，实现对整个机体代谢活动的调节作用。

中医认为人体阴阳平衡失调，可能与机体内微量元素变化有关。中医所说的人体气血津液与元素铁、铜、锌、锰的关系较大，现代生物学研究结果也以上述四种元素为中医所述肾脏功能的物质基础之一。微量元素不仅有重要的生理功能，而且与某些疾病的发生、发展有着密切的关系。

龟甲胶对微量元素也有一定影响。肝肾阴虚证患者血清微量元素与正常组比较，锌、铁、铜明显低于正常值，锰元素高于正常组，且肾阴虚患者唾液中钾离子浓度明显高于正常人，钠离子浓度明显低于正常人，钠离子 / 钾离子明显低于正常人。降低血清中铜元素的含量，对锌元素的影响不大。孙思亭等研究发现，龟甲胶可使阴虚动物血清的铜和铜 / 锌比值明显下降。同时，龟甲胶还能改善人体内钙平衡，增加钙的吸收和体内潴留，使血钙略有提高。另外，龟甲胶中含有 17 种氨基酸，人体服用后就是通过这些物质的作用，增加人体内血液的红细胞数和血红蛋白数，从而改善人体功能。

5. 增强免疫

作为“阴”的重要组成物之一的津液是人体生命活动的重要物质，其包括人体一切正常水液，即各脏腑间的体液及其分泌物，广泛分布于机体的各个部位。而人体内的胃液、肠液、唾液、泪液等体液中现已证实存在多种免疫活性物质。现代研究亦表明阴虚者的免疫力呈低下的状况，表现为身体虚弱、精神萎靡、疲乏无力、食欲降低、睡眠障碍等症状。患者血清白细胞介素 -6（IL-6）、肿瘤坏死因子 -α（TN F-α）水平显著高于健康人，呈现体液免疫功能相对亢进的相似变化，其中，以血清 IgM 升高较为显著，血清 IgG 及血清补体 C_3 也相对升高。肾阴虚证患者还存在胸腺和脾动脉周围淋巴鞘淋巴细胞凋亡的情况。

龟甲胶甘平，专补阴衰，能补肾阴不足，现代药理学表明：同时用龟甲水提液给阴虚小鼠用药，原来阴虚小鼠的甲状腺、胸腺、脾脏和肾上腺明显萎缩，在用龟甲水后可提高甲亢阴虚小鼠的免疫功能，使萎缩的胸腺恢复生长，提高细胞免疫及体液免疫的功能，使淋巴细胞转化率提高，血清中 IgG 含量增高。实验证明龟甲水提液对阴虚小鼠甲状腺、胸腺、脾脏萎缩有一定的抑制作用，能增强免疫功能，提高单核 - 吞噬细胞系统的功能，能对抗免疫抑制剂对细胞免疫的抑制作用，并能对抗白细胞下降，以上结果都说明了龟甲有增强免疫力的作用。

6. 延缓衰老

龟是世界上活动量最少，行动最迟缓，但寿命最长的动物。乌龟不动，能活千年，这也符合中医养身之道。“外不劳形于事，内无思想之患，以恬愉为务，以自得为功”。意思是人的活动要适可而止，不能过于疲劳，精神要愉快轻松，方可有百岁之寿。龟体内新陈代谢缓慢，且持之以恒，是其保持长寿的原因之一，而且龟体内还有一种强有力的抗衰老物质，因此，中医自古以来就将龟甲胶作为抗衰老益寿的主要药物。

精是构成生命的基本物质，精气充足则能长能壮，精气亏少则易衰老。血内养脏腑，外濡皮毛筋脉，血虚是导致衰老的重要因素。津液是体内一切正常水液的总称，津液充足是长寿的关键，津液不足对人体脏腑功能、气血运行、调和阴阳三方面均产生影响。有学者认为，“阴虚为衰老之本”。阴精盛衰与健康长寿密切相关，滋阴补肾是老年前期延缓衰老的重要手段。

超氧化物歧化酶（SOD）是一种源于生命体的活性物质，具有抗衰老的特殊效果。实验灌胃给予 SD 大鼠龟甲 95% 醇提物一周，用亚硝酸盐法测肝脏中 SOD 的含量，发现其能明显提高 SOD 活力，各剂量间没有显著性差异 。

同时实验采用 1，1– 二苯基 –2– 苦基肼基游离基（DPPH）法对比研究了龟甲石油醚、乙酸乙酯、95% 乙醇提取部位的体外抗氧化活性，发现随着浓度的增加，抑制率不断增加，其中又以 95% 乙醇部位提取物抑制作用最强，具有抗衰老的特殊效果。

7. 健脑益智

《此事难知》记载：“脑为诸体之余，即海也，肾主之。”肾控制了脑髓的形成，更有人认为，中医之“肾”调控机体的生长、发育和生殖的微观实质是染色体 DNA 的复制和转录，所有补“肾”的中药都有保护和增进 DNA 正常功能的功用。龟甲入肾经，滋阴潜阳，为中医防治脑部疾病的常用药。

中医认为：肾主藏精，包括先天之精和后天之精，主人体的生长、发育和生殖；肾主骨，骨生髓，而脑为髓之海。这与现代研究中认为肾阴虚证的主要发病环节在下丘脑 – 垂体 – 靶腺（肾上腺皮质、甲状腺、性腺）轴的观点较为一致。下丘脑是调节内脏活动和内分泌活动的较高级神经中枢；垂体是身体内最复杂的内分泌腺，所产生的激素不但与身体骨骼和软组织的生长有关，且可影响内分泌腺的活动；另外，肾上腺皮质、甲状腺、性腺等靶腺也是主要的内分泌组织。这些器官和组织分泌的激素可以调控机体新陈代谢、生长速率、精神状态、体内钙平衡及其他的机体系统。

有实验发现，用龟甲口服液口服给药每日两次，能上调脑缺血再灌注后大鼠神经干细胞标记分子巢蛋白（Nestin）的表达。连续给药一周，发现其能促进脑缺血再灌注后及植入大鼠的损伤脊髓大鼠的间充质干细胞（MSC）在缺血脑纹状体内的存活和增殖，并能增强 MSC 移植后分化为神经元。连续口服给药 28 天，发现其能使神经损伤大鼠的 Nestin 阳性细胞数量增加并促进其神经功能的改善，说明龟甲在促进大鼠损伤脊髓的再生修复和功能恢复方面具有一定作用。

8. 补肾健骨

肾阴为命门之水，滋养机体五脏六腑之阴，其主要生理功能是促进机体滋润、宁静、成形和制约阳热，通过三焦到达全身脏腑、经络、形体、官窍。若肾阴不足，则阴不制阳，临床主要表现为干咳少痰、短气喘息、口燥咽干，甚至可见午后低热、五心烦热、潮热盗汗、头晕耳鸣、眩晕目涩、牙齿松动或疼痛、腰膝酸软、失眠多梦、遗精早泄、颧红目赤、大便干结、小便短少等。

肾为先天之本，现代研究表明，肾阴虚证涉及机体多系统多指标的病理生理改变，主要与血液系统、微量元素、免疫功能、新陈代谢、蛋白质生物合成、氧化应激、遗传信息过程、离子通道、蛋白质氨基酸去磷酸化、细胞凋亡、细胞信号传导等方面有关。

《本草通玄》言“龟甲咸平，肾经药也”。正因为其善滋肾损，所以历代名医皆视其为补肾良药。而现代药理研究表明龟甲的补肾功效主要与健骨、促进发育、保护神经系统等作用有关，临床主治肾阴不足、骨关节炎、腰膝酸软、小儿囟门不合。

传统中医学理论早在两千多年前就认为肾与人体骨骼的生长发育密切相关，《素问·四时刺逆从论》云：“肾主骨生髓。”中医理论认为：“肾可主骨生髓”是因肾能藏精，精能生髓，髓居骨中，骨又赖于髓之充养。故中医治疗骨病常从肾入手。《本草纲目》言龟甲“能治疗腰膝酸软”，现代药理实验亦表明龟甲具抗骨质疏松的作用。

在实验中用龟甲水灌胃给药于成年雌性去势致骨质疏松大鼠，连续给药 8 周，结果表明龟甲水灌胃组的骨灰重、骨钙含量均明显高于模型组。提示龟甲提取液对去势造成的骨质疏松有一定治疗作用。

用密度梯度法分离成年大鼠骨髓间充质干细胞，观察在培养液中添加不同浓度龟甲血清条件下的形成，并应用形态学、碱性磷酸酶组织化学染色、骨钙素测定等方法观察细胞成骨活性。形态学结果表明，MSC 贴壁细胞呈集落生长，有成纤维细胞外观。龟甲组碱性磷酸酶、钙化结节、骨钙素明显升高，与对照组比较具有显著性差异。

骨关节炎包括关节软骨细胞表层的表型改变、软骨细胞肥大和凋亡。软骨细胞活性与骨关节炎有着极为密切的关系。前期研究表明龟鹿二仙胶可增加软骨细胞Ⅱ型胶原和蛋白多糖的表达，促进软骨细胞增殖，从而修复受损软骨，延缓骨关节炎进程，抑制软骨细胞凋亡，减少软骨细胞基质降解，对其凋亡产生抑制作用，从而一定程度上减缓骨关节炎的病损进展。观察含药血清干预后软骨细胞增殖及丝裂原活化蛋白激酶表达的差异，为阐述龟甲胶对膝骨关节炎的治疗作用提供了新依据。

9. 促进发育

中医学认为肾主发育，生髓通脑，肾藏“先天之精”，直接关系着机体的强弱，并调控机体的生长、发育，为“先天之本”。《素问·上古天真论》描述：“女子七岁，肾气盛，齿更发长，丈夫八岁，肾气实，发长齿更。”龟甲咸、甘、平，入肾经，滋阴补肾之力强。骨髓间充质干细胞（MSC）具有多分化潜能，是组织工程及细胞和基因治疗的重要靶细胞。

实验表明龟甲胶在体外和体内都可以促进 MSC 的增殖，再通过上调增殖细胞核抗原（一种核内蛋白质，其与细胞增殖有关），从而达到促进生长发育的作用。

10. 补益生殖

龟甲灸是一种特殊的灸治法，通过一定操作，可以发挥穴位与药物的综合作用，达到固本培元、温阳通脉之效，使得肾气充盛，对女性的不孕症、更年期综合征和男性的精子减少症、不育症等均有疗效。同时，可使膀胱疏泄有序，三焦气化有权，能够使膀胱疏泄功能得以改善，尿频症状得到明显好转。

功能性子宫出血是由于丘脑下部 - 垂体、卵巢轴的功能失调所致。临床上以气阴两虚型有排卵功血为多见。论其脏腑，不外肝脾肾三脏为主，由于先天不足、后天失调或情志劳伤因素使肝脾肾受损，冲任失约，则可导致功血的发生。

育龄期女子经、孕、产、乳屡脱其血，精血内耗，以至于“有余于气而不足于血”，在生理上具有阴血不足、阳气偏盛的特点，日久化火则损伤冲任，迫血妄行，或量多如崩，或淋沥似漏。我们根据育龄期功血的病理特点，以滋阴清热、调补肝肾、益气养血为治疗大法，经临床实践反复筛选，形成崩漏灵处方。

此方取傅青主的“于补阴之中行止崩之法”之意，以生地黄、阿胶、龟甲胶为主药，滋阴补肾；女贞子、旱莲草滋阴止血；续断偏温，寓以“欲补阴者必阳中求阴，阴得阳助则源泉不竭”之意。

龟甲胶不仅对卵巢直接起作用，还可通过调节下丘脑、垂体而对卵巢发挥作用，如此既能调节下丘脑 - 垂体 - 卵巢轴功能，又可改善患者的微循环，增加卵巢血流量，激发成熟卵泡排卵及促进黄体发育。

很多补肾活血中药通过对内分泌系统的促进，导致雌孕激素水平的协调上升，反映了补肾活血中药具有内分泌调节的安全性。龟甲胶作为一种典型的补肾中药，可调补肝肾，益气养阴、止血，药性柔和，补而不腻，止而不涩，对功能性子宫出血能通过下丘脑 - 垂体 - 卵巢轴改善黄体功能，恢复正常月经周期，改善全身症状，使子宫内膜分泌良好。

龟甲对大鼠、豚鼠、家兔及人的离体子宫均有明显的兴奋作用，可使子宫收缩加强。龟甲兴奋子宫的特点是：对子宫角和子宫体有明显的选择性，主要增强子宫收缩力，随着剂量的增加，在一定程度上亦增加子宫收缩频率和张力；子宫一般呈节律性收缩，不易引起强直性收缩，以豚鼠子宫对龟甲较为敏感。龟甲胶对子宫的作用可能与增加子宫平滑肌细胞外钙内流有关。

用龟鹿补肾口服液及丸剂给小鼠口服，可显著增加幼鼠睾丸、子宫的重量，促进小鼠的生长发育，亦能明显增加去势雄鼠前列腺、包皮腺、精囊腺的重量，对“肾阳虚”小鼠的体重减轻、肾上腺及胸腺的萎缩均有明显的预防作用，可使睾丸重量较对照组明显增加。

围绝经期妇女也常出现肾阴虚现象，主要表现为肾阴虚初期阶段，多表现为性生殖系统功能减退、情志淡漠、记忆力减退、老年痴呆、骨质疏松等。现代研究表明：肾阴虚的围绝经期妇女血浆促卵泡素、促黄体生成素浓度明显升高，雌二醇、睾酮和去甲肾上腺素浓度降低，雌、雄激素明显下降等。补肾中药具有内分泌激素样作用，不仅对卵巢直接起作用，还可能通过调节下丘脑、垂体而对卵巢发挥作用，既调节下丘脑－垂体－卵巢轴功能，又可改善患者的微循环，增加卵巢血流量，激发成熟卵泡排卵及促进黄体发育。

从中医的阴阳理论来说，龟甲胶是一味极好的中药。它集日月精华、大地灵气于一体，龟甲底接地气，吸收一切有利于长寿的微量元素，为阴；龟甲背吸日月精气，为阳。对龟甲胶的作用机制和临床病症相互间的关系很有必要做深入的研究和探讨，为开发临床上安全、有效的龟甲类新产品奠定坚实的基础。

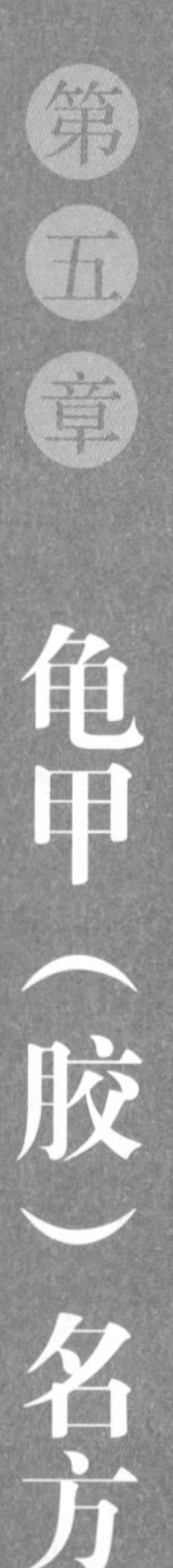

第五章 龟甲（胶）名方

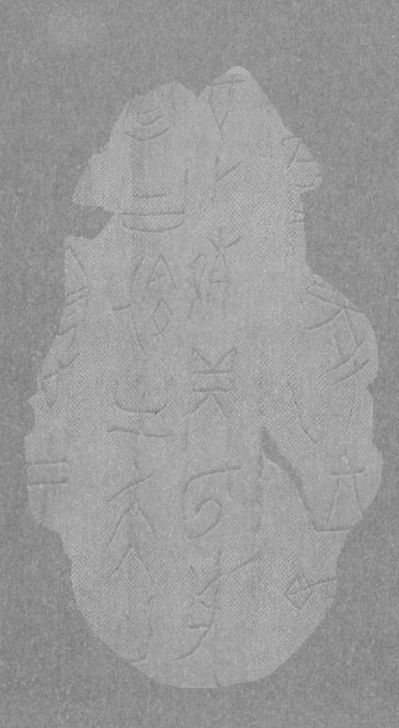

一、滋阴大过天——朱丹溪“滋阴降火”系列方

1. 朱丹溪及滋阴降火学术思想简介

朱震亨，字彦修，“金元四大家”之一，因世居丹溪，故学者尊称之为丹溪翁。他是一位尊经善变，博采众长，善于结合实践，具有独创精神的医学家，独创“阳有余阴不足论”“相火论”等，倡导“滋阴降火”“补阴血以制阳”治疗大法。丹溪及其门人整理著作较多，《局方发挥》《格致余论》及《丹溪心法》为其代表作。《格致余论》一书，为朱氏的医学论文集，共载医论40余篇，其中即包括著名的“阳有余阴不足论”和“相火论”，着意阐发相火与人身的关系，提出保护阴精为摄生之本。

丹溪认为“阳有余阴不足”是自然界的普遍现象，整个自然界处于阳有余而阴不足的状态之中。第一，“人之阴阳动静，动多静少”，即阳主动，阴常静，人常处于阳动的状态；第二，“人之生长衰老，阴精难成易亏”，即认为人体在生命过程中，阴气只有在壮年时期相对充盛，其他时间都处于不足之中；第三，“人之情欲无涯，相火易夺阴精”，此为病理状态，相火妄动更伤阴精。

丹溪所言“阴不足”与“阳有余”，为相对言之。所谓“阴不足”，是指阴精难成易亏。所谓“阳有余”，在生理状态下，是指人体脏腑功能时时处于活跃状态，相对于“阴不足”而有余；在病理状态下，是指由于情欲引动相火，致相火妄动，使人体脏腑功能活动保持相对亢进的状态，并非指人体真阳之有余。

丹溪之滋阴降火法，多针对相火妄动之证。相火妄动导致脏腑功能活动亢盛，表现出阳热有余的状态。阳热有余的表现十分广泛，所以丹溪先生也在此治疗大法下独创了多首方剂，如大补阴丸、济阴丸、虎潜丸等。

2. 大补阴丸

对于相火妄动所致的阴虚内热，丹溪创滋阴降火之法治之，最具代表性的方剂即为大补阴丸。该方出自《丹溪心法卷三·补损五十一》，原名“大补丸”，下面按照原书剂量予以介绍，但在实际使用过程中需参考当今临床用量规范。本书中凡是以钱、两、斤为单位的方药皆属于这种情况。

【组成】熟地酒蒸　龟板酥炙，各六两　黄柏炒褐色　知母酒浸，炒各四两

【服法】上为细末，猪脊髓蒸熟，炼蜜为丸，空心，盐白汤下。

【功用】滋阴降火。原文云“降阴火，补肾水”。

【主治】阴虚火旺证。原文述“去肾经火，燥下焦湿，治筋骨软”。临床表现为骨蒸潮热，盗汗遗精，咳嗽咯血，心烦易怒，足膝疼热或痿软，舌红少苔，尺脉数而有力。

【证治机理】本证由肝肾阴虚、相火亢盛所致。丹溪认为“阴常不足，阳常有余，宜常养其阴，阴与阳齐，则水能制火，斯无病矣”。阴虚则相火无制，阴虚火旺，故骨蒸潮热；迫津外泄，故夜卧盗汗；扰动精室，故而遗精滑泄；肾阴精为全身阴精之本，肾阴虚火旺必然波及其他脏腑：损伤肺络，则咳嗽咯血；上扰心肝，则心烦易怒；肝主筋，肾主骨，阴虚有火，故足膝疼热或痿软不用；舌红少苔，尺脉数而有力，皆为阴虚火旺之象。治宜滋补真阴以固其本，降泄相火以清其源。

【方义解析】方中熟地黄滋补真阴，填精益髓。《本草纲目》云：熟地黄“填骨髓，长肌肉，生精血。补五脏内伤不足，通血脉，利耳目，黑须发，男子五劳七伤，女子伤中胞漏，经候不调，胎产百病”。龟板滋阴潜阳，补肾健骨。二药相须，补阴固本，滋水亦可制火，共为主药。相火既动，必以清降相火，故以黄柏之苦寒降泄，“专泻肾与膀胱之火”(《药品化义》)；知母味苦性寒质润，既能清泄肺、胃、肾三经之火，又能滋三经之阴。故熟地黄与龟板重在滋水补肾以培本，知母、黄柏重在清泄相火以治标，可谓标本兼治。

问曰：本方为何选择脊髓，尤其是选择猪的脊髓为丸呢?

答曰：中医认为“肾主骨生髓”，在“以脏补脏”的学术思想指导下用动物脊髓来加强补肾填精。至于朱丹溪为何独选“猪的脊髓”，是因为在中国传统文化中，猪于十二地支属亥，于五行属水，性味偏寒，今肾水不足、真阴匮乏，故以猪脊髓以髓补髓，补精髓，益肾阴，这恰恰是朱丹溪重视“滋阴”学术思想之体现。

总而言之，大补阴丸侧重补阴，兼有降火，补泻兼施，遣药组方处处体现了“阴常不足，阳常有余”之学术思想。

【临床运用】大补阴丸专为肾阴亏虚、阴虚火旺之证而设，现代常用于治疗肺结核、肾结核、甲状腺功能亢进、糖尿病等属于阴虚火旺的病证。本方在临床具体运用中还可以随症加减，如原文所载“气虚以补气药下，血虚以补血药下，并不单用”。咯血可加青黛、黄芩；盗汗加龙骨、牡蛎、浮小麦等，亦可与知柏地黄汤、封髓丹等合用。但肾阳亏虚、脾胃虚弱、食少便溏者，皆不宜使用本方。

3. 济阴丸

丹溪因法制方，在大补阴丸基础之上，创立了另一首方剂：济阴丸。这首方同样体现了丹溪滋阴派之学术思想。济阴丸同出自《丹溪心法卷三・补损五十一》。

【组成】黄柏二两七钱，盐酒拌炒　龟板炙，一两三钱半　陈皮七钱　当归一两，酒浸　知母一两，酒炒　虎骨七钱，酥炙　锁阳一两　牛膝一两三钱半　山药　白芍　砂仁　杜仲炒　黄芪各七钱。盐水拌炒　熟地七钱　枸杞五钱　故纸三钱半，炒　菟丝子酒浸，一两三钱半

【服法】上为末，炼蜜为丸。每服七十丸。

【功用】益阴补虚。

【主治】治虚损属于真阴不足者。临床表现为阴虚盗汗，骨蒸潮热，腰膝酸软，筋骨痿弱，腿足消瘦，步履乏力，或眩晕，耳鸣，遗精，遗尿，舌红少苔，脉细。

【证治机理】本证因真阴不足所致。肾主骨生髓，腰为肾之府，肾阴精充盛则筋骨强劲，若肾阴精不足则表现为"腰膝酸软，筋骨痿弱，腿足消瘦，步履乏力"；肾阴不足，阴不制阳则表现为"阴虚盗汗，骨蒸潮热"，肾水不足而肝疏泄太过则表现为"遗精、遗尿"。舌红少苔、脉细皆肾阴不足之佐证。

【方解】丹溪对于阴常不足，特别强调养阴补血。《局方发挥》言："补养阴血，阳自相附；阴阳比和，何升之有？"此方运用"升补阴血而使阳降"之法，以达到"阴阳比和"之目的。

除了用黄柏、知母泄火滋阴外，丹溪也非常重视脾在阴升阳降中的作用，故方中除重用黄柏、知母外，还以熟地黄、当归配伍白芍，乃四物汤之三物也，以补养脾之阴血，助脾之转输；熟地黄、龟板配伍白芍又可滋阴养血，白芍亦可敛阴缓急止痛；方中配伍黄芪、山药、陈皮、砂仁以补脾益气而行气，陈皮配伍砂仁亦使滋阴之品补而不滞；虎骨（现代已经禁用，可用猴骨替代）合锁阳以温阳益精，强壮筋骨，如虎潜丸；杜仲、牛膝以补肝肾强筋骨；补骨脂、枸杞子及菟丝子可补肾填精。整方共达益阴补虚、强壮筋骨之用。

【临床运用】本方常用于治虚损属于真阴不足之痿证、腰痛等病证，以骨蒸潮热、腰膝酸软、筋骨痿弱、腿足消瘦、步履乏力，或眩晕、耳鸣、舌红少苔、脉细弱为辨证要点。若为实热之证，或脾胃虚弱，食少便溏者，不宜使用本方。

4. 强骨用虎潜——虎潜丸

接下来，我们继续介绍朱丹溪创立的另一首名方——虎潜丸，该方载于《丹溪心法》。

【组成】黄柏半斤，酒炒　龟板四两，酒炙　知母二两，酒炒　熟地　陈皮　白芍各二两　锁阳一两半

虎骨一两，炙　干姜半两

【服法】上为末，酒糊丸，或粥丸。

【功用】滋阴降火，强壮筋骨。

【主治】主治肝肾不足，阴虚内热之痿证。症见筋骨痿弱、腿足消瘦、步履乏力、腰膝酸软、骨蒸劳热、或眩晕、耳鸣、遗精、遗尿、舌红少苔、脉细弱等表现。

【证治机理】《素问·痿论》："肝主身之筋膜……肾主身之骨髓……肝气热，则胆泄口苦筋膜干，筋膜干则筋急而挛，发为筋痿……肾气热，则腰脊不举，骨枯而髓减，发为骨痿。"故肝主筋，肾主骨，肝肾有热，阴血亏耗，不能濡养筋骨，故筋骨痿软，腿足消瘦，步履乏力。而腰为肾之府，膝为筋之府，肝肾阴虚，腰膝失养，故腰膝酸软。阴虚有内热，可见骨蒸劳热。肾精不足，则见眩晕、耳鸣；二阴失于开合，故见遗精、遗尿。舌红少苔，脉细弱均为肝肾阴虚，亦生内热之征。

【方解】清·王晋三："虎，阴兽。潜，伏藏也。脏阴不藏，内热生痿者，就本脏分理以伏藏其阴也。"故方中重用黄柏，清阴中有余之火，燥骨间流注之湿，且苦能坚肾，强壮足膝，使足膝中气力涌出；龟应北方之象，禀阴最厚，首常向腹，善通任脉，能大补真阴，深得大潜之义者。清·叶仲坚："痿原虽分五藏，然其本在肾，其标在肺。"肺金为肾水之母，子病及母。《内经》云："五藏因肺热叶焦，发为痿躄。"肾水为肺金之子，母病亦及子。龟板固本，黄柏治标，标本兼治，两者相合，为治疗虚热痿证的"黄金搭档"。另有知母苦甘寒，入肺经，滋肺阴，并降火润燥以佐黄柏；熟地黄甘微温，入肝肾经，填少阴之精以佐龟板；白芍苦酸微寒，益阴养血，柔肝养筋，配合主药，则泻火而不致伤阴。虚热则生风，逗留骨节，而风从虎，虎潜则风息也。《道经》亦云："虎向水中生，以斯为潜之义焉。"故以虎骨（现已禁用，用猴骨替代）强筋壮骨。纯阴无阳，则虚不受补，不能发生，故加入锁阳，性虽温但体乃润，温而不燥，益阴补阳，于阳中求阴。再加入陈皮疏之，防滋腻之品壅滞难化，补而不滞，使气血以流，骨正筋柔。又恐大量黄柏苦寒伤胃，反佐少量干姜辛热温中。诸药合用，共奏滋阴降火、强壮筋骨之功。

【类方比较】虎潜丸与大补阴丸比较。

相同点：本方与大补阴丸均有熟地黄、龟板、黄柏、知母，有滋补肝肾之阴、清降虚火之功，用于肝肾阴虚火旺证。

区别点：大补阴丸以猪脊髓、蜂蜜为丸，故滋补精血之功略胜；本方尚有锁阳、虎骨、白芍、干姜、陈皮，故补血养肝之力较佳，并有很好的强筋壮骨作用，且补而不滞，为治痿证的专方。《丹溪心法》另有"补阴丸"方，较本方多当归、牛膝二味，并用酒煮羊肉和丸，《医方集解》所载虎潜丸即是此方，其益肾养肝补血作用较本方更为显著。

【临床运用】虎潜丸现代临床多用于骨质疏松症、关节炎类疾病、运动神经元病、格林巴列综合征、帕金森病及中风后遗症等症状属于肝肾阴亏、兼有内热者。

二、师法不泥古，血肉滋阴精——从炙甘草汤到大定风珠

说起龟甲类处方，不得不谈谈温病大家吴鞠通所创立的一系列复脉类方。吴鞠通为温病学的一代宗师，学术上既推崇叶氏之说，又有己见，特别是温热病清热养阴之法的确立，吴氏尤有殊功。其于张仲景的炙甘草汤基础上加减化裁，创立 5 个新方，其中加入血肉有情之品，大大扩展了仲景复脉汤的应用范畴。

1. 仲景炙甘草汤，气血阴阳并补方

炙甘草汤出自医圣张仲景的《伤寒杂病论》，又名复脉汤，用以治疗伤寒心动悸，脉结代，及肺痿，涎唾多，温温欲吐者，此皆为气血阴阳俱虚之证。方中以炙甘草为主药，甘温补中益气，使气血生化有源，以复脉之本。人参、大枣益气滋阴，配以生地黄、麦门冬、阿胶、火麻仁养心血，滋心阴，以充血脉。桂枝配生姜、清酒以振奋心阳，和营卫，温通经脉。全方共奏滋阴通阳复脉之法。

2. 吴氏复脉汤，重滋阴复脉

清代医家吴鞠通在炙甘草汤的基础上，加减化裁了 5 个新方，即加减复脉汤、一甲复脉汤、二甲复脉汤、三甲复脉汤、大定风珠，以治疗温病不同时期之变证。

（1）加减复脉汤，甘润存津法

加减复脉汤由炙甘草汤去益气温阳之参、桂、姜、枣，加养血敛阴之白芍，变气血阴阳并补之剂为滋阴养液之方。用以治疗温热病后期，邪热久羁，热伤津液，阴液亏虚之证，伤于温者之阳亢阴竭，故不得再补其阳，以甘润存津为法，用古法而不拘于古法，诚为医者之化裁也。

（2）一甲复脉汤，护阴存津法

一甲复脉汤于加减复脉汤基础上去火麻仁，加生牡蛎而成。用于治疗温病下后，大便溏稀，一日三四次，脉仍数者。下后法当数日不大便，现反溏稀而频数，非其人真阳素虚，即下之不得其道，有亡阴之虑。若以复脉汤滑润，是以存阴之品，反为泻阴之用。故以牡蛎一味，单用则力大，既能存阴，又涩大便，且清在里之余热，一物而三用之。

（3）二甲复脉汤，育阴潜阳法

二甲复脉汤于一甲复脉汤中加入火麻仁、鳖甲，主治温病热邪深入下焦，脉象沉数，舌干齿黑，手指微微蠕动，有发痉厥之热，或痉厥已作者。胡治以复脉育阴，加入介类之鳖甲以养阴潜阳，使阴阳相济。

（4）三甲复脉汤，滋阴潜镇法

三甲复脉汤于二甲复脉汤的基础上加龟板，治温邪深入下焦，热深厥甚，心中憺憺大动，甚或心胸疼痛，脉象细促者。心中动者，火以水为体，而肝风鸱张旺盛，有耗竭阴液之势，而肾水本虚，不能济肝，而后痉厥，心失阴液滋养，故憺憺然而大动，甚则痛者，以“阴维为病而主心痛也”。故以镇肾气、补任脉、通阴维之龟板止心痛，合搜肝邪之二甲相济而成。

（5）大定风珠，滋阴息风

大定风珠是在三甲复脉汤基础上加五味子、鸡子黄而成。用于治疗温病热邪久羁，手足瘛疭，形消神倦，舌绛少苔，脉气虚弱，时时欲脱者。此时邪气已去八九，而真阴仅存一二，故以加减复脉汤大队滋阴之品甘润存阴，加入介类龟板、鳖甲滋阴潜阳，牡蛎平肝潜阳。五味子味酸性温，有益气敛阴益精、养五脏之功，乃生津之要药，收敛之妙品。鸡子黄能补脾精而益胃液，具有滋阴润燥，养血息风之功，两药合用补阴液而息内风。五味子、炙甘草酸甘化阴。诸药相合，有滋阴养液，柔肝息风之效。

纵观伤寒与温病两大学派，传统认为伤寒派重在温阳，温病派重在养阴。伤寒之复脉证乃气血阴阳俱虚之证，炙甘草汤乃滋阴通阳、复脉宁心之剂。作为温病学派代表的吴鞠通所创立的复脉类方，用于治疗温病阴液耗损诸症，温为热邪，极易耗伤人体阴液，特别是温热病后期，病入下焦伤津尤甚，津液之存亡性命攸关，此时非血肉有情之品难以滋补阴精。

处方变换中“三甲”者，分别为软体动物牡蛎之甲壳，脊椎动物鳖之背甲，龟科动物乌龟之腹甲，皆为血肉有情之品。虽皆性味咸寒，为滋阴潜阳之品，但处方加减化裁中各有侧重，且滋阴力量逐渐递进。

牡蛎归肝、肾经，《名医别录》言其微寒，无毒。主除留热在关节荣卫，虚热去来不定，烦满，止汗，心痛气结，止渴，除老血，涩大小肠，止大小便，治泄精、喉痹、咳嗽、心胁下痞热。故除养阴清热以外，更取其收涩之性以止大便溏稀。

鳖甲养阴清热，平肝息风，软坚散结。治劳热骨蒸，阴虚风动，劳疟疟母，癥瘕痃癖，经闭经漏，小儿惊痫。重在取其平息欲作或已作之肝风。

《本草纲目》言龟甲：龟、鹿皆灵而有寿。龟首常藏向腹，能通任脉，故取其甲以补心、补肾、补血，皆以养阴也。鹿鼻常反向尾，能通督脉，故取其角以补命、补精、补气，皆以养阳也。乃物理之玄微，神工之能事。观龟甲所主诸病，皆属阴虚血弱，自可心解矣。治腰脚酸痛，补心肾，益大肠，止久痢久泄，主难产，消痈肿，烧灰，敷臁疮。

三甲中，龟甲除滋阴息风外，其补肾强骨、益阴精的作用最为突出。吴氏认为此时属于温病后期，阴液欲竭之时，滋阴之法在于着力顾及阴精，不必像伤寒之阴阳两虚，必须阴阳兼顾，故其仿效仲景复脉之法，从炙甘草汤中减去温壮之品，加减变化出5个复脉汤类方，均以滋阴养血为主。这正如吴鞠通所云："在仲景当日，治疗于寒者脉结代，自有取于参、桂、姜、枣以复脉中之阳；今伤阴者主阳亢阴竭，不得再补其阳也，用古法而不拘于古方，医者化裁也。"

三、双补用二仙——龟鹿二仙胶

龟鹿二仙胶出自《医便》，又名龟鹿二仙膏（《摄生秘剖》卷四）、二仙胶（《杂病源流犀烛》卷八），属阴阳并补之剂。临床对于真元虚损、精血不足之证疗效确切，在老百姓中颇有盛誉。

之所以说该方疗效有口皆碑，原因概括起来有以下几个方面：

其一，该方之鹿角、龟板、枸杞子、人参四味皆为名贵药材，用量充足：鹿角10斤，龟板5斤，人参15两，枸杞子30两。

其二，该方药材选择、炮制讲究：据记载原方用药十分讲究，鹿角用新鲜杀的麋鹿，角解的不可用，马鹿角亦不用，去角脑梢角二寸锯断，劈开净用。龟板要去涎，洗净，捶碎。

其三，熬制方法讲究特殊：龟板和鹿角二味袋盛，放长流水内浸三日，用铅坛一只，如果没有铅坛，底下放铅一大片亦可。将角并板放入坛内，用水浸高三五寸，黄蜡三两封口，放大锅内，桑柴火煮七昼夜。煮时坛内一日添热水一次，勿令沸起，锅内一日夜添水五次，待角酥后取出，水洗，滤净去滓。其滓即鹿角霜、龟板霜也。将清汁另放。另将人参、枸杞子用铜锅以水三十六碗，熬至药面无水，以新布绞取清汁，将滓置石臼水捶捣细，用水二十四碗又熬如前，又滤又捣又熬，如此三次，以滓无味为度。将前龟、鹿汁并参、杞汁和入锅内，文火熬至滴水成珠不散，乃成胶也。

其四，服用方法讲究：服用方法为每次初起一钱五分（4.5克），十日加五分（1.5克），加至三钱（9克）止，空腹服用，用酒化下，一般使用黄酒，既可以助药效，又能防止药物滋腻出现上火现象。

其五，本方组方精当，配伍严谨：本方证为真元虚损，阴阳精血不足所致。气血化生于脾胃，精血化生于肝肾，人体只有气血不亏，精血无损，精神才能充沛。若先天肾精不足，真元虚损，后天脾胃失养，或病后失调，以致阴阳精血不足，故身体消瘦，腰膝酸软，两目昏花，发脱齿摇，阳痿遗精，男子精少不育，女子经闭不孕，未老先衰等诸虚百损之症。

本方的功效主要为滋阴填精，益气壮阳。主治真元虚损，精血不足之证。患者多有腰膝酸软，形体消瘦，两目昏花，发脱齿摇，阳痿遗精，久不孕育。《医便》卷一记载其主治："男妇真元虚损，久不孕育；男子酒色过度，销铄真阴，妇人七情伤损血气，诸虚百损，五劳七伤。"

方中鹿角胶甘咸而温，善于温肾壮阳，益精补血；龟板胶甘咸而寒，长于填精补髓，滋阴养血，二味为血肉有情之品，能峻补阴阳以生气血精髓。鹿得天地之阳气最全，善通督脉，足于精者，故能多淫而寿；龟得天地之阴气最厚，善通任脉，足于气者，故能伏息而寿。二物气血之属，又得造化之玄微，异类有情，竹破竹补之法也。龟属阴，鹿属阳，龟性寒，鹿性温，一阴一阳，一寒一温，阴阳双补，共为君药。配伍人参补后天脾胃之中气，以增强化生气血之源；枸杞子益肝肾，补精血，以助龟、鹿之功，均为臣药。四味合用，阴阳并补，气血兼顾，故又能益寿延年，生精种子。本方用药一阴一阳，无偏胜之忧；入气入血，有和平之美。由是精生而气旺，气旺而神昌，可补人之精、气、神。且经过长时间熬制及加盐及铅炮制，质重，入下焦肝肾，更能发挥药物补肾填精的作用。

正是因为该方选药精当，炮制讲究，配伍严谨，疗效可靠，故现在临床主要用于治疗肿瘤放化疗后导致的贫血、粒细胞减少症、弱精症、不孕症等精血不足者。只是本方为胶剂，药性黏滞，如脾胃虚弱、痰湿、湿热、阴虚火旺之人皆不宜。

四、益肾治善忘——孔圣枕中丹

你是否羡慕古代文人墨客的满腹经纶？你是否也在羡慕古代那些读书人超强的记忆？其实他们的背后同样是博闻强记的结果。要想获得优异的成绩，孜孜不倦的努力以及良好的记忆力均是不可或缺的一部分。大家不禁会问：中医是否有良方有助于保持良好的记忆力呢？接下来，就给大家推荐一首古代读书人常备良方——孔圣枕中丹。

中医认为，脑为髓海，肾藏精，精生髓，"在下为肾，在上为脑，虚则皆虚"（《医碥·卷四》）。也就是说肾精充盛则脑髓充盈，肾精亏虚则髓海不足。脑髓盈满，则耳聪目明，脑髓空虚，则可出现记忆力减退。因此，要获得良好的记忆力，肾精充足是一个重要的因素。

"孔圣枕中丹"此方出自《备急千金要方》卷十四。这是一个可以使人耳聪目明、提高记忆的良方。从方名就可略知一二："孔圣"，指孔子，封建统治者尊称他为"圣人"；"枕中”，古时枕形箱箧，中可储物。方名喻本方服之可治健忘诸证，使人智慧聪明，读书犹如古时圣人一样过目成诵，又如藏于枕箧一般牢记不忘，故称为“孔圣枕中丹”。

【组成】龟甲 30克　龙骨 30克　远志 30克　菖蒲 30克

【用法】以上药物等分共研极细末，每次 3 克，黄酒冲服，日三次。作汤剂时，龟板和龙骨可各用 15 ～ 30 克（先煎），其他两味可各用 10 克左右。并可随证加味。

【方解】方中龟甲，亦即乌龟之腹甲，《医方集解》言其为“介虫之长，阴物之至灵者也”，擅长滋阴益肾填精，潜降心阳而安神。龙骨，即远古时代哺乳动物如恐龙、象类等动物的化石，具有镇心安神之功，古人用龟甲、龙骨皆遵“金石介类潜阳”之理而组方。远志与石菖蒲，两药皆有化痰宁神、强志益智、交通心肾之功。石菖蒲“能补五脏，通九窍，明耳目，出声音。久服轻身，不忘”。此方远志、菖蒲以祛痰开窍，龟板、龙骨以补肾填精收涩镇敛。一通一补，方能共取补肾填精、安神益智之功。

正因为本方具有补肾填精、安神益智之特殊功效，故在临床中最常用于读书人用脑过度后产生的失眠健忘等症，久服之可令人聪明，因此最适于众多的年轻学子，对于平时生活不规律，压力大，抑郁，疲劳造成心肾两虚而健忘的症状，都可以起到很好的缓解作用。当然也可兼治神志恍惚、头昏、心跳、耳鸣、梦遗等症。只是需要提醒大家：孔圣枕中丹药性平和，短期服用并不能收到明显的效果，需服用一段时间后方可获得最佳疗效。

国医大师熊继柏教授常用该方加减或合方治疗失眠、心悸、耳鸣、健忘等病证，疗效颇佳，下面举一案例以飨读者！

【案例：枕中丹加减治疗脑外伤后失眠案】

高某，男，68 岁，湖南某大学教授。门诊病例。

初诊（2007-01-31）：患者素体偏胖，喉中多痰，夜寐欠安。11 月中旬因夜寐噩梦惊起，不慎从床上跌下，头部着地，当时仅感到头痛，无明显恶心呕吐等症，故未到医院做进一步的检查。数天后感到头晕头胀，耳鸣，失眠，遂到长沙某医院行头部 CT 检查，未见器质性病变，诊断为脑外伤后遗症。

现症：失眠，通宵不寐，头晕头痛，耳鸣，口干口苦，记忆力下降，寐则噩梦纷纭，大便干结，数日一解，腹部触诊时发现皮下有数个黄豆大小的结节，质韧，光滑，无明显压痛，舌红，苔黄腻而少津，脉滑数。

辨证：痰热内扰，心神不宁。

治法：清热豁痰，镇心安神。

主方：大黄黄连泻心汤、温胆汤合孔圣枕中丹。

处方：生大黄 5 克，黄连 3 克，陈皮 10 克，法半夏 10 克，竹茹 10 克，枳实 10 克，茯苓 10 克，甘草 6 克，石菖蒲 20 克，炙远志 10 克，龙齿（包）20 克，炒龟板 15 克，珍珠母 20 克，土贝母 20 克，炒白芥子 15 克，天麻 15 克，炒枣仁 20 克。10 剂，水煎服。

二诊（2007-03-11）：患者诉服上方后大便通畅，泻下黄色黏稠样大便数次，口干口苦大减，失眠明显好转，头晕头痛症状消失殆尽，自己拿原处方又购 10 剂，诸症皆除，停药已数天。近两天来天气转冷，阴雨不断，又感轻微头晕，故前来复诊。稍感气短疲乏，纳食欠佳，舌苔薄白腻，脉细滑。痰热已去，心脾气虚之象渐显。拟温胆汤合安神定志丸加减。

处方：西洋参 10 克，陈皮 10 克，法半夏 10 克，竹茹 10 克，枳实 10 克，茯苓 10 克，甘草 6 克，茯神 15 克，石菖蒲 20 克，炙远志 10 克，龙齿（包）20 克，炒枣仁 20 克。10 剂，水煎服。

按语：脑外伤后遗症实属难治之症，其主症表现不一，有出现头痛头晕者，也有出现失眠，甚至癫痫者。该患者临床表现复杂，治疗颇为棘手，但因抓住了痰热内阻这个疾病的本质，并不拘泥于凡外伤必多瘀血的病变常规，而以温胆汤清化痰热，加大黄、黄连通腑泻热，导痰热下行，再以枕中丹化痰宁神开窍，加枣仁安神，珍珠母镇惊安神，土贝母伍白芥子化皮里膜外之痰。诸药合用，故获佳效。（选自《一名真正的中医——熊继柏临证医案实录》）

五、缩尿止遗良方——桑螵蛸散

大家熟悉了孔圣枕中丹之后，我们再来看看与孔圣枕中丹有着千丝万缕联系的另一首方——桑螵蛸散。

桑螵蛸散包含孔圣枕中丹所有的药物组成，出自宋·寇宗奭所著之《本草衍义》，用于治疗心肾两虚证所导致的小便频数，或尿如米泔色、遗尿、遗精等症。孔圣枕中丹主治健忘失眠等病证，桑螵蛸散则是治疗小便频数、遗尿、遗精等有关病证。

两方所主治之病证似乎风马牛不相及，但为何两方有千丝万缕的关系呢？中医认为小便频数、遗尿等病证关键在肾，肾为五脏六腑之本，与膀胱互为表里，肾气充沛，则固摄有权，膀胱开合有度，其尿液存而不漏，排泄正常。膀胱的气化属肾所主，若肾虚，则小便的储存和排泄均发生异常。

接下来将从此方的组成、用法、方解及运用这几个方面来介绍桑螵蛸散。

【组成】桑螵蛸　远志　菖蒲　龙骨　人参　茯神　当归　龟甲（酥炙），以上各一两（各 30 克）

【用法】上为末，夜卧人参汤调下二钱（6 克）。

注意，上述是古法，现在用法可参考：除人参外，共研细末，每服 6 克，睡前以人参汤调下；亦作汤剂，水煎，睡前服，用量按原方比例酌定。

【方解】本方证由心肾两虚，水火不交而致。肾藏精，与膀胱相表里，肾虚不摄则膀胱失约，而见小便频数，或尿如米泔，甚至遗尿；肾虚精关不固，则致遗精滑泄。心藏神，心气不足，神失所养，且肾精不足，不能上济于心，故见心神恍惚，健忘；舌淡苔白，脉细弱，均为心肾不足之象。本证病机为肾虚不摄，心气不足，水火失交，治宜调补心肾，涩精止遗。方中以桑螵蛸补肾助阳，固精缩尿，用以为君药。臣以龙骨镇心安神，收涩固精；龟甲滋阴益肾，补血养心。桑螵蛸得龙骨则固涩止遗之力增，得龟甲则补肾益精之功著。人参大补元气，当归养血补心，二药共益气血；茯神宁心安神，菖蒲宣窍宁心，远志安神定志，且通肾气上达于心，此三味交心肾而调神，俱为佐药。诸药相合，共奏调补心肾、补益气血、涩精止遗之功。

本方含孔圣枕中丹（龟甲、龙骨、菖蒲、远志）与定志丸（菖蒲、远志、茯苓、人参），前方有交通心肾之功，后方有养心定志之效。合而用之，则调补心肾，交通上下之功尤著。

【类方比较】本方与金锁固精丸比较：两者均为涩精止遗之方，但金锁固精丸纯用补肾涩精之品，专治肾虚精关不固之遗精滑泄；本方则在涩精止遗的基础上配伍调补心肾之药，使心肾相交，神志安宁，主治心肾两虚、水火不交所致的尿频、遗尿、遗精等。

【使用注意】桑螵蛸散针对的小便不利属于心肾亏虚兼心肾不交所致。但临床上下焦有（湿）热同样可以导致此症，所以在临床上必须仔细辨别：下焦湿热所导致的小便频多会出现尿频、尿急、小便灼热疼痛，伴有口干口苦，小便短黄，或混浊不清，舌质偏红，脉滑而数等特征；桑螵蛸散主治的小便不利，虽然频急，但一般无尿痛，或小便灼热，亦无口干口苦之症，且多伴有心悸失眠之症。

六、补肾填精遵景岳——左归丸

提起补肾填精，相信大家都会想到明代著名医家张景岳。据记载，张景岳擅长用熟地黄补肾填精，故有“张熟地”之美誉。张景岳创立了左归丸、右归丸、左归饮、右归饮、归肾丸等系列名方，而这些名方在组成及功用主治方面无不体现张景岳“善用熟地，补肾填精，阴中求阳、阳中求阴，善用血肉有情之品”等学术思想，本文仅以左归丸为例，从方名、组成、服用方法、功用、主治、证治机理、方解等几个方面来解读该方。

为何命名为“左归丸”？《黄帝内经》有云“左右者，阴阳之道路也。”《难经》创“左肾右命门”之说，《景岳全书·命门余义》：“命门为元气之根，为水火之宅。五脏之阴气非此不能滋，五脏之阳气非此不能发。”并提出“阳非有余，真阴不足”，认为左肾属水（肾阴），右肾属命门（真火、肾阳）。景岳创左归丸、右归丸，体现其“阴中求阳、阳中求阴，命门阴阳、水火互根互济”的思想。命名为“左归丸”，乃示该方针对的是“肾阴精亏虚”之证。

【组成】大怀熟地八两　山药（炒）四两　枸杞子四两　山茱萸四两　川牛膝三两（酒洗，蒸熟，精滑者不用）　菟丝子四两（制）　鹿胶四两（敲碎，炒珠）　龟胶四两（切碎，炒珠）

【服用方法】先将熟地黄蒸烂，杵膏，加炼蜜为丸，如桐子大。每食用前用滚汤或淡盐汤送下百余丸。

【功用】滋阴补肾，填精益髓。

【主治】真阴不足证。

【证治机理】《景岳全书》卷五十一详细记载“治真阴肾水不足，不能滋养营卫，渐至衰弱，或虚热往来，自汗盗汗，或神不守舍，血不归原，或虚损伤阴，或遗淋不禁，或气虚昏晕，或眼花耳聋，或口燥舌干，或腰酸腿软，凡精髓内亏，津液枯涸等证，俱速宜壮水之主，以培左肾之元阴，而精血自充实矣，宜此方主之”。

本方所治之证为真阴不足、精髓亏损，针对的是“肾阴精亏虚不足之重症”。肾藏精，主骨生髓，肾阴亏损，精髓不充，封藏失职，故头晕目眩、腰酸腿软、遗精滑泄；阴虚则阳亢，迫津外泄，故自汗盗汗；阴虚者津不上承，故口燥舌干、舌红少苔；脉细为真阴不足之象。治宜壮水之主，培补真阴。

【方解】首先，张景岳擅长用熟地黄补肾填精，本方即是明证。他对于熟地黄有特殊的偏爱，《景岳全书·本草正》言“熟地黄，味甘微苦，味厚气薄，沉也，阴中有阳。《本草》言其大补血衰，滋培肾水，填骨髓，益真阴，专补肾中元气，兼疗藏血之经……至若熟者则性平，禀至阴之德，气味纯静，故能补五脏之真阴……”。由此不难看出他对熟地黄的评价之高，故左归丸中重用熟地黄“八两”以滋肾填精，大补真阴；山茱萸味酸涩，入肝肾能养肝滋肾，涩精敛汗；山药味甘而淡，性微涩，补脾益阴，滋肾固精，治诸虚百损。“三补”以补肾为主，补肝，补脾以助补肾。

其次，张景岳十分重视阴阳理论，根据阴阳互根理论指出“善补阳者，必于阴中求阳，则阳得阴助，而生化无穷；善补阴者，必于阳中求阴，则阴得阳升而泉源不竭。”该方在熟地黄、山药、山茱萸、龟甲胶等大剂滋阴药中加入鹿角胶、菟丝子甘温助阳之品，使阴阳相合，有“阳中求阴”之义，达到“阴得阳升而源泉不竭”。

同时，张景岳重视血肉有情之品来补肾填精。其言“善治精者，能使精中生气；善治气者，能使气中生精”，阳化气，阴成形，精血为形体的基础，故临床用药时喜用填补精血的血肉有情之品。龟板胶味浓厚，属纯阴，能退阴虚劳热，偏于补阴；鹿角胶味甘咸，大补虚羸，益血气，填精髓，善助阴中之阳，最为补阴要药，偏于补阳。左归丸中的龟、鹿二胶均为血肉有情之品，故能峻补精髓。枸杞子味甘，养肝血以助填精；菟丝子、川牛膝益肝肾，强腰膝，健筋骨。共奏滋阴补肾、填精益髓之效。

综上所述，左归丸体现了张景岳“善用熟地，补肾填精，阴中求阳、阳中求阴，善用血肉有情之品”等学术思想，临床上可用于“真阴不足，精髓亏损”所致的诸多疾病，如：男、女生殖系统疾病、慢性肾炎、再生障碍性贫血、慢性骨髓炎、老年性痴呆等属于肾阴亏虚之重症。

七、虚损劳伤服大造——河车大造丸

本方源自《本草纲目》卷五十二引吴球《诸证辨疑》，由明代医家吴球所创，原名“大造丸”。明代《红炉点雪》《景岳全书》《古今图书集成·医部全录》皆载有此方。其药味、药量、制法、用法及功能主治基本相同。《中国医学大辞典》《中华人民共和国药典》（1963年版）俱有记载，但方名改为“河车大造丸”。

【组成】紫河车 1具（初生者，米泔洗净，新瓦焙干研末，或以淡酒蒸熟。捣晒研末，气力尤全，且无火毒） 败龟板 60克（年久者，童便浸三日，炙酥黄，或以童便浸过，石上磨净，蒸熟晒研，尤妙） 黄柏 45克（去皮，盐酒浸，炒） 杜仲 45克（去皮，酥炙） 牛膝 36克（去苗，酒浸，晒） 肥生地黄 75克（入砂仁18克，白茯苓60克，绢袋盛，入瓦罐，酒煮七次，去茯苓、砂仁不用，杵地黄为膏） 天门冬（去心） 麦门冬（去心） 人参（去芦）各36克

【制法】上药各不犯铁器，为末，同地黄膏入酒，米糊丸，如小豆大。

【用法】每服80～90丸，空腹时用盐汤送下，冬月酒下。

【加减】五月加五味子21克；女人去龟板，加当归60克，以乳煮糊为丸；男子遗精，女子带下，并加牡蛎粉30克。

【功用】滋阴养血，补肺益肾。

【主治】虚损劳伤导致的肺肾阴虚，精血不足之证。

【证治机理】虚损劳伤，肾精不足，则腰膝酸软，甚则步履不稳，小儿发育不良则五迟五软；肾阴亏虚则阴不制阳，导致骨蒸潮热、盗汗，夜梦遗精；肾阴精不足，波及肺脏，表现为咳嗽少痰，甚则痰中带血；肝肾同源，肾精不足导致肝血亏虚，面色萎黄，肌肤干涩，毛发不荣；舌红少苔、脉细数皆为肾阴精亏虚不足之佐证。

【方解】《古方选注》：“大造者，其功之大，有如再造，故名。括苍吴球宗丹溪之旨，创立大造丸，世咸遵之。”《中国医学大辞典》：“此方又能乌须黑发，聪耳明目，有夺天造化之功。”

方中以紫河车为主药，补气养血生精，治“男女虚损劳极”（《本草图经》）“疗诸虚百损”（《本草蒙筌》）。朱丹溪曰：“紫河车治虚劳，当以骨蒸药佐之。气虚加补气药，血虚加补血药。”故用龟板、黄柏滋阴潜阳、清虚热，除骨蒸；紫河车配伍生地黄，加强补肾填精之

力，且方中紫河车、生地黄用量较重，又有天门冬、麦冬，滋补肺肾之阴，金水相生。杜仲、牛膝，补肝肾，强筋骨，助生地黄、龟板补肾填精以疗“腰膝酸软，腿脚痿软，步履不稳”等症。诚如张景岳所言：“善补阳者，必于阴中求阳，则阳得阴助，而生化无穷；善补阴者，必于阳中求阴，则阴得阳升，而泉源不竭。”本方虽以补益精血为主，以恢复人体所需之基本物质，但方中仍使用少量杜仲，兼补肾阳，如肾气丸中之附子、肉桂，使阴阳相生，补而不滞。用人参大补元气，补脾益肺，治劳伤虚损，与麦冬为伍，益气生津以保肺。故本方有气、血、津液、精同补之效，而以补益精血为主，兼有滋阴潜阳、清热除蒸之功效。

【临床运用】本方临床主要用于再生障碍性贫血、不孕不育、慢性阻塞性肺疾病、肺结核、更年期综合征等属于虚劳肺肾精亏者。

【类方比较】本方与百合固金汤、月华丸比较：

本方与百合固金汤、月华丸都有滋养肺肾，治疗“虚劳咳喘”之功效，但本方运用紫河车、龟板等“血肉有情之品”，补益精血之力较强，主治虚损劳伤，肺肾同治，气津血三者同调。

百合固金汤、月华丸均可以治疗肺痨（结核）属于肺阴亏虚之咳嗽、咯血。百合固金汤以百合冠以方名，乃治疗肺肾阴虚，虚火导致喘咳、咯血的常用方，方中百合滋阴润肺，生地黄、熟地黄、玄参、麦冬皆有滋肾阴以救肺阴之功，玄参、桔梗、贝母，清热润肺止咳；月华丸更是肺痨咯血之专方，方中獭肝具有补虚治疗肺痨之功，加用阿胶、三七等药，止血、补血之力尤甚，故更加适合于肺结核导致的咳嗽、咯血等症。

八、衷中参西以汇通——镇肝息风汤

张锡纯，字寿甫，清末民初河北省盐山县人。他自幼聪明好学，在攻读经史之余，兼习岐黄之书。因医术精湛、医德高尚、疗效卓著，屡起群医束手之沉疴危证而名震四方。其著名的代表作是《医学衷中参西录》，纵观全书，它以《黄帝内经》《难经》为中医诊治疾病的理论基础，以《伤寒杂病论》为临床辨证论治的法则，又兼顾西医的生理、病理、药理理论，实属中西医思想汇通之佳作。

张锡纯为近代中西汇通学派代表人物之一，其学术思想对近代中医界产生了深远的影响。不仅体现在善于沟通中西，取长补短；重视实践，药必亲尝，以辨真伪；而且在阐发“大气”理论与治疗中风经验上有其独特的见解。在唐宋以前，治疗中风多从“内虚邪中”立论，唐宋以后，则多从“气、血、痰、瘀、虚”等立论，而张锡纯则兼蓄并收，用中西结合观点阐发中风病机，将类中风划分为脑充血与脑贫血两大类。脑贫血是由于上气不足，气血不能上行，脑髓失于濡养所致，是以《黄帝内经》曰：“上气不足，脑为之不满，耳为之苦鸣，头为之倾，目为之眩。”其具代表性的方为加味补血汤；而脑充血是由于肝肾阴虚，肝阳偏亢、气血逆乱而致，是以《黄帝内经·生气通天论》曰：“阳气者，大怒则形气绝，而血菀于上，使人薄厥。”其最具代表性的方为镇肝息风汤，载于《医学衷中参西录》。

【组成】怀牛膝一两　生赭石一两（轧细）　生龙骨五钱（捣碎）　生牡蛎五钱（捣碎）　生龟板五钱（捣碎）　生杭芍五钱　玄参五钱　天冬五钱　川楝子二钱（捣碎）　生麦芽二钱　茵陈二钱　甘草一钱半

【服法】水煎服。

【功用】镇肝息风，滋阴潜阳。

【主治】主治类中风。症见头目眩晕，目胀耳鸣，脑部热痛，心中烦热，面色如醉，或时常噫气，或肢体渐觉不利，口角渐形歪斜；甚或眩晕颠仆，昏不知人，移时始醒；或醒后不能复原，脉弦长有力者。

【证治分析】镇肝息风汤主治“类中风”属于肝肾阴虚、肝阳偏亢、气血逆乱者。

第一，从体质来看：素体体质偏于肝肾阴虚、肝阳偏亢者，因阳主动阴主静，肝阳偏亢而表现时有眩晕、肢体麻木；肝阳化风，动血动风。

第二，主要表现为：头目眩晕，欲昏仆倒地，步履不稳如踩棉花，颜面肌肉开始不自主地跳动，手麻木且颤抖。耳鸣，头晕、头痛，面红目赤甚则鼻出血皆为肝阳上亢之征。

第三，从舌、脉象讲：舌红、苔黄、脉弦而数，左寸、关部尤为明显，甚则有左关及寸上鱼际之趋势，这是肝气上逆、肝阳化风的典型临床表现之一。

第四，从特殊症状来讲：患者容易出现打嗝、嗳气，这是肝气犯胃的表现。

【方解】镇肝息风汤针对的肝阳上亢之类中风，这是重症、急症。所以我们在治疗上既要平肝息风，同时还要镇肝、清肝、柔肝、养肝，集多种方法于一体，急则治其标，缓则治其本。

方中首先重用怀牛膝一两来平补肝肾，引血下行，有降逆之功；其次用生赭石、生龙骨、生龟板、生牡蛎等金石介类的药物来镇肝、平肝，尤其是张锡纯对于生龙骨、生牡蛎有着深刻的用意，不仅取其生、寒之性，而且针对已有肝阳化风、肝经有热之象，用具有咸寒之性、金石矿物介类之质、重镇潜阳之功的药物来除之，甚好。

再者，用玄参、天门冬来养肝肾之阴——具滋水涵木之意；用白芍配甘草来柔肝、缓急以止痛、止痉。

最后用茵陈、川楝子、生麦芽。其中川楝子辛、苦、寒，入肝经，具有疏肝、清肝之功（例如：金铃子散、一贯煎）。对于茵陈，张锡纯谓“茵陈为青蒿之嫩者”，故茵陈主入肝经，具有疏肝之性、透达肝气之功。对于生麦芽，张锡纯在《医学衷中参西录》中说“芽”应春天之气，具升发之性，有疏肝之用。所以，生麦芽具有两个功效，其一，升发之性、疏肝之用；其二，防金石败胃之弊。诸药配伍，共奏镇肝息风、滋阴潜阳之功。

总而言之，这首处方配伍虽广，但仍井然有序，是张锡纯为治疗中风所用滋潜镇降之代表方，从立论到治法，都为后世临床辨证开辟了一条新的道路。

【临床应用】本方主要用于治疗高血压导致脑溢血、高血压危象属于肝阳上亢而动风者，针对肝阳上亢有中风之征兆时使用，而由于此方金石矿物类药物用得较多，所以脾胃虚弱之人应当慎用。此方常随症加减，原文述："心中热甚者，加生石膏一两；痰多者，加胆南星二钱；尺脉重按而虚者，加熟地黄八钱，净萸肉五钱；大便不实者，去龟板、赭石，加赤石脂一两。"

九、阴虚阳搏谓之崩——血崩良方固经丸

【方源】《丹溪心法》卷五。

【组成】黄柏（炒）三钱　黄芩（炒）一两　椿根皮七钱半　白芍（炒）一两　龟板（炙）一两　香附二钱半

【用法】上研为末，酒糊为丸，空心温酒或白汤下五十丸。

【功效】滋阴清热，固经止血。

【主治】阴虚血热所致崩漏。症见月经先期，经水过期不止，或下血量过多，血色深红或紫黑黏稠，手足心热，腰膝酸软，舌红，脉弦数。

【方解】崩漏是月经的周期、经期、经量发生严重失常的病证，其发病急骤，暴下如注，大量出血者为"崩"；病势缓，出血量少，淋沥不绝者为"漏"。因临床上二者可互相转化，故合称崩漏。本方主治崩漏系阴虚血热所致。《素问·阴阳别论》云：阴虚阳搏谓之崩。妇女素体阴虚，复感阳邪，热入血分，与血相搏，迫血妄行；或肝郁化火，火盛伤阴，疏泄太过，以致经水过期不止或下血量多。《丹溪心法》述："经水不及期而来者，血热也""紫黑有块者，亦血热也，必作痛。"素体阴虚有热之人月经多先期，但只要周期在21天以上，量不甚多，则无须担忧，在此体质基础上，若过食辛辣、温补或郁怒致肝火太盛则易发为本病。

本病属阴虚阳搏，法当滋阴清热，消除出血之因。但崩漏之病，大量或长期出血直接耗伤阴血，久则危殆，又宜止血固经。本方以丸剂形式呈现，创方者为治疗经水过多而设，亦可以治漏，即长期出血，经血量不甚多者，若成崩之势，丸剂唯恐力轻不能救急，当改用汤剂稍做调整。

就本方而言，以滋阴清热治其本为主，止血固经居其次。方中龟甲滋阴养血，平肝潜阳，除养阴潜降外，亦有止血之功，对此前人有述。朱丹溪曰："补阴，主阴血不足，祛瘀血，续筋骨，治劳倦，四肢无力。"黄芩清热止血，清肝经之热，配伍白芍敛阴、柔肝缓

急，调理肝之疏泄；黄柏清热泄火坚阴；椿根皮清热止血固脱；用香附理气解郁，杜火之源，亦有气调则血调之意，如《成方便读》：用香附者，以顺其气，气顺则血亦顺耳。

【临床运用】本方主要用于崩漏、月经量多属阴虚血热者。症见月经量多如崩，血色深红或紫黑黏稠，心胸烦热，腹痛溲赤，手足心热，腰膝酸软，舌红，脉弦数。

十、闪跌血崩最宜选——逐瘀止血汤

【方源】《傅青主女科》卷上。

【组成】生地一两，酒炒　大黄三钱　赤芍（三钱）　丹皮一钱　当归尾五钱　枳壳五钱，炒　龟板三钱，醋炙　桃仁十粒，泡炒，研

【功效】行血祛瘀，活血止痛。

【主治】闪跌血崩。妇人升高坠落，或闪挫受伤，致恶血下流，有如血崩之状者。

【方解】《傅青主女科》：“妇人有升高坠落，或闪挫受伤，以致恶血下流，有如血崩之状者，若以崩治，非徒无益而又害之也。盖此症之状，必手按之而疼痛，久之则面色萎黄，形容枯槁，乃是瘀血作祟，并非血崩可比。倘不知解瘀而用补涩，则瘀血内攻，疼无止时，反致新血不得生，旧血无由化，死不能悟，岂不可伤哉！治法须行血以去瘀，活血以止疼，则血自止而愈矣。方用逐瘀止血汤。”

本方治疗病症为闪跌血崩，即外伤致胞宫破裂出血者。高空坠落或者闪挫受伤是导致出血的直接因素，瘀血占据血室、壅阻脉道导致血不归经，继发出血是出血不止的主要原因。外伤后胞宫破裂，大量出血、离经之血则为瘀，瘀血阻滞胞宫，气机不利，不通则痛，故手按之则痛；瘀阻伤络，络伤血溢，故出血淋沥不断；瘀血不去则新血不生，故面色萎黄，形容枯槁。

本病虽状如崩漏，实则迥异，若不区分，如青主言：若以崩治，非徒无益而又害之也。其实青主之言是强调本病不能见失血而补血，而应针对目前主要病因，即着眼于瘀血的论治。血瘀所致出血，用活血之法最恐加重出血，本病外伤虽为直接导致出血的原因，但普通出血血应自止，本病为胞宫破裂出血，离经之血不能及时排除将更加重出血，只要找到现有出血病因，对因治疗，行血以去瘀，活血以止疼，则血自止而愈矣。

但是，活血化瘀方剂浩如烟海，本方如何展现配伍优势？正如青主所说：“此方之妙，妙于活血之中，佐以下滞之品，故逐瘀如扫，而止血如神。”

方中桃仁活血化瘀，大黄攻逐瘀积，当归尾、赤芍、丹皮活血散瘀。五药相须为用，使瘀血去、血脉通而血循经脉。重用生地黄凉血止血，滋阴增液，龟板益阴潜阳，两药合用，共养冲任之脉；枳壳理气滞以止痛，使气行血畅，下血自愈。诸药合用，共达活血祛

瘀、养血止血之效。

纵观全方，融四物汤、桃核承气汤、大补阴丸、大承气汤于其中，傅氏虽云：“盖本实不拔，去其标病可耳，故曰急则治其标。”但方中酒地黄、龟板的应用，可窥得其滋阴养血、固本护正的用意，活血逐瘀而不忘顾本。

【临床运用】本方用于妇人外伤坠落，或闪挫受伤，以致恶血下流，有如血崩之状者。也可用于因血瘀所致经期延长、甚则崩漏之症。因为孕妇外伤导致阴道出血往往病情较重，最好中西医结合诊治为妥。

第六章 龟甲（胶）的临床运用

龟甲在中国医学领域，久负盛名，它是一味滋补良药，如《神农本草经》云："久服轻身不饥。"《名医别录》亦说："久服益气资智。"龟的甲壳、肉、血、肝、胆、蛋，甚至龟尿，皆可供药用，但主要还是用其甲壳。古人在运用龟甲时，上下甲皆用，称龟腹甲为龟板，背甲为龟壳。到了元代，朱丹溪发现龟板（下甲）有滋阴作用后，上甲才被弃而不用，后人渐渐习以为常，并延续至今。龟甲又名龟板、元武版，味甘、咸，性平或微寒，归肝、肾经，制成龟甲胶后效果尤佳，临床上大多按中医传统的辨证方法使用，现从龟甲（胶）的适宜证候、适宜人群、适宜体质、适宜亚健康状态、使用方法、使用注意事项六个方面对龟甲（胶）的临床运用进行介绍。

一、龟甲（胶）的适宜证候

常言道，西医治病，中医治人。西医强调微观、局部靶点，趋向于头痛医头脚痛医脚，往往收效较快，却只见树木不见森林。而中医则强调宏观、整体，趋向于着眼整体辨证论治，往往是"一叶落而知秋"。中医看病讲求辨证论治，这个证还不是症状的症。证，指的是疾病在演变过程中各种病理因素在体质、自然环境、社会心理等因素和多种矛盾综合作用于机体的整体反应，是诊察和思辨所得。在疾病过程中，都具有各个内在联系的一组症状和体征，比如一个人表现出发热恶寒，头痛，身痛，无汗，舌苔薄白，脉浮紧等症状，可将其称为风寒表实证的"证候"。而对病变过程中某阶段所表现的证候，通过辨证而确定其病位、病性本质，并将其综合归纳而形成"证名"。证候是证的外在表现，证名是代表该证本质的名称。中医辨证又分八纲辨证、脏腑辨证、卫气营血辨证、三焦辨证、六经辨证等。龟甲（胶）作为一味名贵中药材，临床运用亦需要遵循中医的辨证论治。下面以八纲辨证为纲，兼脏腑辨证的角度为大家具体介绍龟甲（胶）的适宜证候。

1. 阴虚证

中国医学史上著名的金元四大家之一——朱丹溪认为："人，阴常不足，阳常有余；阴虚难治，阳虚易补"。所谓"阴"，并非空洞无物的名词，而是全身各种津液的总称。《道经》曰："涕、唾、精、津、汗、血、液，七般灵物总属阴。"也就是说阴乃阴液，也就是人体各组织中的津液。而所谓虚者就是不足的意思。中医认为人体的津液应当是处在一个动态平衡的范围内，是相对稳定的。现代医学也证明了人体的水分约占体重三分之二。而如果体内的水分不断消耗，日积月累到一定的量，却未能正常补充，人体的生理机能就会受到影响，出现一系列的病理变化，从自觉方面或他觉方面看去，就会有和平常不一样的现象，就是中医所说的阴虚证。比如消渴症患者自觉口干，形体也消瘦了，就是典型的阴虚证候。《中医诊断学》教材中对阴虚证的解释是：指体内阴液亏少而无以制阳，滋润、濡养等作用减退，以咽干、五心烦热、盗汗、脉细数等为主要表现的虚热证候。古医书中记载龟甲（胶）乃“阴中至阴之物”，《医灯续焰》中更是直言龟甲（胶）“治诸虚百损，精少髓枯，肾衰，水道竭亡，血液干涸，一切阴不足之证”。那么龟甲（胶）作为一味绝佳的补阴之品，究竟适用于阴虚证中哪些情况，又是如何起到作用的呢？下面为大家分而论之。

（1）肾阴虚证

《中华药典》中记载龟甲（胶）主治肾阴亏损、骨蒸潮热、盗汗。因龟甲性平，不温不凉，古人认为“龟乃阴中至阴之物”，意思是滋阴最佳的药物。而龟甲（胶）临床大多按中医传统辨证使用，以滋阴补肾、填精补血为最宜，也就是说龟甲（胶）首先适用于肾阴虚证。什么是肾阴呢？中医认为肾阴为一身阴气之源，“五脏之阴气，非此不能滋。”也就是说肾阴对人体各脏腑组织器官起着滋养、濡润的作用，故又称“元阴”“真阴”。肾阴充足，各脏腑组织得到濡养，功能活动就正常。那么肾阴亏虚是什么？肾阴虚证有什么表现呢？

《中医诊断学》教材中对肾阴虚证的定义：指由于肾阴亏损，失于滋养，虚热内扰，以腰酸而痛、男子遗精、女子经少、头晕耳鸣等为主要表现的虚热证候。

临床表现：腰膝酸软而痛，头晕，耳鸣，齿松，发脱，男子阳强易举、遗精、早泄，女子经少或经闭、崩漏，失眠，健忘，口咽干燥，形体消瘦，五心（两手心、两脚心及心口）烦热，潮热盗汗（入睡后汗出异常，醒后汗泄即止），骨蒸发热，午后颧红，小便短黄，舌红少津，脉细数。

证候分析：肾主骨生髓，腰为肾之府，肾阴不足，髓减骨弱，骨骼失于濡养，故腰膝酸软无力而痛；脑为髓海，肾阴不足，则髓海失充，故头晕耳鸣；齿为骨之余，肾之华在发，肾阴失滋，则齿松发脱；肾阴亏损，虚热内生，相火妄动，性功能亢进，则男子阳强易举，精关不固，而见遗精、早泄；妇女以血为用，肾阴亏虚则经血来源不足，所以月经量少，甚则闭经；阴虚内热，虚热迫血妄行，或可见崩漏不止；虚火上扰心神，故心烦少寐；虚火内扰，则潮热盗汗，五心烦热，咽干颧红，小便短黄；舌红少津，脉细弱，为阴虚内热之征。

专业书籍中的中医语言艰涩难懂，那么通常而言，如果我们生活中出现以下几种症状，就要警惕肾阴虚是否已经悄然而至了。

① 腰酸软痛。

② 记忆力下降。

③ 思维能力下降（临床见患者与之交谈，对方反应慢、不敏捷）。

④ 理解能力下降（临床见有手淫习惯的青少年，对老师所讲的内容，根本记不住也无法理解，学习成绩直线下降）。

⑤ 专注力下降（没耐心、很容易被别人干扰），心里像长草一样，无法专心做一件事。特别容易上火，交流的时候抢话，着急。特别容易生气和发火。

此外，就像我们的汽车，润滑剂减少，机器就更容易损坏，人体肾阴虚还容易引起各个脏器的硬化、衰竭，最直接的就是容易诱发肝硬化、肾衰竭、糖尿病，包括血栓等各种问题。另外肾阴虚的患者还常常因精子质量较差，出现不育的问题。那么究竟什么原因导致了肾阴虚呢？撇开先天因素不谈，后天不当的生活方式如操劳过度、用脑过度、纵欲、房事不节、熬夜、过食香燥味咸之品也就是重口味的食物等均是导致肾阴亏虚的重要原因。除此之外，久病伤阴，患病时间日久，也容易耗伤阴精。

（2）阴虚阳亢证

龟甲（胶）甘寒滋润，咸寒沉降，既善补肝肾之阴，又善镇潜上越之浮阳，每用治肝阳上扰、头晕目眩、面红目赤、急躁易怒等症，即阴虚阳亢证。需要注意的是，龟甲（胶）没有降低体温的作用，也没有清除毒素的作用。对阴虚阳亢的病人，它是通过调节代谢功能而使内热得到改善的，治疗低热还需与其他养阴清热药同用。那么阴虚阳亢是什么？阴虚阳亢证有什么表现呢？

阴虚阳亢证的定义是：由于阴液亏虚（多指肝肾阴虚），阳失制约而偏亢，以烦躁失眠、头晕目眩、潮热口干、颧红、盗汗、舌红少津、脉细数等为常见症的证候。

临床表现：潮热，颧红，盗汗，五心烦热，咳血，视物不清，消瘦或失眠，麻木拘急，烦躁易思，或遗精，性欲亢进，舌红而干等症状。

证候分析：阴虚指精血或津液的亏虚。一般在正常状态下，阴和阳是相对平衡的，相互制约而协调。阴气亏损，阳气失去制约，就会产生亢盛的病理变化，生理病理性功能亢进，称为“阳亢”。因此，阴虚会引起阳气亢盛，阳亢则能使阴液耗损，两者互为因果。阴虚阳亢的本质是肝肾阴虚，阴不制阳，阳亢于上所致的上实下虚证候。肝主筋，开窍于目，肝肾阴虚，筋失润泽，目失濡养，则麻木拘急，视物不清；津液、精血亏虚，则气血生化乏源，则见消瘦；阴虚阳亢生热化火，火热迫血妄行，则咯血；肝肾阴虚，阴不制阳，相火妄动，性功能亢进，则男子精关不固，而见遗精；虚火上扰心神，故烦躁易怒；虚火内扰，则潮热盗汗，失眠，五心烦热；舌红而干为上热之征。

通常而言，如果我们在生活中出现以下几种症状，就要警惕阴虚阳亢是否已经悄然而至了。

① 易激惹（心里像有火蹭蹭往上冒，容易烦躁，爱发脾气）。

② 体重减轻。

③ 眼睛干涩，视物不清。

④ 性欲亢进。

人体就像一个天平，一边放着阴，一边放着阳。一旦阴这一边虚弱了，阳这一边自然失去了制约，就相对强大了。而人体的阳是向上升发的，一旦升发太过就会出现阳亢进的各种症状。脾气大，动不动就血压冲顶的高血压患者就是阴虚阳亢证的典型症状。那么究竟什么原因导致了阴虚阳亢的出现呢？撇开先天因素不谈，后天情绪失控、不当的生活方式、不良的饮食习惯等均是导致肾阴亏虚的重要原因。

（3）阴虚动风证

龟甲（胶）甘寒滋润，咸寒沉降，可用于虚风内动之时，为治疗筋脉失养、手足瘛疭等常用之品，而以上症状乃阴虚动风证的主要症状，那么阴虚动风是什么？阴虚动风证有什么表现呢？

阴虚动风证的定义：由于因汗、吐、下伤阴太过或温热病后期，肝血肾精不足，筋膜失养，则手足蠕动以及虚热内生所导致的证候。

临床表现：肢麻、震颤、筋挛、头昏、目干、颧红，严重者半身不遂，口舌㖞斜，舌强语謇或不语，偏身麻木，烦躁失眠，眩晕耳鸣，手足心热，舌质红绛或暗红，少苔或无苔，脉弦细或弦细数。

证候分析：总由阴液亏虚、筋膜失养所致。肝为藏血之脏，肾主藏精，精血互生，肝肾同源。肝主筋，其筋脉之灵活舒利运动，有赖于肝肾精血的濡养，且肝为风木之脏，以阴为体，以阳为用，故阴津精血不足，则水亏火旺，每易引动肝风，而为虚风内动。若阴虚至极，大汗或吐、利过度，阴液亡失或温热病邪久羁，劫夺阴液，则气随津脱，气失所附，阳气无以依附而外越，则精血内夺，阳浮于外。

通常而言，阴虚动风证一般出现在阴虚的晚期，生活中重度高血压或者老年高血压患者出现的手抖，西医学中的帕金森综合征（可以归为中医学的“颤证”），也是阴虚动风的表现。清代医家华岫云在为《临证指南医案·肝风》写按语时曾言：“倘精液有亏，肝阴不足，血燥生风，热则风阳上升，窍络阻塞，头目不清，眩晕跌仆，甚则瘛疭厥矣……是介以潜之，酸以收之，厚味以填之，或用清上实下之法。”这段话中的“介”即龟甲，意思是龟甲沉降，能起到收敛肝风的作用。

（4）阴血亏虚证

中医理论认为精血不足者补之以味，龟鹿二仙膏便是代表方药之一。而精血亏虚者多见于阴血亏虚证，那么究竟阴血亏虚是什么？阴血亏虚证有什么表现呢？

阴血亏虚证的定义：是指久病过劳，误治失治，产时或产后失血过多，致亡血伤津，阴血亏耗所表现出的项背强急，四肢抽搐，牙关紧闭，舌质淡，无苔，脉细数一类病证。本病证多见于产后痉病和痉病。

临床表现：面色无华萎黄、皮肤干燥、毛发枯萎、指甲干裂、视物昏花、手足麻木、失眠多梦、健忘心悸、精神恍惚。严重者项背强直，四肢麻木，抽搦或筋惕肉瞤，直视口噤，头目昏眩，自汗，神疲乏力，或低热。舌质淡或舌红无苔，脉细数。

证候分析：阴血亏虚，无以荣养皮毛爪甲，则见面色无华萎黄、皮肤干燥、毛发枯萎、指甲干裂；肝主筋，开窍于目，肝不藏血，阴血亏虚，筋失润泽，目失濡养，则手足麻木，视物不清；血虚心失所养，则失眠多梦、健忘心悸、精神恍惚；津液、精血亏虚，则气血生化乏源，则见消瘦；亡血伤津，筋脉失养，血虚肝风内动，故头项强直，牙关紧闭，四肢抽搐；血虚不能上荣于面，故面色无华或萎黄；舌淡，无苔，脉细数为阴血亏虚之象。

通常而言，如果我们在生活中出现以下几种症状，就要警惕阴血是否不足了。

① 面色发白，没有光泽。

② 爪甲干裂。

③ 头发枯黄。

④ 眼睛干涩。

一般而言，慢性病在中医辨证有肾阴亏损、精血不足证，在西医学对应的主要是低蛋白血症和血细胞减少。而输血浆、输白蛋白等西医治疗手段就相当于是中医学补精血之意。现代医学已经证实，用龟甲、地黄等长期服用，一方面能够减少蛋白尿，另一方面可以增加血清白蛋白，并减少白蛋白的分解。同时龟甲具有生血作用。白细胞、血色素、血小板严重低下的患者，可与制首乌、鹿茸或鹿角片同用以促进骨髓造血，如用于治疗骨髓异常增生症、慢性白血病，以及化疗后骨髓严重抑制。

2. 阳虚证

龟甲（胶）性平，不温不凉，是为滋阴最佳药物。那么是不是龟甲（胶）就不能用于阳虚证呢？事实上，龟甲（胶）不仅是滋阴的要药，更是补肾药中最好的药物之一，且对阴虚阳虚能双向调节，对肾阴亏损、肾阳不足都能使用。尽管龟甲（胶）本为滋阴之品，但在配伍鹿角、菟丝子等药物时可以温补肾阳。张介宾在《景岳全书·新方八阵·补略》中言“善补阳者，必于阴中求阳，则阳得阴助而生化无穷”，正是龟甲（胶）可用于阳虚证的理论支撑。此外，国医大师路志正喜用鹿角镑、炙龟甲等血肉有情之品填精生髓，以固先天之本，来治疗强直性脊柱炎之肾虚督寒、经脉瘀滞证，这也是龟甲（胶）用于肾阳虚证中的典范。需要注意的是，龟甲（胶）适用的阳虚证主要为肾阳虚证。

什么是肾阳呢？中医认为肾阳为一身阳气之根，也就是说肾阳有温煦形体、蒸化水液、促进生殖发育等功能，故又称“元阳”“真阳”。肾阳虚衰则温煦失职，气化无权。因而发生畏寒肢冷，性功能减退。那么肾阳虚的官方定义是什么？肾阳亏虚有哪些具体表现呢？

《中医诊断学》教材中对肾阳虚证的定义：指由于肾阳亏损，机体失却温煦，以腰膝酸软、性欲减退、夜尿多为主要表现的虚寒证候，又名命门火衰证。

临床表现：腰膝酸软而痛；男子阳痿早泄，女子宫寒不孕；畏寒肢冷，浮肿，腰以下为甚，下肢为甚；面色白，头目眩晕；面色黧黑无泽、小便频数，清长，夜尿多；舌淡胖，苔白，脉沉弱而迟。

证候分析：肾阳虚衰不能温养腰府及骨骼则腰膝酸软而痛；肾阳不足，命门火衰，生殖功能减退则见男子阳痿早泄，女子宫寒不孕；命门火衰，火不暖土，脾失健运则久泻不止，完谷不化，五更泄泻；肾司二便，肾阳不足，膀胱气化障碍则小便频数，清长，夜尿多；浮肿且腰以下为甚源自水液内停，溢于肌肤；肾阳极虚，浊阴弥漫肌肤则见面色黧黑无泽；阳虚不能温煦肌肤则畏寒肢冷，下肢为甚；阳气不足，心神无力振奋则精神萎靡；由于气血运行无力，不能上荣于清窍则见面色白，头目眩晕；舌淡胖、苔白、脉沉弱而迟均为阳虚之证。

专业书籍中的中医语言艰涩难懂，那么通常而言，如果我们在生活中出现以下几种症状，就要警惕肾阳虚是否已经悄然而至了。

① 畏寒肢冷。

② 夜尿频多。

③ 腰膝酸软。

④ 性欲减退。

此外，肾阳虚的男子精冷，女子宫寒，容易出现不育的问题。那么究竟什么原因导致了肾阳虚呢？撇开先天因素不谈，后天不当的生活方式如吸烟、喝酒、作息不规律、纵欲、房事不节等均是导致肾阳亏虚的重要原因。

二、龟甲（胶）的适宜人群

中医认为龟甲（胶）味甘、咸，性微寒，归肝、肾经，具有滋阴、补血、止血的功能。主治肾阴亏损、热病伤阴、阴虚风动、骨蒸潮热、盗汗、腰腿酸软、筋骨痿弱、小儿囟门不合以及崩漏等病症。西医学的研究也表明龟甲（胶）对肾上腺皮质有明显的保护和预防萎缩作用，能提高肾上腺皮质的代偿功能，促进生长发育；还能兴奋子宫，加强收缩；对细胞调控、能量代谢有正向作用；对免疫功能有提升作用，同时还有抗衰老的作用。因此，临床上龟甲（胶）主要适用于以下人群：

① 肾阴亏损、肾阳不足或阴阳两虚人群。

② 老人和儿童身体虚弱、精神不振、腰腿酸软等辨证为肾虚证者。

③ 男女不育症，更年期综合征人群。

④ 功能性低热、肺结核、骨结核等引起的低热人群。

⑤ 肿瘤术后，身体虚弱人群。

⑥ 慢性肾炎、狼疮性肾炎、慢性肾盂肾炎导致的腰酸、蛋白尿等人群。

然而以上人群均为疾病患者，出现以上症状的人群须到医院就诊，由临床医生辨证论治，在医生的指导下用药治疗。因此龟甲（胶）的临床适用人群实际上是有临床医生把关，用药安全问题就会大大减少，故而在此只简单介绍，不多赘述。接下来着重介绍的是在没有医生指导的情况下，自行将龟甲（胶）作为补品使用时适用的人群。随着经济水平的不断增长，医学模式正在向“防治养”转变，“佛系养生”成了网络热门词，全民养生热潮在全国范围内席卷开来。谈到养生，必言中医药。而龟甲（胶）作为一味滋补名药，自然也受到了人们的青睐。然而由于缺乏专业的指导，很多人补到最后，钱没少花，但效果却不一定好，反倒是将身体补出了问题。要想取得良好的滋补效果，就要求人们必须弄清楚龟甲（胶）究竟适用于哪些人群日常食用。下面，笔者将龟甲（胶）的适用人群为大家细细道来。

1. 围绝经期人群

【相关概念】

围绝经期也就是更年期。世界卫生组织人类生殖特别规划委员会于1994年废除长期应用的“更年期”这一术语；推荐运用“围绝经期”一词，并对其概念做了阐述。围绝经期指妇女绝经前后的一段时期，是从卵巢功能开始出现衰退的征兆起至绝经后一年，即绝经过渡期加绝经后一年。围绝经期人群即处于围绝经期的妇女。

【人群特点】

围绝经期是女性由成年进入老年的特殊时期，是女性一生之中的必经阶段，年龄范围一般在40～65岁，这一时期，内分泌发生变化，生理和心理失去平衡，是疾病好发的“多事之秋”。绝经可以说是女性生理、心理上重要的转折点，在绝经过渡期间，卵巢功能减退，约2/3的妇女可出现一系列因性激素水平变化所引起的症状，如月经紊乱、烘热汗出、烦躁易怒、心悸失眠等。据报道，约有 90% 的妇女有程度不等的围绝经期综合征症状，其中 10% ～ 15% 的妇女因症状严重而就医，大多数妇女症状较轻或无明显症状。

【辨证施养】

中医认为，女性更年期综合征多以肾阴虚立论，认为本病的主要发病机制有以下几种。

第一，女性年届“七七四十九”，肾气渐衰，天癸枯竭，冲、任二脉虚衰，精血不足，结果导致阴阳失衡。

第二，乙癸同源，肾精不足可引起肝失所养，疏泄失常，肝郁气滞。

第三，肾阴亏损，阳不潜藏，脉失于濡养，脏腑气血不相协调，因此常常出现忧虑、闷闷不乐、欲哭寡言，记忆力减退，注意力不集中，夜间多梦，或者极易烦躁、多疑多虑，甚至喜怒无常等症状。

【龟甲妙用】

处于围绝经期的人群，除调节情志以外，可适当服用龟甲（胶）成品以滋补肝肾，清泻心肝之火。此外，古法熬制的龟苓膏也是不错的选择。

2. 神经衰弱人群

【相关概念】

神经衰弱指由于长期处于紧张和压力下，出现精神易兴奋和脑力易疲乏现象，常见症状有乏力和容易疲劳；注意力难于集中，失眠，记忆不佳，常忘事，不论进行脑力或体力活动，稍久即感疲乏；对刺激过度敏感，如对声、光刺激或细微的躯体不适特别敏感。神经衰弱人群即表现有神经衰弱症状的群体。

【人群特点】

任何年龄阶段的人群皆有可能成为神经衰弱人群。

从生长发育环境、幼年经历看，缺乏母爱、缺乏安全感，经受过重大分离性焦虑者易成为神经衰弱人群。家庭关系松散、危机四伏、缺少亲情，甚至在家庭破裂的单亲家庭成长起来的孩子易成为神经衰弱人群。

从职业特点看，从事高度紧张工作、心理压力较大的职业的人和脑力劳动者易成为神经衰弱人群。从生活阶段上看，处于青春期、婚恋期或涉及升学、恋爱、升迁、人际关系紧张等生活环境，或处于重大转折时期的人群易成为神经衰弱人群。神经衰弱人群主要有易烦恼、易激惹、易疲劳、易紧张四大特点。

【辨证施养】

神经衰弱属中医的“郁病”“失眠”“虚劳”“心悸”等范畴，多以阴阳失调立论，认为本病主要可分为以下几种证型：心脾两虚型，痰热内扰型，肾阴不足、精关不固型，肾阳不足、精关不固型，阴虚阳亢型，心肾不交型等。其中多数证型偏于阴虚，失眠心烦多见，且女性还可以出现月经不调，男性则出现阳痿、遗精、早泄等。

【龟甲妙用】

神经衰弱人群可服用含有龟甲（胶）制品，取其滋阴潜阳、养血补心之功。但特别需要注意的是，如果为痰热内扰实证类型的人群不宜服用。

3. 免疫力低下人群

【相关概念】

免疫力是一个通俗的说法，医学上说的免疫力是人体自身的防御机制，是人体识别和消灭外来侵入的任何异物（病毒、细菌等），处理衰老、损伤、死亡、变性的自身细胞以及识别和处理体内突变细胞和病毒感染细胞的能力。免疫力低下人群就是泛指机体抵抗病原微生物入侵能力低下的人群。

【人群特点】

免疫力低下人群最显著的表现就是容易生病。因经常患病，加重了机体的消耗，所以一般有工作经常提不起劲，稍做一点事就感到累了，去医院检查也没有发现什么器质性病变；感冒不断，且反复难愈；伤口容易感染；肠胃娇气；体质虚弱、营养不良、精神萎靡、食欲降低、睡眠障碍等；生病、打针吃药更是成了家常便饭。每次生病都要很长时间才能恢复，而且常常反复发作。长此以往会导致身体和智力发育不良，还易诱发重大疾病，罹患癌症。而免疫力低下人群通常是经常疲劳、精神压力大和睡眠不规律，罹患某种疾病或者大病初愈。

【辨证施养】

“免疫”一词，最早见于中国明代医书《免疫类方》，指的是“免除疫疠”，也就是防治传染病的意思，这与现代医学的免疫力不尽相同。事实上，西医学的免疫力相当于中医所说的正气。《黄帝内经》中指出：“正气存内，邪不可干。”也就是说，只要人体的正气充足，外邪就很难侵袭人体使人得病，而正气主要是以人体的气血津液为物质基础，一旦人体出现气血津液的不足，则正气虚弱病邪易袭。这与西医所说的“免疫力强悍的人病原体不易侵袭，免疫力弱的人容易患病”是一个意思。

【龟甲妙用】

《医灯续焰》中指出龟甲（胶）能“治诸虚百损，精少髓枯，肾衰，水道竭亡，血液干涸，一切阴不足之证”。而现代研究也表明，龟甲（胶）能提高单核吞噬细胞系统的功能，能对抗免疫抑制剂对细胞免疫的抑制作用，并对白细胞下降有保护作用，能提高免疫抑制状态下的脾和胸腺的重量和功能，使淋巴转换率和血清 IgG 升高。因此，免疫力低下人群可适当服用含有龟甲（胶）成分的保健品，以提高机体免疫力。

4. 低生育力人群

【相关概念】

生育力又称为繁殖力、生殖力，是用于表示动物生殖机能的强弱和生育后代的能力。低生育力人群就是泛指生育后代能力低下的适龄期人群。

【人群特点】

低生育力人群最显著的表现就是生育能力低下。由于不当的生活方式、负面情绪以及先天因素影响，男性主要表现为无精症、少精症、弱精症，生育能力低下。女性主要表现为月经不调和排卵障碍，二十几岁、三十几岁的病人已发生闭经、月经量少甚至卵巢功能早衰等症状。宫外孕、自然流产、死胎、胚胎发育不良、胎停育等明显增加。

【辨证施养】

中医认为生育能力与天癸密切相关。天癸是肾中精气充盈到一定程度时产生的具有促进人体生殖器官成熟，并维持生殖功能的物质。在男子为精，在女子为血，《类经·藏象类》中说："气化为水，因名天癸……其在人身，是谓元阴，亦曰元气。"男子肾亏精冷，性欲减退，女子精血亏虚，皆表现为生育力低下。

【龟甲妙用】

龟甲（胶）能"治精少髓枯，肾衰，水道竭亡，血液干涸，一切阴不足之证"。现代研究表明，龟甲（胶）能增加小鼠生殖腺包括睾丸、子宫、前列腺、精囊腺的重量，促进生长发育，还能兴奋子宫，加强收缩。因此，低生育力人群可适当服用含有龟甲（胶）成分的保健品，可以促进生育能力。

5. 高血压前期人群

【相关概念】

高血压前期指无降血压药物治疗的前提下，两次或者两次以上不同时间坐位测量的收缩压在 120 ～ 139mmHg 之间和 / 或舒张压在 80 ～ 89mmHg 之间。高血压前期人群即指血压介于正常与高血压之间的人群。

【人群特点】

高血压前期人群是高血压病人的潜在人群，一般可表现为夜间入睡困难、情绪波动大、头痛等症状，也可无明显症状。2010 年修订版《中国高血压防治指南》数据显示，我国目前大概有 2 亿高血压患者，高血压前期人群占总人口的 34%，正常血压人群不到一半。尽管积极开展了多项大规模防治工作，但仍避免不了“三高”（高发病率、高致死率、高致残率）“三低”（低知晓率、低控制率、低治疗率）的现状。国内外多项研究表明，高血压前期人群 10 年后进展为高血压病的概率为 50% 左右，对于老年高血压前期人群，这一数据高达 90%。

【辨证施养】

高血压前期的辨证可以按高血压病辨之。中医认为，高血压病的病位在脑，初起时与肝脾相关，继而影响到心肾，最终导致心肝脾肾俱损。病理变化主要是心肝脾肾的气血阴阳失调，病理因素不外乎风、火、痰、瘀、虚，属于本虚标实证。其发病初期为实证、热证，久则肝、脾、肾等三脏出现亏虚。故临床上采用疏肝、滋阴、化瘀等方法为治疗高血压的主要法则，根据患者的标本缓急佐以活血化瘀、凉肝息风、滋补肝肾、养血平肝等方法，调整患者体内的阴阳平衡、补虚养血，最终纠正高血压。

【龟甲妙用】

龟甲（胶）甘寒滋润，咸寒沉降，既善补肝肾之阴，又善镇潜上越之浮阳，每用治阴虚阳亢、肝阳上扰、头晕目眩、面红目赤、急躁易怒等症。因此高血压前期人群，尤其是高血压前期肝肾阴虚、肝阳上亢者可服用龟甲（胶）制品。

6. 骨质增生人群

【相关概念】

骨质增生症指由于中年以后体质虚弱及退行性变，长期站立或行走及长时间保持于某种姿势，或由于肌肉的牵拉、撕脱、出血，血肿机化，形成刺状或唇样的骨质增生。骨质增生人群即发生骨质增生的人群，一般以中老年人为主，近年来有年轻化趋势。

【人群特点】

骨质增生人群多为 45 岁以上的中年人或老年人，男性多于女性，常用腰部活动的重体力劳动者及运动员易患此病，最常见于膝、髋、腰椎、颈椎、肘等关节。而近些年腰椎骨质增生年轻患者的比例在增加，长期久坐、久立，长时间维持同一个姿势工作的族群都可能发生，如电脑族、老师、会计、司机、打字员、手工艺品制作者等腰椎容易发生骨质增生。骨质增生是体现人体衰老的一种正常退化现象，到了一定年龄，每个人在活动较多而且负重较大的关节如颈椎、膝关节、腰椎等都会有不同程度的骨质增生。

【辨证施养】

骨质增生在中医属于“骨痹”的范畴。中医认为本病发生多由于气血不足、肝肾亏虚，风寒湿邪侵入骨络或跌仆闪挫，伤损骨络，以致气血瘀滞，运行失畅，不通则痛。由于骨质增生可发生于全身各部，临床表现也就错综复杂，但治则总以补肾健骨、扶正祛邪、活血化瘀、软坚消肿、疏通经络等法为要。

【龟甲妙用】

龟甲（胶）为血肉有情之品，骨质增生人群可服用龟甲（胶）制品，取其善滋阴补肾、强健筋骨之功。

除以上人群外，龟甲（胶）尤其适用于阴虚之人，在下文龟甲（胶）的适宜体质之中会全面介绍，故此处略过。

三、龟甲（胶）的适宜体质

中医历来重视体质，认为体质对亚健康或疾病的发生发展有重要影响。中华中医药学会2009年发布的《中医体质分类与判定标准》认为：体质是指人体生命过程中，在先天禀赋和后天获得的基础上所形成的形态结构、生理功能和心理状态方面综合的、相对稳定的固有特质，是人类在生长、发育过程中所形成的与自然、社会环境相适应的人体个性特征。由其概念可知，体质对人的影响是全方位的，体质的形成过程也是长期和复杂的。《中医体质分类与判定标准》将人体分为九种体质，分别为：平和质、气虚质、阳虚质、阴虚质、气郁质、痰湿质、湿热质、血瘀质、特禀质共9种。这9种体质之中除平和质表示人体阴阳之气平和、没有气血失衡外，其余8种体质都已出现阴阳失调，气血乖违，中医将平和质以外的其他体质都称为偏颇体质。在这列出来的9种体质中，龟甲（胶）由于其自身强大的滋阴益肾的作用主要适用于阴虚质和血虚质，同时作为“血肉有情之品”，适当配伍补气药、补阳药、行气药亦可以用于气虚质、阳虚质、气郁质。龟甲（胶）由于较为滋腻、长期或大量运用有加重脾胃负担、影响脾胃运化吸收功能的可能，而痰湿质、湿热质的人群多数是因为脾胃功能受损才生痰生湿，因此龟甲（胶）一般不可用于痰湿质及湿热质人群。

1. 阴虚质

阴虚质是常见的偏颇体质。有学者利用流行病学调查方法对人群的中医体质分布进行了调查，结果显示阴虚质是除阳虚质（13.6%）、气虚质（12.4%）之外第三多的偏颇体质，占比达 11.6%。阴虚质顾名思义即是以阴液、阴精亏少为主的一种体质。以下是《中医体质分类与判定标准》中对阴虚质的描述。

总体特征：阴液亏少，以口燥咽干、手足心热等虚热表现为主要特征。

形体特征：体形偏瘦。

常见表现：手足心热、口燥咽干，鼻微干，喜冷饮，大便干燥，舌红少津，脉细数。

心理特征：性情急躁，外向好动，活泼。

发病倾向：易患虚劳、失精、不寐等病；感邪易从热化。

对外界环境适应能力：耐冬不耐夏；不耐受暑、热、燥邪。

由此可见，阴虚质的表现多种多样，可表现为肺阴虚之口燥咽干、心阴虚之不寐健忘、肝阴虚之性情急躁、肾阴虚之失精手足心热，还可表现为多脏虚损之虚劳，因此临床许多亚健康者易呈现阴虚体质。由于龟甲（胶）的主要作用为填补肝肾之阴，因此其治疗阴虚体质之肝肾阴虚较为适宜。

阴虚质之人易出现如下几种症状。

（1）骨蒸潮热

【相关概念】

阴虚质的人因为阴液亏虚、阳气相对过盛，易出现发热或体温虽不升高，但自觉发热。肾阴虚的患者由于肾精不足，相对其他阴虚发热更有其特点，可表现为手足心热甚至骨蒸潮热。潮热大意是指发热的时机如潮汐涨落有定时，多数是突然感到面颈部与胸部皮肤强烈发热甚至大量出汗，这些部位的皮肤可有弥散性或片状发红，同时伴有焦虑、易怒、恐慌，之后机体表皮血管舒张，体温随之下降。骨蒸发热的“骨”表示深层的意思，“蒸”是熏蒸的意思，形容阴虚潮热的热气自里透发而出，故称为骨蒸。此类患者多数病程较长、形体瘦削，龟甲（胶）治之正合其宜。

【发生特点】

许多疾病在其中后期都可出现骨蒸潮热，如肺结核、更年期综合征等。下面以女性的更年期综合征为例阐述肝肾阴虚相关的骨蒸潮热的发生特点。女性约在 50 岁进入更年期，其中部分女性在更年期可出现烦躁易怒、心悸失眠、腰背酸楚、面浮肢肿、皮肤蚁行感、情志不宁等症状。潮热汗出是女性更年期综合征常见症状之一。中医学认为，更年期综合征乃肾精亏虚、天癸衰竭、精血不足、冲任不通所致。《素问·上古天真论》云：“女子七七，任脉虚，太冲脉衰少，天癸竭。”天癸将竭，乃肾之阴精不足。因精血同源，肾精渐亏，不能化而为血，以致肝血不足，阳失潜藏，肝阳偏旺，热迫津液外泄而见潮热汗出，以肝肾阴虚最为常见。

【龟甲妙用】

有学者以龟甲养阴片治疗更年期综合征的潮热盗汗，龟甲养阴片是一种中成药，其主要组成为制龟甲、覆盆子、制鳖甲、盐炒车前子、煅石决明、制菟丝子、炒山药等中药。使用方法为口服，1 次 8 ～ 10 片，1 日 3 次服。龟甲养阴片中制龟甲、制鳖甲滋阴潜阳，清虚热为君药；覆盆子、制菟丝子、制何首乌、牛膝、枸杞子、狗脊补肝肾之精血以滋天癸之源为臣；炒山药、桑椹、熟地黄、当归、女贞子滋阴补气血；煅石决明、龙骨、牡蛎、紫贝齿、珍珠母、五味子助君药收涩止汗；生地黄、牡丹皮、泽泻、茯苓、车前子清热凉血泄热；山楂、丹参活血化瘀、凉血清心。据其报道治疗效果很好，可见阴虚体质有骨蒸潮热表现的人可以适当服用含龟甲（胶）的保健品或中成药。

（2）盗汗

【相关概念】

盗汗是指睡时出汗，醒后汗止的汗出异常表现。中医认为盗汗多为阴虚血亏、阴阳失调所致。盗汗中所谓“盗”，是指其出汗的方式特别，如小偷一样，趁人睡着时偷偷出现，醒来后汗就收了。

【发生特点】

中医特别重视阴阳，阴阳学说是中医的最基本理论之一。阴阳学说认为阴阳应当处在动态平衡之中，人才会健康。一方的亢盛就会导致另一方的虚弱，就是阴阳的互相制约，同理当一方特别虚弱时也会造成另一方相对的亢盛。因此在阴虚时，阳就会相对亢盛，阴不敛阳，津随阳泄就会出现盗汗；同时可由于血亏血不养心，阳气浮越导致睡中盗汗。治疗上可以运用气阴双补、养血安神等治法。龟甲（胶）作为养阴圣品，通过补齐亏损的阴，以制约相对亢盛的阳，以达阴阳平和而止盗汗的作用。

【龟甲妙用】

临床有许多含龟甲（胶）的用于治盗汗的方子。试举几例：

① 兰福林自拟黄芪龟甲止汗汤：方中含生黄芪 30 克，龟甲 30 克（先煎），当归身 30 克，糯稻根 30 克，浮小麦 30 克，白芍 15 克，玉竹 15 克，白术 12 克，石斛 10 克，防风 10 克，甘草 6 克，每日 1 剂，水煎分 3 次服，食欲欠佳者加焦麦芽、焦神曲、焦山楂各 30 克。

方中龟甲滋阴养血补心；黄芪、白术补气固表，止汗；玉竹、石斛滋阴除热；当归身补血；白芍补血敛阴止汗；甘草补脾益气并调和各药；防风配黄芪、白术健脾固表；浮小麦、糯稻根功专止汗。全方具有补气血、滋阴生津、健脾、固表止汗、调补阴阳等作用。

② 鳖甲龟甲甲珠汤方：龟甲（胶）还可配合其他甲，如鳖甲、穿山甲共用以滋阴养血

止汗，可治顽固性盗汗。

鳖甲（先熬)12克，龟甲（先熬)12克，山甲珠（先熬)10克，人参10克，葛根10克，石斛12克，山茱萸12克，黄连10克，浮小麦18克，煅牡蛎15克（先煎），段瓦楞子12克（先煎），每日一剂，水煎服。

③ 大补阴丸：刘某，男，35岁，工人。1983年9月7日初诊。素体虚弱，曾患肺结核病。近二周来，午后低热，夜间盗汗。咳嗽少痰，腰膝酸软，经服多种西药罔效，后转中医求治。诊见：舌质红，少苔，脉沉细无力。证属肺肾亏损，虚火上炎，治宜养阴清热，润肺化痰，止汗，用大补阴丸加减治疗：熟地30克，龟甲25克（先煎），知母10克，地骨皮20克，麦冬15克，百合25克，当归15克，贝母15克，桔梗10克，白芍10克，煅龙骨、煅牡蛎各20克（先煎），水煎服。连服9剂，盗汗遂止。嘱继服百合固金丸，每次1丸，日服3次以善其后。1年后追访未见其疾复发。

（3）遗精、早泄

【相关概念】

遗精是指在非性活动时精液自行泄出的一种症状，为临床男科、泌尿外科中常见病之一，以青壮年多见。若频繁遗精，患者往往伴有全身乏力、精神萎靡，严重影响患者的工作和学习。目前学术界对于早泄的定义尚有一定的争议，普遍接受的是美国精神病协会给出的主观性定义：在插入前或插入后短时间内射精，射精非患者所愿，导致患者或患者和性伴侣感觉沮丧，这种情形持续或反复发生且并非物质的直接结果。遗精、早泄是男性常见性功能障碍，随着现代人们生活方式的改变、环境污染的加重，男性性功能障碍愈发严重。

【发生特点】

中医认为肾主藏精，主生殖，男性性功能障碍多与肾有关。若肾气不足，则精关不固，精易外泄，故早泄。若肾阴亏虚，则心火亢盛，君火不宁，扰动精室，而致早泄。同时肾虚精关不固，可以出现遗精。治疗肾虚导致的遗精、早泄重点在固肾培元。对于肾气亏虚者，则偏重于补益肾气，固涩精关；对于肾阴不足者，则偏重于滋阴补肾去心火。在治疗过程中嘱患者要劳逸适度，房事有节，既不可纵欲，也不要禁欲。龟甲（胶）作为滋肾佳品，对培固肾元大有裨益。

【龟甲妙用】

临床治疗男性遗精早泄时龟甲（胶）为常用之品。试举一案：患者谢某，素有梦遗，每于性生活时，出现阳易举却一触即泄之象。有夜间发热、盗汗、腰酸软等病症。用大补阴丸加味治疗：黄柏、知母、枸杞子、山茱萸、牡丹皮各12克，生地黄、牡蛎、龟甲各30克，金樱子、芡实各20克，猪脊骨（原方猪脊髓购买不便，故改为骨）100克。服药4

剂后，诸症均有减轻，按原方再服至20余剂，早泄、梦遗有明显好转。因服汤药不便，用原方猪脊髓与上述药物做成丸药，早晚各服10克，淡盐汤下，连服一个月，已无早泄，梦遗。妻已怀孕。

古籍中也有许多关于龟甲（胶）治疗遗精早泄的记载。如：

① 大补阴丸治左尺肾脉洪大或数，遗精水血，壮水之要药。黄柏（盐酒炒）、知母（盐酒炒，各四两），龟板（酥炙）、熟地（各六两），上为末，炼蜜和猪脊髓为丸，如桐子大，每服七十丸，空心盐白汤下。（《广嗣要语》）

② 治自遗无梦者。人参（三钱），远志肉（八分），茯神（三钱），石菖蒲（七分），龙骨（三钱生用），龟板（四钱）。（《医方简义》）

③ 龟鹿二仙膏治瘦弱少气，梦遗泄精，目视不明，精竭之症。鹿角（十斤），龟板（五斤），枸杞（一斤），人参（一斤），先将鹿角、龟板锯截刮净，水浸桑火熬成膏，再将人参、枸杞熬膏和入，每晨酒服三钱。（《银海指南》）

（4）痿病

【相关概念】

痿病最早见于《黄帝内经·素问》，在《素问·痿论》篇较为详细地阐明了发病机理。各代医家对痿病认识大同小异，均认为以筋肉无力、不能运动、肢体不能随意运动为主要表现。痿病包含现代医学的多种疾病，如重症肌无力、运动神经元病等，皆影响到神经、肌肉等组织。《神农本草经》明确记载龟甲可以治疗“四肢重弱”。

【发生特点】

中医认为痿病的发生与肺胃关系密切，同时与肝肾也密切相关。如张景岳《景岳全书》写到“痿证之义……元气败伤，则精虚不能灌溉，血虚不能营养者，亦不少矣。若概从火论，则恐真阳亏败，及土衰水涸者，有不能堪，故当酌寒热之浅深，审虚实之缓急，以施治疗，庶得治痿之全矣。”清朝的《临证指南医案》提到：“夫痿症之旨，不外乎肝肾肺胃四经之病，盖肝主筋，肝伤则四肢不为人用，而筋骨拘挛，肾藏精，精血相生，精虚则不能灌溉诸末，血虚则不能营养筋骨。”中医认为肾主骨，生髓。肾精不足，则可以出现骨痛、骨痿，行步不利，甚至痿痹瘫痪。治疗因肝肾阴虚引起的痿病，重点在补肾强骨，培植肾元。

【龟甲妙用】

古籍有许多关于用龟甲（胶）治疗痿病的记载：

① 虎潜丸治肾阴不足，筋骨痿软，不能步履。龟板、黄柏（各四两），知母、熟地（各二两），牛膝（三两五钱），芍药（一两五钱），锁阳（一两），虎骨（一两），当归（一两），陈皮（七钱五分），研为末，煮羯羊肉，捣为丸，桐子大，淡盐汤下。（《医宗金鉴》）

② 治痿神方，及诸虚不足，腰腿疼痛，行步无力等症。黄柏、知母、熟地（各三两），龟板（四两，炙），白芍、当归、牛膝（各一两），虎胫骨（酥炙）、锁阳、陈皮（各一两半），干姜（五钱研末），酒煮羯羊肉一斤，切片微火焙，研末和上诸药，炼蜜为丸，梧子大，每服五十丸，姜汤、盐汤、酒，随意送下。(《医学实在易》)

③ 补益丸治痿：龟板（酒炙，一两），锁阳（酒浸，一两），生地（酒浸，一两半），归身（酒浸，一两），陈皮（一两），牛膝（酒浸，一两），白术（二两），干姜（七钱半），黄柏（炒，半两），虎胫骨（酒炙，半两），五味子（二钱），茯苓（半两），白芍药（酒浸，一两）甘草（炙，一钱），菟丝子（酒蒸熟，研如糊，入余药末，晒干），诸药为末，紫河车为丸。如无紫河车，猪脑骨髓亦得。(《丹溪心法》)

④ 龙虎丹治痿：败龟板（酒炙），虎骨（酒炙），黄柏（酒炙），干姜（二钱半），锁阳（七钱半），金箔（十片），神曲，如懒言语，加山药末七钱。上为末，糯粉糊为丸，空心白汤服。(《古今图书集成・医部全录》)

⑤ 虎潜丸治痿：龟板（四两），知母（二两），黄柏（四两），熟地（二两），牛膝（三两半），锁阳（一两），虎骨（炙，一两），当归（一两），芍药（一两半），陈皮（七钱半），干姜（半两），上为末，酒糊丸。加附子，治痿厥如神。(《古今图书集成・医部全录》)

（5）骨质疏松

【相关概念】

骨质疏松症是以骨量减少和骨微结构破坏为特征，致使骨的脆性增加以及易于发生骨折的一种全身性、代谢性的骨骼疾病。老年人，尤其是老年女性多见，其临床表现主要是疼痛和肌无力，其次为身长缩短、驼背、骨折。

【发生特点】

骨质疏松多与肾精虚有关，后世医家多以肾虚立论，强调肾精不足、不能濡养筋骨所致。老年骨质疏松症的发生与机体衰老密切相关，其中肾虚、脾虚、血瘀为本病的主要病机，尤以肾虚为主。

【龟甲妙用】

中国中医科学院李跃华教授认为骨质疏松依据其病情的发展，可依次分为肾虚型、脾肾两虚型、脾肾两虚兼有血瘀型，其中肾虚型采用劲骨坚 1 号方加减治疗。肾虚型的临床表现是周身骨痛，腰背酸软疼痛，常易抽筋。

次症：不能持重，头晕眼花，舌质偏红或淡。

治法：滋补肝肾，壮骨生髓。可以采用其所制之方劲骨坚 1 号。

药物组成：熟地黄 30 克，山茱萸 10 克，菟丝子 10 克，盐龟甲 15 克，怀牛膝 15 克，骨碎补 15 克，杜仲 15 克等。现代研究也表明，龟甲胶的提取物具有雌激素样作用，可以增强去势大鼠抗骨折的能力，对去势造成的骨质疏松症也有一定的治疗作用。

（6）小儿发育不良

【相关概念】

小儿发育不良是指由于先天禀赋不足或后天失于调养，导致小儿与同年龄同性别的儿童相比，身高较矮和（或）体重较轻，或伴有其他系统发育较同年龄同性别儿童明显滞后，如出现中医所称“五迟”（立迟、行迟、语迟、发迟、齿迟）“五软”（头项软、口软、手软、足软、肌肉软）。

【发生特点】

儿童与成人的主要不同在于其处于生长发育的阶段，中医认为肾是先天之本，肾精充足对正常的生长发育起重要作用，肾精可以化生天癸，天癸对性成熟至关重要。因此肾精不足可以造成儿童发育不良、性成熟延迟。

【龟甲妙用】

早在《神农本草经》中就已写明龟甲“主……小儿囟不合”。清代《冯氏锦囊秘录》载：龟甲，专补阴衰，善滋肾损，复足真元，可用于治疗小儿囟门不合。《何氏虚劳心传》载可以六味地黄丸加龟甲、牛膝、鹿角、虎胫骨治之，也可以虎潜丸治之。

2. 血虚质

中医认为血由水谷精微及肾精所化生，血含有人体所需的丰富的营养物质。血在脉中循行，内至五脏六腑，外达皮肉筋骨，不断地对全身各脏腑组织器官起着濡养和滋润作用，以维持各脏腑组织器官发挥生理功能，保证了人体生命活动的正常进行，中医将这一功能称之为血的濡养功能。血的另一项重要功能是化神，血是机体精神活动的主要物质基础，《素问·八正神明论》说：“血气者，人之神，不可不谨养。”《灵枢·平人绝谷》说：“血脉和利，精神乃居。”说明人体的精神活动必须得到血液的营养，只有物质基础的充盛，才能产生充沛而舒畅的精神情志活动。因此虽然血是有形的物质，相对于气而言属阴，血虚的表现与阴虚也有部分类似，但由于血自身的功能特点决定了血虚与阴虚有很大的不同。血虚体质与阴虚体质相比也有很大的不同。

血虚质虽然不见于中华中医药学会发布的《中医体质分类与判定标准》之中，但临床中血虚质是常见的病理体质，尤其是妇女。中医认为女性“以肝为先天”，即妇女的生长、发育、经、带、胎、产等生理现象，均与肝有密切关系。肝主藏血，肝的功能正常需要其藏血的功能正常，而妇女由于经、带、胎、产等生理原因，易造成失血，而使肝正常生理功能发挥受限，易形成血虚质。

大致而言，血虚质就是人体血液质和量不足的状态，女性多于男性，老年人亦多见。血虚质者其不适表现为血虚症状，由于肝主藏血，心主行血，心肝二脏与血关系非常密切，因此血虚质多以心肝血虚为主。

一般来说，血虚体质的人性格较内向、胆怯，免疫力较低；血虚体质者比其他体质的人更容易患贫血、痔疮、习惯性便秘等；女性则容易患不孕、功能性子宫出血、容貌过早衰老等；同时易出现头晕眼花、失眠、视力减退、形体消瘦等症状。

如前所述，血的化生来源主要是水谷精微及肾精，肾精的充足对血的不断生成起着关键的作用。龟甲（胶）作为益肾填精的要药，通过滋补肾精，也可间接地促进血的化生，对血虚起一定的作用，同时龟甲（胶）自身还有直接的促进生血作用，对血虚质的临床症状改善有一定帮助。

血虚体质的特征：面色苍白或萎黄，头发枯黄，唇色及指甲淡白，指甲变软，易裂；起床或起立过快时，易出现头昏眼花，劳累易头痛；心慌，健忘，失眠多梦；手足发麻，冬季皮肤干燥瘙痒；怕冷不怕热；女性月经减少或延迟；舌质淡，脉细无力等。

血虚质之人易出现如下几种症状。

（1）崩漏

【相关概念】

女子在经期阴道大量出血或持续淋沥不断者，称为“崩漏”。崩漏在女性青春期及更年期较为多见，中医一般称出血量多，来势急，病情重的为崩；出血量少，淋沥不断，来势缓，病情轻的为漏。

【发生特点】

女子崩漏原因较多，可由血热迫血妄行或瘀血阻滞脉道造成血不循经而出血，另外还有血虚日久，造成血行异常而致崩漏。

【龟甲妙用】

古代就有许多文献记载龟甲（胶）用于崩漏。如：

① 固经丸治经水过多不止。黄芩、龟板、白芍药（各一两），樗根白皮（七钱半），黄柏（炒，三钱），香附（童便浸一宿，焙干，二钱半），上为细末，酒糊为丸，如梧桐子大，每服七十丸，白汤下。（《丹溪心法》）

② 经水多，去不能住，以三补丸加莎根、龟板、金毛狗脊。（三补者，芩、连、柏也。）（《医学纲目》）

③ 补遗固经丸治妇人经水过多。黄柏（炒三钱），黄芩、龟板（各一两），白芍（四钱），樗根皮（七钱），香附（童便浸一宿，二钱五分），共为末。酒丸清汤下。（《女科旨要》）

从以上古籍节选可见，龟甲（胶）治疗崩漏确有其源。现在临床也颇为常用，且龟甲（胶）有时能起沉疴治顽疾。

举一验案：有一女，38 岁。主诉血下淋沥 3 月余，贫血貌，经诸医诊治，病情未见起效。接诊时见面色潮红，五心烦热，血下淋沥，量少色红，少腹隐痛不适，精神不振，伴腰酸乏力。观其形消体瘦，舌红口干，苔薄少津，六脉细数。患者求诊于山西平遥中医院，医以四物汤加龟甲一味（当归 15 克，川芎 5 克，炒白芍 12 克，生地黄 24 克，龟甲 24 克）。2 剂，水煎服，每日 1 剂。3 日后患者复诊，言服药后血下已停，精神状态好转。后以前方加黄芪 30 克，焦白术 15 克，增加其健脾益气之力。5 剂，并嘱其加强营养。患者药后诸病悉除。

本案作者在分析病案时认为：此方以四物汤重生地，意在养阴和血，方妙在龟板一味。龟板乃乌龟之下壳，独善养阴，有“龟千岁”之美誉。其性平或微寒，味咸、甘，《神农本草经》云其“久服轻身不饥”，由于龟板善于养阴，补肾又健筋骨，临床产后用于肾阴不足所致的骨蒸潮热，吐血、衄血、崩漏、遗精、带下、腰痛等阴虚不足所致的虚弱病症。本案患者，崩漏日久，血虚及阴，阴虚内热，五心烦热，非大剂龟板难以滋养。因该患者体虚，难以承受药力，故仅以四物加龟板，由此也可见龟甲（胶）治疗血虚之崩漏颇为有力。

（2）更年期综合征

【相关概念】

女性进入更年期，除因阴虚导致前述的潮热骨蒸之外，还可由于血虚导致出现多种不同的临床表现。如更年期综合征患者常有情志变化不定，思虑过多、惊恐、多疑等表现。

【发生特点】

更年期综合征与肝肾阴精不足有密切关系。明代医家张景岳言：“凡思虑劳倦、惊恐、忧疑，及别无所累而常多不寐者，总属真阴精血之不足，阴阳不交，而神有不安其室耳”，肾精不足，肝血亏虚，心失所养，故患者常出现以上症状，治应注意填精养血。更年期女性的主要变化是月经周期出现不规律到最终绝经，中医认为出现这种现象的主要原因是肾精的日益衰竭。《素问·阴阳应象大论》曰：“年四十而阴气自半也，起居衰……肾气盛，月经始；肾气衰，月经绝。”女性年届七七（即 49 岁），肾气渐衰，天癸渐竭，肾阴不足，可出现阴血暗耗，虚热内生，故临床出现月经或前或后，经量时多时少。甚至有夜寐不安或眠差多梦，心烦易怒，口干，更年期时肾气不足，水亏不足以涵养肝木，则肝气郁结，胸闷叹息，情绪异常。在治疗更年期综合征时要注意同时滋补肝肾、清泻心肝之火。

【龟甲妙用】

中医治疗更年期综合征常从肝肾二脏辨证治疗，龟甲（胶）颇为常用。

举一验案：陈某，女，48 岁，2014 年 3 月 21 日初诊。近半年来患者出现潮热汗出，面部自发性烘热阵作，眠差多梦，易惊醒，夜间盗汗较明显，近 1 月来因家庭琐事上症加重，日发作 10 余次，伴心烦易怒，两胁胀痛，平素月经周期基本规律，量偏少，经色暗，经前双乳胀痛，饮食正常，小便调，大便偏干，舌质红，苔薄黄，脉弦细。B 超：子宫附件未见明显异常。诊断：经断前后诸证，辨证为肾虚肝郁型，治以滋肾清肝。

处方如下：醋龟甲 10 克（先煎），阿胶珠 10 克，熟地黄 10 克，生地黄 10 克，山药 15 克，酒山茱萸 10 克，牡丹皮 10 克，茯苓 10 克，浮小麦 30 克，炒酸枣仁 10 克，钩藤 15 克（后下），郁金 15 克，甘草 6 克。7 剂，1 日 1 剂，水煎服，1 日 2 次早晚分服。

二诊：2014 年 3 月 28 日，患者自诉服药后症状明显缓解，但夜间睡眠仍差，梦多易惊醒，医生按上方加煅龙齿 30 克（先煎），生牡蛎 20 克（先煎），生龙骨 20 克（先煎），首乌藤 15 克，10 剂，1 日 1 剂，水煎服，1 日 2 次早晚分服。并嘱患者起居有常，恬静心神，勿劳怒耗气。半月后电话随访患者，自述服药后症状悉除，夜间能睡 6 小时左右，故未再随诊。

四、龟甲（胶）适宜的亚健康状态

1. 目干涩

【相关概念】

亚健康状态下的目干涩是指眼睛缺乏精血滋养而导致双目干燥、涩痛、视物模糊的一组临床常见症状，可伴有畏光、口干等表现，但并非指各种疾病引起的两目干涩。

【发生特点】

本症以女性多见。目干涩的主要中医病机为气血津液不足，尤其是肝肾不足。

【龟甲妙用】

由于龟甲（胶）为血肉有情之品，它明确的滋阴作用对填补肝肾之阴非常有益。在临床中可以选用龟甲（胶）用于治疗目干涩。古籍有记载：阴虚火旺，心肾不交，火搏水阴，以致瞳神细小，视物模糊。生地、山药、丹皮、茯苓、泽泻、黄柏、龟板、女贞子。（《银海指南》）

2. 耳鸣

【相关概念】

亚健康状态下的耳鸣是指无外界声源刺激，耳内或头部主观上有声音感觉，是一种症状而不是一种独立的疾病，也非相关疾病如耳蜗微循环病变、听神经损害、脑动脉硬化、糖尿病等引起的耳鸣。

【发生特点】

本症多见于中老年人，在年轻人中发病多见于女性。耳鸣常常是早期听力损伤的暗示或先兆，可能发展为耳聋。耳鸣的中医病机主要为肾虚髓海不足。

【龟甲妙用】

中医认为肾开窍于耳及二阴。常有老年人因年事日高，肾精日益亏少而出现重听、耳鸣等表现。当然临床上耳鸣不全是因为肾精亏虚所引起，但龟甲（胶）可以治耳鸣则是可以明确的，不仅临床常用，而且有古籍记载：有因阴虚火动者，磁石六味丸加减。有因病后虚鸣者，四物汤加盐炒知、柏。肾气丸加磁石、龟板。有因心肾亏、肝阳逆、虚风上旋蒙窍者，用填阴镇逆，佐以酸味入阴，咸以和阳。如山萸、地黄、磁石、龟板、天冬、麦冬、白芍、五味、牛膝、秋石。(《类证治裁》)

3. 头晕

【相关概念】

亚健康状态下的头晕是一种对空间移动或空间迷失的感觉，这种感觉可能是头部的感觉，也可能是身体的感觉，或两者皆有，多数描述为“整天昏昏沉沉，脑子不清，注意力不集中”，可伴有头痛、失眠、健忘、低热、肌肉关节疼痛和多种神经精神症状。

【发生特点】

基本特征为休息后不能缓解，但理化检查没有器质性病变，给头晕者的生活工作造成了一定影响。头晕的中医病机主要是气血亏虚、肝阳上亢等。亚健康头晕应该与疾病导致的头晕作明确区分。亚健康头晕是以头晕为主要症状，在排除引起头晕的全身或局部病变之后才能确诊。

【龟甲妙用】

龟甲（胶）治疗头晕临床常用。由于头晕多是长期反复发作，多数是中老年人，病久体虚之人，因此可以使用含龟甲的膏滋之方治疗。

试举一案：李某，男，71 岁。2005 年 12 月 5 日初诊。年逾古稀，精血亏损，素有眩晕之患，屡发二载有余，腰酸耳鸣，健忘失眠，口干咽燥，两目干涩，大便干结。舌质红、中裂、少苔，脉弦细。此乃肝肾阴虚之证也，适逢冬令藏精之际，炼以膏滋以滋养肝肾，扶正固本。

拟方：熟地黄、怀山药、山茱萸、枸杞子、菟丝子、怀牛膝、黄精、天麻、生白芍、白蒺藜、酸枣仁、柏子仁、当归身、炙远志、制首乌、炒杜仲、桑寄生、天门冬、麦冬、肥知母、女贞子、生地黄各 120 克，川石斛 200 克，炙甘草 40 克，石决明 300 克，冰糖、红枣、黄酒、龟甲胶、阿胶各 250 克。收膏。早晚各服一匙，开水冲服。该患者次年又逢冬令来诊，诉服膏方后眩晕发作明显减少，守原法再进一料膏滋药调理。2007 年 12 月 2 日三诊，诉眩晕已愈，精力渐复，再拟原膏方加减，以资巩固。

4. 夜尿多

【相关概念】

亚健康状态下的夜尿多，是指夜间排尿次数和量均增多（夜间尿量＞ 24 小时尿量的 35%），或每夜排尿≥ 2 次，或尿比重常低于 1.018，但 24 小时尿的总量并不增多，不包括各种疾病如高血压、糖尿病、前列腺增生、慢性肾小球肾炎、肾盂肾炎等引起的夜尿增多。

【发生特点】

夜尿多主要发生在中老年人，尤其是老年男性。夜尿多的中医病机主要是肾阳不足、肾气亏虚。

【龟甲妙用】

湖南地方土语有言“人老肾气衰、屙尿打湿鞋”，说明老百姓都已经认识到人上了年纪之后由于身体机能的下降会导致小便的异常。中老年人夜尿多也是如此。龟甲（胶）可以用于治疗夜尿多。

试举一验案：宋某，男，65 岁，于 2013 年 8 月 13 日因夜尿多而就诊。自述每晚起夜 3 ～ 4 次，伴多汗、腰酸，舌质红，苔薄白，脉沉。曾服六味地黄丸无明显疗效。医生认为此证属肾阴不足，治以大补阴丸加味。

处方：龟甲 20 克（先煎），黄柏 10 克，知母 10 克，生地黄、熟地黄各 20 克，枣皮 20 克，覆盆子 20 克，王不留行 20 克，莪术、升麻各 10 克。上方加水适量，水煎分三次服用，每日 1 剂。服药 7 剂后患者于 2013 年 8 月 20 日复诊诉夜尿次数明显减少，效不更方，继用上方 10 剂调理病愈。

古籍《成方切用》也记载龟甲（胶）可以用于治疗小便数（不仅是夜尿多）：

桑螵蛸散（寇氏）治小便数而欠。（数，便频也。欠，便短也。溺虽出于膀胱，然泌别者小也。小肠虚则便数，小肠热则便短。）能安神魂，补心气，疗健忘。人参、茯苓（一用茯神）、远志、石菖蒲（盐炒）、桑螵蛸（盐水炒）、龙骨、龟板（酥炙），一虚则便数，故以螵蛸龙骨固之（并能补肾涩精）。热则便欠，故以当归、龟板滋之。（《成方切用》）

5. 健忘

【相关概念】

亚健康状态下的健忘是指经常遇事善忘，可伴注意力不集中，头晕脑胀，神疲乏力，心悸不寐，腰酸乏力等，此症状持续 2 周以上，并应排除各种疾病（如抑郁症、精神分裂症、心功能不全等）导致的记忆力减退。

【发生特点】

处在亚健康状态下的气虚质、血虚质、阳虚质、阴虚质及痰湿质之人较易产生健忘，但通过适当的预防和护理是可以恢复的。

【龟甲妙用】

中医有一个治疗健忘的名方：孔圣枕中丹。孔圣枕中丹的具体组成及应用等在第五章“四、益肾治善忘——孔圣枕中丹”中已述及。在确定为亚健康状态失眠后，可以选用孔圣枕中丹予以调理。

6. 失眠

【相关概念】

亚健康状态下的失眠（或睡眠减少亚健康），是指经常（持续 2 周以上）不能获得正常睡眠，如入睡、续睡困难，多梦、易惊醒或睡眠不实、早醒等，晨起后有明显不适感或不解乏，并排除各种疾病（如抑郁症、精神分裂症、心功能不全等）导致的睡眠减少。

【发生特点】

现代医学所说的失眠是一种疾病。亚健康状态下的失眠与现代医学中的失眠有很大不同，其失眠持续时间比较短，发作频率不太高，日间的正常功能只受轻微影响。亚健康状态下的失眠多发生在学生、白领等高强度脑力劳动的人群，由于长期思虑过度，造成阴血亏虚，导致血不养心，出现失眠。

【龟甲妙用】

临床调理亚健康状态下的失眠可以通过龟甲（胶）与其他治失眠的药物配伍使用，达到养血补心、助眠安神的作用。常用组合有龟甲（胶）与莲子心。其中龟甲（胶）滋阴潜阳，味甘、咸，性平或微寒，归肝、肾、心经。莲子心味苦，性寒，清心去热，止血涩精，治心烦、口渴、吐血、遗精，平和五脏之气。《本草再新》云：“清心火，平肝火，泻脾火，降肺火。消暑除烦，生津止渴，治目红肿。”此二味主要用于治疗阴虚内热所致心烦或阴虚火旺所致口舌生疮、失眠多梦。常用剂量：龟甲（先煎）20 ～ 30 克，莲子心 6 ～ 12 克。

7. 自汗

【相关概念】

亚健康状态下的自汗是指不因劳累、炎热、衣着过暖、服用发汗药等因素而时时汗出、动辄益甚的汗出异常症状，又称自汗出。

【发生特点】

自汗是中医的一个证候，在许多疾病过程中都可能出现自汗。亚健康状态下的自汗是指排除了可能引起自汗的现代医学意义上的疾病之后的，以自汗为主要表现的一种不适状态。这种自汗多数比较轻微，持续时间也相对较短。

【龟甲妙用】

可以用龟甲（胶）进行治疗的自汗多数是阴虚造成的自汗。阴虚自汗的特点是出汗的量比较少，汗稍黏，无明显异味和颜色，在出汗时多伴有轻微的发热或自觉发热。古籍记载：

旬日后汗出昏瞀，医皆束手，孟英勘之曰：此真阴素亏，过服升散，与伤寒误发少阴汗同例，下竭则上厥，岂得引亡阳为比，而以附桂速其毙耶？以元参、地黄、知母、甘草、白芍、黄连、茯苓、小麦、龟板、鳖甲、牡蛎、阿胶为大剂投之，得愈。(《王氏医案绎注》)

8. 盗汗

【相关概念】

亚健康状态下的盗汗是指睡时出汗、醒后汗止的汗出异常表现。亚健康状态下之盗汗，不包括各种疾病（如痨病、佝偻病和温热性外感病等）所致之盗汗。

【发生特点】

亚健康状态下的盗汗与阴虚体质的盗汗比较类似，只是亚健康状态下的盗汗多数比较轻微，而阴虚体质的盗汗则可轻可重。具体见本章“一、龟甲胶的适宜证候”阴虚体质之盗汗。

【龟甲妙用】

具体见阴虚体质之盗汗。

9. 营养不良倾向

【相关概念】

营养不良以体重低于标准体重的 10% ～ 20% 为标准。一般体检不易发现明显的异常，机体测量指标和生化指标接近正常值，不影响免疫力和创伤愈合，仅表明热量和蛋白质摄入不足使营养指标下降，体力下降，并可伴有某种维生素和矿物质缺乏的表现。

【发生特点】

以婴幼儿和老年人多见。

【龟甲妙用】

临床调理营养不良多数采用食疗或膏方的方法进行滋补，如常用的固元膏等，也可选用中成药如龟鹿二仙胶，阴阳双补。《医方考・虚损劳瘵门》记载龟鹿二仙胶治“精极者，梦泄遗精，瘦削少气，目视不明”：鹿角（血取者，十斤），龟板（五斤），枸杞子（三十两），人参（十五两），上件用铅坛如法熬胶，初服酒化钱半，渐加至三钱，空心下。

10. 免疫力下降

【相关概念】

人们通常把人体对外来侵袭、识别和排除异物的抵抗力称为“免疫力”，免疫力下降即当人身体在受到外来的侵害时，如细菌、病毒入侵时，身体抵抗能力下降的状态。

【发生特点】

免疫力下降通常发生在儿童、老年人、孕妇或大病初愈的人。由于机体的正气不足，不能抵御外邪侵袭，时常出现感冒咳嗽等症。

【龟甲妙用】

免疫力下降同阴液亏损密切相关。作为“阴”的重要组成物之一的津液是生命活动的重要物质，其包括人体一切正常水液，即各脏腑间的体液及其分泌物，广泛分布于机体的各个部位。而人体内的胃液、肠液、唾液、泪液等体液中现已证实存在多种免疫活性物质。现代研究亦表明阴虚者的免疫力呈低下的状况。龟甲（胶）甘平，专补阴衰，能补肾阴不足，现代药理学表明其有增强免疫功能的作用。顾迎寒等用 3 毫克甲状腺片和 0.02 毫克利血平溶液 / 20 克给小鼠造模 9 日，使其成为阴虚模型，同时给予小鼠龟甲水提液 0.32 克 /（20 克・天），阴虚小鼠的甲状腺、胸腺、脾脏和肾上腺明显萎缩，而龟甲水提液对阴虚小鼠甲状腺、胸腺、脾脏萎缩有一定的抑制作用，现代药理学亦发现龟甲胶还有升高白细胞的作用，以上结果都说明了龟甲（胶）有增强免疫力的作用。亚健康状态下的免疫力下降是机体出现了免疫力下降的表现或有免疫力相关的生化指标异常，如白细胞计数、淋巴细胞计数的下降，但还未因免疫力不足而患病。免疫力下降的亚健康人群在调理时可以适当选用龟甲（胶）。

11. 慢性疲劳综合征

【相关概念】

慢性疲劳综合征以原因不明的慢性、虚弱性疲劳为主要特征，疲劳的症状表现持续至少6个月以上，而且由于疲劳的出现导致患者日常生活活动能力明显下降，并且这种疲劳经休息或加强营养后不能被缓解。

【发生特点】

慢性疲劳综合征与个体身体状况、心理应激因素、社会应激因素等密切相关。除疲劳的症状外，还可伴随咽痛、淋巴结肿痛、肌肉痛、关节痛、头痛等一系列躯体症状以及短期记忆力下降、集中注意力困难、睡眠紊乱（嗜睡或失眠）等认知功能障碍、情绪变化（抑郁或焦虑）等精神神经症状，且尚未发现特异的实验室诊断指标。目前对于慢性疲劳综合征是否属于亚健康还有争议。

【龟甲妙用】

疲劳是常见的亚健康表现之一，有许多人在出现明显其他不适之前就感觉到疲劳，怎么也提不起精神，在充足的休息后仍然感觉精力和体力并没有恢复到最佳状态。这时就要警惕是否有疲劳亚健康了。龟甲（胶）对疲劳的恢复有一定作用。

有学者通过动物实验验证含龟甲药物的抗疲劳作用。金杰等通过建立大鼠慢性疲劳的动物模型，观察龟鹿益神颗粒（主要含龟甲胶、鹿角胶、党参、枸杞子）对慢性疲劳大鼠的一般情况及行为学指标（旷场实验、力竭游泳时间）的影响，通过测定不同组别大鼠骨骼肌线粒体细胞色素氧化酶（COX）及细胞色素（Cyta、Cytb、Cytc、Cytc1）含量的变化来观察龟鹿益神颗粒的作用，以期从微观角度研究龟鹿益神颗粒的抗疲劳机制。结果显示，龟鹿益神颗粒可以显著提高慢性疲劳大鼠体重、跨格及直立运动次数，明显延长慢性疲劳大鼠的力竭游泳时间，能改善其心理和身体的疲劳状态，龟鹿益神颗粒可显著提高慢性疲劳大鼠骨骼肌线粒体细胞色素氧化酶及细胞色素含量，能明显纠正线粒体代谢障碍状态。

临床研究中，蔡少杭等以益安宁丸（含西洋参、鹿茸、冬虫夏草、海马、鳖甲、龟甲、石斛、五味子、西红花、三七、丹参等）10丸次，2次/天治疗慢性疲劳综合征30例，效果良好。

牛锐等运用人参养荣汤和逍遥散加味治疗慢性疲劳综合征，方中太子参15克，生黄芪25克，当归10克，陈皮9克，桂心6克，五味子6克，远志9克，柴胡6克，白芍9克，茯苓12克，白术12克，香附子10克，生姜6克，大枣7枚，龟甲10克，鳖甲10克，黄精15克，人参6克，每日一剂，复煎取汁400毫升，分2次早晚服用。效果良好。这些均说明在调理疲劳亚健康时可以选用龟甲（胶）。

五、龟甲（胶）的使用方法

龟甲（胶）素有“养生之冠”之美誉，其作为一味名贵中药的地位已毋庸置疑，那么如何使龟甲（胶）药尽其力，最大限度地发挥作用呢？这就要求我们在煎煮方法、服法、用量、服用时间、服用温度等方面多加讲究，根据不同病证采用不同的服用方法，方能取得满意的疗效，如果服药的方法不当，则很可能事倍功半，达不到预期的治疗效果。那么，龟甲（胶）有哪些使用方法？使用时需要特别注意哪些问题呢？

龟甲（胶）入药有内服外用之分。下面就为大家一一介绍。

1. 内服

绝大多数情况下龟甲（胶）都是作为内服药而使用的。而内服的方法又有多种，下面从临床方剂、食疗药膳两个方面分而论之。

【临床方剂中龟甲（胶）的使用】

临床方剂中的龟甲（胶）是应用最为广泛的，而方剂中的龟甲（胶）的制备、用量、食用性状均能直接影响到整个方剂的疗效，甚至于产生毒副作用，所以必须强调科学使用。下面以具体的方剂为例来介绍龟甲（胶）在不同的方剂中有哪些妙用。

（1）小定风珠（清·吴鞠通《温病条辨》）

生鸡子黄一枚，阿胶二钱，生龟甲六钱，童便一杯，淡菜三钱。

先煎龟甲，淡菜去渣，入阿胶上火烊化，再入鸡子黄搅匀，冲入童便，顿服。

换算成现代用法，大概如下：

鸡子黄1枚（生用），真阿胶6克，生龟甲18克，童便1杯，淡菜9克。

方中龟甲制法：此方中龟甲为生龟甲，具体的制备方法为：将活龟杀死，取腹板，剔去筋肉，洗净晒干或晾干后称为“血板”，品质最佳。若将活龟用沸水煮死，再取腹板，去尽残肉，晒干，称为“烫板”。“血板”或“烫板”往往都连有残肉，用前应放在缸内用水浸泡，夏季20天，冬季40天，不换水，取出洗净至无臭味时，晒干，捣碎入药即成生龟甲。

方中龟甲用量：共计约18克。

使用注意：方中龟甲虽生用，但会入阿胶中烊化，并加入鸡蛋黄、童便一次性服用。

（2）龟甲汤（明·方贤《奇效良方》）

龟甲（醋炙，六两），虎骨（酥炙，六两），海桐皮（三两），羌活（去芦，三两），丹参（三两），独活（去芦，三两），萆薢（三两），牛膝（去苗，酒浸，切焙，三两），五加皮（三两），酸枣仁（炒，三两），附子（炮裂，去皮脐，二两半），天雄（炮裂，去皮脐，二两半），天麻（去蒂，二两半），防风（去叉，二两半），威灵仙（去土，二两半），川芎（二两半），当归（切焙，三两），桂心（三两），紫参（三两），薄荷（焙，六两），槟榔（煨，六两），石菖蒲（九节者米泔浸，切焙，一两半）。

上锉如麻豆，每用八钱匕，水一盏，酒一盏，生姜十片，同煎去滓，取一大盏，温分三服，空心午夜卧服出汗，并二服，如人行五里，以热生姜稀粥投，厚衣覆汗出，慎外风。

方中龟甲制法：此方中龟甲需醋制。醋制龟甲的具体方法是：将沙子置于锅内炒热，加入洗净的生龟甲，炒至表面微黄时取出，筛去沙粒，放入醋盆内略微浸渍，取出用水漂洗干净，晒干即成。每 100 千克龟甲用醋 30 千克。

方中龟甲用量：共计约 300 克。

使用注意：方中诸药服用时搓成麻豆大小，每日取约 40 克，加入水、酒、生姜分三次温服。

（3）珠龟丸（清·王孟英《鸡鸣录》）

龟甲（酒炙，4 两），石决明（童便煅，2 两），朱砂（4 钱），甘草（4 钱）。

上为细末。用土茯苓 4 两，煎汤泛丸，如梧桐子大。每服 2 钱，空心土茯苓汤送下。

方中龟甲制法：此方中龟甲需酒炙。酒炙龟甲的具体方法是：将沙子置于锅内炒热，加入洗净的生龟甲，炒至表面微黄时取出，筛去沙粒，放入黄酒中略微浸渍，取出用水漂洗干净，晒干即成。

方中龟甲用量：共计约 200 克。

使用注意：方中诸药研磨成细末备用，每次取约 10 克，用土茯苓汤送服。

（4）二仙胶（清·沈金鳌《杂病源流犀烛·脏腑门》）

鹿角十斤，败龟甲五斤，枸杞子三十两，人参十五两。

前二味另熬膏，慢火熬炼成胶，每服一钱五分至二钱，空腹酒化下。

方中龟甲制法：此方中龟甲需熬膏炼胶。炼龟甲胶的具体方法是：将洗净的醋龟甲放入锅内，水煮至胶质溶尽，余下的龟甲变松脆，煮至以手捏龟甲即碎为止。将各次滤液混合，加入明矾粉末少许，静置，滤取上清液，以文火浓缩，或加入适量黄酒、冰糖，至呈稠膏状，倒入特制的凹槽内，待自然冷凝，切成小块，阴干即为龟甲膏成品。

方中龟甲用量：共计约 2500 克。

使用注意：方中诸药服用时每次取约 7.5 ～ 10 克，空腹用酒送服。

（5）大补阴丸（明·朱丹溪《丹溪心法》）

炒黄柏、知母（酒炒）各四两，熟地黄（酒蒸）、龟甲（酥炙）各六两。

上药为末，猪脊髓、炼蜜为丸，梧桐子大。每服五十至七十丸，空腹盐汤送下。

方中龟甲制法：此方中龟甲需酥炙。酥炙龟甲的具体方法：用明火酥灸，即将净选后的龟甲，放入铁丝筛内，置木炭火上烘烤，温度控制在140℃左右，边烘边翻动药材，每隔20分钟，离火喷淋白酒一次，如上法3～5次至龟甲酥脆即成。

方中龟甲用量：共计约200克。

使用注意：方中诸药用猪脊髓、蜂蜜搓成梧桐子大小的丸子，每次吃50～70丸，空腹用淡盐水送服。

【药膳食疗中龟甲（胶）的使用】

药膳是中国传统的医学知识与烹调经验相结合的产物。它“寓医于食”，既将药物作为食物，又将食物赋以药用，药借食力，食助药威，二者相辅相成，相得益彰，既具有较高的营养价值，又可防病治病、保健强身、延年益寿。龟甲（胶）既是一味名贵中药材，又可作为食疗的重要材料被人们广泛应用。

（1）龟甲鸡骨核桃汤

制作材料：龟甲30克，乌鸡胫骨2对，核桃10克，食盐、味精各适量。

药膳功效：益肾气，填肾精。

制作方法：将龟甲、鸡骨打碎，加水适量，文火炖约2小时，再加核桃、食盐继续炖至核桃熟烂，入味精调味即可。

食用方法：每日1次。

（2）龟甲白及粉

制作材料：白及、酥龟甲各300克。

药膳功效：补肺止血，滋阴清热。

制作方法：龟甲用冷水浸泡，每日换水多次，经过一个月左右，刮去残存筋肉，洗净晒干，敲碎成小块。再用铁锅先将沙炒热，后倒入龟甲炒酥，至颜色转黄时，离火，取出，研成粉末。将白及洗净烘干，研成粉末。最后将龟甲粉末与白及粉末拌和。

食用方法：每日2次，每次6克，温开水送服。

（3）龟甲阿胶汤

制作材料：阿胶6克，熟地黄18克，炙龟甲18克，牡丹皮9克，白茅根12克。

药膳功效：滋阴，养血，止血。

制作方法：将龟甲洗净击碎，放入砂锅中加水适量，用武火煎沸后，改用文火煎煮1小时后，加入洗净的熟地黄、牡丹皮、白茅根，再用武火煎沸，然后改用文火煎煮约50分钟以后，滤取药汁。再将药渣加入清水适量，用武火煎沸后，改用文火煎煮30分钟。40分钟后，滤取药汁合并滤液。

食用方法：每日1剂，分早晚将阿胶放入热药汤中溶化，空腹服用。

（4）土茯苓龟甲汤

制作材料：猪肝1个，猪瘦肉300克，灵芝3片，土茯苓2克，五指毛桃2克，龟甲粉2克，食盐适量。

药膳功效：健脾利湿，清热解毒，滋阴补虚。

制作方法：猪肝、猪瘦肉洗净，猪肉切小块，飞水去除血水；以上食材和灵芝、土茯苓、五指毛桃、龟甲粉放入煲中，加冷水煲（明火煲需1～2小时，使用电压锅大约25分钟）；出锅后加适量食盐。

食用方法：每日1剂，喝汤吃肉。

（5）龟甲海参

制作材料：龟甲25克，冬笋25克，海参250克，酱油10克，味精5克，食用油50克，香油10克，料酒5克，汤200克，盐3克，白糖3克，水淀粉10克，胡椒面2克，葱、姜10克。

制作方法：将海参切抹刀片，冬笋切片，龟甲煎制。用沸水把海参焯透。炒锅放油下小料，烹入料酒，海参和冬笋下锅，加汤，把煎好的龟甲汁倒入，加调料，烧熟时拿水淀粉勾芡，浇香油即可。

药膳功效：滋阴，固阳，补肾，健胃；对肾阴不足、骨蒸劳热、吐血、遗精、带下、衄血、久咳有疗效。

食用方法：每人每次100克。

食用禁忌：孕妇、胃有寒湿者忌食。

（6）龟甲陈皮粥

制作材料：龟甲30克，陈皮5克，大米100克。

药膳功效：滋阴补肾，健脾理气。

制作方法：先将龟甲用清水洗净，去除污物及杂质，然后打成碎粒，备用。然后用清水将陈皮洗净，用刀切成细丝，备用。大米用清水洗净，备用。全部粥料准备就绪后，将已备好的龟甲碎粒放进砂锅内，加进适量的清水，用武火煮药汁，当药汁煎好后，去除药渣，然后加入大米、陈皮丝，先用武火煮沸后，改用文火煮粥，煮至大米糜烂后便可。

食用方法：本粥可用作主食，随量食用。每日1～2次。

（7）龟甲高丽参炖鸡肉煲

制作材料：老鸡350克，香菇15克，高丽参8克，龟甲6克，姜10克。调味料：盐5克，鸡精3克，糖1克，胡椒粉1克。

制作方法：香菇泡发至透去蒂，老鸡斩块汆水，高丽参、龟甲洗净，姜切片待用。取净锅上火，放入清水、龟甲、高丽参、姜片、鸡块、香菇，大火烧开转小火炖50分钟后调味即成。

药膳功效：滋阴补虚，补血养血。

食用方法：喝汤吃肉。

（8）蛋壳龟甲散

制作材料：鸡蛋壳、龟甲各等分。

药膳功效：补肾健骨，强筋补虚。

制作方法：鸡蛋壳焙干，龟甲沙炒、醋淬后干燥，一起研为细末。每次 3 ～ 6 克，加白糖适量即成。

食用方法：米汤调食。

（9）龟苓膏

制作材料：龟甲一块，土茯苓 500 克，金银花 15 克，生地黄 30 克，腊梅花 15 克（亦可以玫瑰花或菊花代之），绵茵陈 30 克，夏枯草高丽参，紫草 9 克，甘草 6 克，凉粉草适量。也可酌加苦参、灵芝、罗汉果与女贞子等材料。

药膳功效：滋阴润燥，降火除烦，清利湿热，凉血解毒。

制作方法：把土茯苓、夏枯草、金银花、生地黄、腊梅花、绵茵陈、紫草、甘草与凉粉草用水洗干净。将龟甲打碎，混合土茯苓、金银花、生地黄、腊梅花、绵茵陈、夏枯草、紫草与甘草放入锅中，倒入适量清水，先熬两个小时，然后放入凉粉草再熬半个小时，熄火，捞出药渣。将药汁取出倒入碗中，凉后结成膏，即成龟苓膏。

食用方法：口服，一次 20 ～ 40 克，一日 1 ～ 2 次。

食用禁忌：不宜过食，孕妇、胃有寒湿者忌食。

（10）龟甲杜仲猪尾汤

制作材料：龟甲 25 克，炒杜仲 30 克，猪尾 600 克，盐 1 小匙。

药膳功效：增强身体平衡能力，提高免疫能力，缓和持续发烧。

制作方法：猪尾剁段洗净，汆烫捞起，用水冲净一次。龟甲、炒杜仲冲净。将猪尾、龟甲、炒杜仲盛入炖锅，加 1800 毫升水大火煮开后改小火炖 40 分钟，加盐调味即可。

食用方法：喝汤食肉。

总之，龟甲（胶）用作内服之时，一般适宜于饭前服用。具体的食用方法包括水煎服、熬膏服、研末服。临床用量一般为 9 ～ 15 克 / 日，每日最多不超过 30 克。在做中成药或保健品服用时，龟甲（胶）有以下使用注意需要遵循：① 按照用法用量服用，小儿应在医师指导下服用。② 服药 2 周或服药期间症状无改善，或症状加重，或出现新的严重症状，应立即停药并去医院就诊。③ 药品性状发生改变时禁止服用。④ 请将此药品放在儿童不能接触的地方。⑤ 如正在服用其他药品，使用本品前请咨询医师或药师。

2. 外用

龟甲（胶）不仅能内服，其强大的外治作用也受到历代医家的青睐。下面以临床方剂为例介绍龟甲（胶）的外用方法。

（1）木鳖子贴熁膏（北宋·王怀隐、王祐等《太平圣惠方》）

木鳖子 2 两（去壳），川椒 1 两（去目），虎胫骨 1 两，龟甲 1 两，松节 3 两（细锉，醋 1 升，炒令醋尽）。

上为细散。用小黄米半升，作稠粥，调药 5 钱，摊于绢上，封裹损折处。

方中龟甲用法：此方中龟甲为生龟甲捣碎与诸药混合研末，熬成黏稠粥状一同外敷于骨折处。能够治疗伤科骨折，跌打疼痛之患。

方中龟甲用量：共计约 63 克。

（2）熟地鑫斯丹（民间验方）

当归、白芍、熟地黄、山茱萸、龟甲、鳖甲、紫河车、肉苁蓉、蓖麻仁、木鳖子、麝香若干。

上述药物共同研成细末，瓶装备用。

方中龟甲用法：治疗时取药末 10 克，以温开水调成糊状，纱布包裹，敷于脐部，胶布固定，3 天换药 1 次。

一言以蔽之，龟甲外用主要分为直接敷于患处和敷肚脐两种。

六、龟甲（胶）使用的注意事项

1. 使用时注意选择对象，忌用于痰湿、湿热体质等人群

龟甲（胶）的滋阴作用较强，这一方面说明其有较好的临床疗效，另一方面说明它可能因为过于滋腻，会影响脾胃运化。在临床运用过程中，应当考虑患者是否需要使用龟甲（胶），只有患者确实需要使用龟甲（胶），再考虑给患者适量使用。痰湿、湿热体质人群本身内有痰湿，使用滋阴之品非常容易导致脾胃受损，不仅有可能加重原有痰湿，而且可能出现新的症状。因此在使用龟甲（胶）时要注意观察患者是否具有使用滋腻之品的禁忌证，如患者属于痰湿、湿热体质，本身脾胃运化功能差，就可能导致无法吸收龟甲（胶）。

2. 使用时注意使用疗程和剂量，避免长时间、大剂量使用

龟甲（胶）虽是滋阴良药，但是使用时也不可过量，应当根据患者病情、经济情况综合考虑。大剂量使用有可能导致脾胃负担突然加重，出现腹泻等脾胃不适，不仅没有起到滋补的作用，反而引起患者不适。使用疗程也应视具体情况而定。如果确需长时间使用，最好是小剂量、间隔性地使用。

3. 使用时注意与其他中药配伍使用，避免单独使用

中医历来重视药物之间的配伍使用。适当的配伍可以起到减毒增效的作用，意即适当地与其他中药一起使用不仅增加了药物整体的疗效，还可以缓和药物所引起的不良反应。龟甲（胶）在临床使用过程中也应该注意配伍。因为龟甲（胶）可能滋腻碍胃，在运用时应适当配伍健胃运脾的药物如白术、苍术、陈皮、山楂等。龟甲（胶）虽然主要作用是滋肝肾之阴，不宜阳虚之证。但通过适当配伍，也可以扩大其应用范围，如其与鹿角胶等配伍制成的龟鹿二仙胶则宜应用于阴阳两虚。因此在临床运用时还需要注意与其他药物配伍使用。

第七章

名家论龟甲（胶）——近现代中医名家的龟甲（胶）使用经验

龟甲（胶）具有滋阴潜阳、益肾健骨、养血补心、固精止崩的作用，近现代的大量临床实践也验证了龟甲（胶）的神奇功效，在儿科、妇科、内科各种疾病中均有广泛应用。按照龟甲（胶）的临床功效，本章分别对近现代中医名家的使用经验进行梳理、归纳和总结。

一、滋阴潜阳

龟甲（胶）甘寒滋润，咸寒沉降，善补肝肾之阴，又善镇潜上越之浮阳，为治疗阴虚阳亢、肝阳上扰、头晕目眩、面红目赤、急躁易怒、筋脉失养、手足瘛疭等症常用之品。

1. 出血性中风

急性脑血管疾病在中医学上称为中风，出血性中风是指因肝肾阴虚，风阳上窜，导致气血逆乱，脑脉受损，血溢于脑，离经之血瘀于脑府，蒙蔽清窍，出现突然头痛、昏仆、失语、偏瘫等表现。本病常见于中老年患者，发病急促，进展迅速，致残率和致死率较高，是最严重的一种中风类型。有研究报道 20% ～ 30% 的中风是出血性中风，每年有高达 180 万的新发病患者，多因肝肾阴虚，阳亢风动，导致气血逆乱，脑脉破损，血溢脉外，离经之血瘀于脑府，蒙蔽清窍，神明失司所致，为本虚标实之证。正如《黄帝内经》云："阳气者，烦劳则张，精绝，辟积于夏，使人煎厥。"烦劳过度，阳损及阴，不能滋水涵木，而风阳上扰，内风时起，阴阳俱虚，不能濡润五脏六腑，则肺气不降，肾气不摄，而致肝气升发太过，上注于脑，发为中风。故治宜镇肝息风，滋阴潜阳，化瘀开窍。

镇肝息风汤是民国时期著名中医学家张锡纯创立的一首方剂，原方见于其所著《医学衷中参西录》中，其作用为抑肝阳、息肝风、平其亢逆之势，并辅以滋阴潜阳以固其本，是从风论治出血性中风的代表作之一。方中重用牛膝、生代赭石重镇降逆，引血下行；生龙骨、生牡蛎、生代赭石镇肝潜阳，相互配伍，一刚一柔，主治血逆之标实；生龟甲、白芍、玄参凉血清肝，滋阴息风，缓肝之急；清半夏降逆化痰；川楝子、生麦芽清肝舒郁；三七既能止血又能散瘀，止血而不留瘀，化瘀而不伤正，在治疗血证中具有双向调节功效。张锡纯谓其"善化瘀血，又善止血妄行……化瘀血而不伤新血"。现代药理研究表明，三七能使血小板凝集，释放 ADP 血小板因子和钙离子等止血活性物质。诸药合用，治疗阴虚风动型出血性中风，达到了镇肝息风、滋阴潜阳、化瘀止血、醒脑开窍的目的。

王倩研究结果显示，治疗后第 14 天、35 天研究组患者神经功能缺损评分均显著低于对照组，差异有统计学意义（$P < 0.01$），表明联合应用镇肝息风汤可促进患者神经功能的恢复，与国内研究结果相符。有研究表明，镇肝息风汤可通过降低脑组织中内皮素的含量，扩张痉挛的血管，从而减轻脑水肿，保护脑组织，促进患者神经的恢复。镇肝息风汤具有活血化瘀功效，进而可促进患者颅内血肿的吸收。现有研究表明常规西医内科治疗联合中医镇肝息风汤疗法可促进出血性中风患者神经功能的恢复，促进颅内血肿吸收、消散，总的临床治疗总有效率优于单一使用西医内科疗法，值得临床推广使用。

2. 高血压

中医认为，高血压病的病位在脑，初起时与肝脾相关，继而影响到心肾，最终导致心肝脾肾俱损。病理变化主要是心肝脾肾的气血阴阳失调，病理因素不外乎风、火、痰、瘀、虚，属于本虚标实证。其发病初期为实证、热证，久则心、肝、脾、肾等三脏出现亏虚。故临床上采用疏肝、滋阴、化瘀等方法为治疗高血压的主要法则，根据患者的标本缓急佐以活血化瘀、凉肝息风、滋补肝肾、养血平肝等方法，调整患者体内的阴阳气血，最终纠正高血压。

（1）肝阳上亢证

高血压肝阳上亢证常表现为头晕头痛、口干口苦、面红目赤、烦躁易怒、大便秘结、小便黄赤、舌质红苔薄黄、脉弦细有力等。临床常以血管紧张素转换酶抑制剂、钙离子拮抗剂、β 受体阻滞剂以及多种中药制剂联合应用。福辛普利属于血管紧张素转换酶抑制剂，通过抑制血管紧张素转换酶，有效阻止血管紧张素 Ⅰ 转换成有活性的血管紧张素 Ⅱ。镇肝息风汤主治肝肾阴亏、肝阳上亢、肝风内动证。方中怀牛膝、赭石为君药，归肝经，引血下行，兼以补益肝肾；龙骨、牡蛎降逆潜阳；玄参、龟甲、白芍滋养阴液，以制亢阳；天门冬善养阴而清热；川楝子、麦芽、茵陈三药配合君药，清泄肝阳之有余，通达肝气之郁滞，有利于肝阳的平降；甘草调和诸药，调理肝脏，使阴足阳潜，气血平和。李凌华的研究表明镇肝息风汤联合福辛普利治疗肝阳上亢型高血压降压临床效果较好，患者血压、血脂明显改善，无明显不良反应，适合临床广泛应用。

【病案举例 1】

陈某，男，45 岁。2010 年 11 月 8 日初诊。高血压 9 年，眩晕 5 年，加重 1 个月，血压经常在（145 ～ 160）/（95 ～ 110）mmHg 之间波动，不规律口服珍菊降压片，血压从未降至正常水平。5年前出现轻度眩晕，未加重视，1个月前，因寒冷及发怒使眩晕加重，其眩晕还与体位有关，卧位头偏向一侧时眩晕加重，重时难以站立，如坐车船，苦不可言，看遍中西医，用过多种中西药物，均无明显疗效，现来我中医门诊求治。诊见：BP160/100mmHg，心率96次/分钟，节律不整，心电图示：室性早搏，二联律，心肌劳损，眩晕欲仆，面色如醉，无恶心及呕吐，严重失眠，心悸，肢麻，五心烦热，腰酸，大便干；舌红，少苔，脉弦长。

西医诊断：高血压。

中医诊断：眩晕。

辨证：肝阳上亢。

治法：镇肝息风，滋阴潜阳。

方药：镇肝息风汤加减。

药用：牛膝15克，葛根30克，生赭石30克（先煎），生龙骨30克（先煎），生牡蛎30克（先煎），生龟甲10克（先煎），白芍15克，玄参15克，天门冬15克，川楝子3克，生麦芽5克，茵陈5克，炒酸枣仁20克，炙甘草5克。3剂，每日1剂，水煎服，200mL，3次/日。卡托普利片12.5毫克，2次/日；桂利嗪片25毫克，3次/日。

二诊（2010年11月11日）：上方用3剂，BP150/90mmHg，眩晕止，睡眠良，能正常学习与工作。上方加益母草10克，草决明20克，夏枯草15克，丹参15克，继续口服。卡托普利片12.5毫克，2次/日。停用桂利嗪片。

三诊（2010年11月25日）：上方又用14剂，BP135/85mmHg，心率88次/分钟，心律整，其间未出现眩晕，二便通畅。上方去川楝子、茵陈、麦芽，加木香10克，枳壳10克，栀子10克，继续口服。卡托普利片12.5毫克，1次/日。

四诊（2010年12月16日）：上方又用21剂，BP130/80mmHg，烦热腰酸消失，二便通调。上方去龟甲，继续口服。卡托普利12.5毫克，1次/日。又用14剂，诸症悉除。

（2）肝肾不足、气血亏虚

镇肝息风汤早先是民国时期著名中医学家张锡纯为治疗肝肾阴亏、肝阳上亢、气血逆乱之中风所创。镇肝息风汤虽为治疗中风所创，但高血压“风眩”常可产生“中风”等危及生命的严重后果。这两种疾病的发生之间有着极为密切的关系。在病机方面，也有相关联之处：均以肝、肾为其主要病位，均以肝肾阴虚、肝阳上亢为其主要病机。所以当今有很多临床医家也用本方来治疗原发性高血压病。

【病案举例2】

王某，女，59岁。2010年11月20日初诊。动脉粥样硬化18年，眩晕2年，加重3日。18年前出现动脉粥样硬化，因无胸痛及高血压病，未引起重视，未用过任何药物。逐渐发展为从蹲卧位起立后，顿觉眩晕不支，双腿酸软，到某医院就诊，诊断为动脉粥样硬化、眩晕症。给予倍他司汀、阿司匹林及抑眩宁口服，无明显缓解。3日前因寒冷、劳累及体位突然改变，眩晕加重，如坐车船，静点金钠多注射液及肌注倍他司汀，稍有缓解，停药后症状再现，现来我中医门诊求治。诊见：BP120/80mmHg，心率90次/分钟，早搏，心脏各瓣膜区未闻及杂音，心电图示心肌受累，偶发室性早搏，血清TC7.38mmol/L，血清TG3.20mmol/L，血清LDL-C4.69mmol/L，血清HDL-C1.01mmol/L，眩晕欲仆，不能站立，无恶心及呕吐，面色苍白，短气乏力，心悸少寐，腰酸；舌质淡，苔薄白，脉细数。

西医诊断：动脉粥样硬化。

中医诊断：眩晕（重度）。

辨证：肝肾不足，气血两亏，脂浊阻络。

治法：镇肝息风，益气补血，降脂化浊。

方药：镇肝息风汤加减。

药用：牛膝10克，生赭石30克（先煎），生龙骨30克（先煎），生牡蛎30克（先煎），白芍10克，玄参10克，葛根30克，炒酸枣仁20克，川楝子3克，生麦芽5克。1剂，每日1剂，水煎服，200mL，3次/日。桂利嗪片25毫克，3次/日。

二诊（2010年11月21日）：上方用1剂，眩晕止，可正常行走。上方加当归15克，龙眼肉20克，鸡血藤10克，黄芪30克，继续口服。桂利嗪片25毫克，2次/日。

三诊（2010年11月26日）：上方又用5剂，眩晕未发作，BP120/70mmHg，心率84次/分钟，心律整，睡眠良好，二便通调，能正常活动。守方继服。桂利嗪片25毫克，1次/日。

四诊（2010年12月3日）：上方又服7剂，面色润泽，体力渐增，睡眠良好，头脑清醒，二便通调。上方去生赭石、生牡蛎、川楝子，加木香15克，枳壳15克，泽泻20克，山楂15克，陈皮15克，虎杖10克，继续口服。停用桂利嗪。

五诊（2010年12月24日）：上方又用21剂，BP115/70mmHg，心率76次/分钟，心律整，眩晕未发作，睡眠良好，二便通调。上方又服28剂，诸症悉除。随访1年，未见复发。

（3）肝肾阴虚、痰热上扰

【病案举例3】

孙某，男，55岁。2010年11月28日初诊。眩晕、多痰6个月，加重2日。6个月前，出现眩晕，口服定眩丸及抑眩宁，稍有缓解，近2日因过食肥甘厚腻及情绪波动而加重，现来我中医门诊求治。诊见：BP135/90mmHg，心率88次/分钟，偶发早搏，头重如蒙，如坐车船，站立不稳，胸闷恶心，痰多，烦热，血清TC6.88mmol/L，血清TG4.12mmol/L，血清 LDL-C4.88mmol/L，血清 HDL-C1.05mmol/L；舌淡红，苔白腻，脉弦滑。

西医诊断：高脂血症、眩晕症。

中医诊断：脂浊、眩晕。

辨证：肝肾阴虚，痰热上扰。

治法：镇肝息风，清热化痰，降浊。

方药：镇肝息风汤加减。

药用：牛膝 10 克，生赭石 30 克（先煎），生龙骨 30 克（先煎），生牡蛎 30 克（先煎），葛根 30 克，炒酸枣仁 20 克，白芍 10 克，玄参 10 克，生麦芽 5 克，川楝子 3 克，竹茹 15 克，胆南星 10 克，川贝母（研末服）5 克，栀子 10 克，竹叶 15 克，炙甘草 5 克。3 剂，每日 1 剂，水煎服，3 次 / 日。桂利嗪片 25 毫克，2 次 / 日。

二诊（2010 年 12 月 1 日）：上方用 3 剂，眩晕止，胸闷、恶心消失，BP130/80mmHg，二便通调。上方加木香 15 克，枳实 15 克，郁金 15 克，陈皮 15 克，虎杖 10 克，继续口服。停用桂利嗪片。

三诊（2010 年 12 月 15 日）：上方又用 14 剂，未发生眩晕，头重如蒙症状消失，无烦热及咳痰，二便通调。上方去牛膝、生赭石、生牡蛎，加丹参 10 克，山楂 15 克，山茱萸 10 克，山药 20 克，继续口服。

四诊（2011 年 1 月 5 日）：上方又用 21 剂，BP120/75mmHg，神清气爽，已正常生活与工作，无任何不适。守方又服 28 剂，血脂降到正常范畴。随访半年，未见复发。

按语：《素问·至真要大论》曰："诸风掉眩，皆属于肝。"《灵枢·海论》曰："髓海不足，则脑转耳鸣。"《丹溪心法·头眩》则偏主于痰，提出"无痰则不作眩""治痰为先"。《景岳全书·眩运》指出："眩运一证，虚者居其八九，而兼火、兼痰者不过十中一二耳。"强调了"无虚不能作眩"。眩晕病因病机纷繁复杂。外责之于六淫，内责之于气血阴阳、五脏六腑。六淫之风、寒、暑、湿、燥、火及疠气侵袭人体，皆可致眩，非独风邪。气血阴阳、五脏六腑功能失调，皆可致眩，非独肝风。本病的发生，虚者居多，如阴虚则易肝风内动，血少则脑失所养，精亏则髓海不足，均易导致眩晕。其次由于痰浊壅遏，或化火上蒙，亦可形成眩晕。头为清窍所聚，诸阳之会，脑为元神之府。清窍及元神之府阴阳要平衡，精气要充盈，气血要平和，邪不可扰，病理产物不可侵。

3 案虽病因、证型有别，但均有肝肾阴虚，清阳不升，清窍失养或被扰。故均可用镇肝息风汤化裁治疗。镇肝息风汤中牛膝入肝、肾经，引血下行，折其亢阳且滋补肝肾；代赭石、牡蛎皆为金石介类药，质重性降，潜降摄纳上亢之肝阳，平镇上逆之气血；龟甲、白芍、天门冬、玄参滋水涵木，使阴复以制亢阳；茵陈、川楝子、麦芽顺肝木之升发，条达肝气而防郁滞，兼清肝热；甘草、麦芽相伍，又能养胃和中，防止金石介类碍胃之弊。

葛根通过升发脾胃清阳之气，既可营养润泽元神之府及清窍，又可扶正祛邪而止眩；其解肌之功不仅缓解外邪郁阻、经气不利、筋脉失养所致项背强痛，尚能疏通头项经脉，祛除经脉之邪，使清窍舒缓而止眩；其生津止渴之功也可鼓舞脾胃清阳之气产生，其津既可止渴、退热，又可上润清窍，入脉化血，滋润头脑经脉而止眩。

龙骨甘、涩、平，归心、肝、肾经，镇惊安神，平肝潜阳，收敛固涩，故可止眩。眩晕者常伴有心神不宁、心悸失眠，龙骨可通过镇惊安神而除之。

酸枣仁甘、酸、平，归心、肝、胆经，养心益肝，安神敛汗，其止眩作用源自养心阴，益肝血。肝阴血亏虚，心失所养，神不守舍，则易出现心悸、失眠、眩晕之症。养心益肝，安神，则眩晕可止，心悸、失眠可除。

案 1 二诊时加入益母草、草决明、夏枯草、丹参，增强降压效果。案 2 二诊加入当归、龙眼肉、鸡血藤、黄芪，益气补血；四诊又加入木香、枳壳、泽泻、山楂、陈皮、虎杖，降脂化浊。案 3 初诊即加入竹茹、胆南星、川贝母化痰，栀子、竹叶清热；二诊加入降脂化浊药；三诊加入活血及滋补脾肾之药。3 个案例以镇肝息风汤为统领，随证加减，相辅相成，疗效满意。需要说明的是，药物一定要质优，如葛根多选用粉葛，用量为 30 ～ 80 克；生龙骨选五花龙骨，用量 30 ～ 50 克，先煎 1 小时；酸枣仁选粒大、饱满，外皮紫红，不破壳，种仁色黄白，无虫蛀者为宜。

3. 围绝经期综合征

围绝经期综合征在中医里又称为绝经前后诸证，是指妇女在绝经前后，出现烘然而热，面赤汗出，烦躁易怒，失眠健忘，精神倦怠，头晕目眩，耳鸣心悸，腰背酸痛，手足心热，或伴有月经紊乱等与绝经有关的症状。本病的发生与绝经前后的生理特点有密切关系。《素问·上古天真论》曰：“女子……七七，任脉虚，太冲脉衰少，天癸竭，地道不通，故形坏而无子也。”妇女七七之年，肾气由盛转衰，天癸渐竭，冲任二脉逐渐亏虚。在此生理转折时期，受内、外环境的影响，如素体阴阳有所偏衰，素性抑郁，素有痼疾，或家庭、社会等环境变化，易导致肾阴阳平衡失调而发病。因“肾为先天之本”，又“五脏相移，穷必及肾”，故肾之阴阳失调，每易波及其他脏腑，而其他脏腑病变，久则必累及于肾，故本病之本在肾，常累及心、肝、脾等多脏、多经。故肾阴素虚，精亏血少，或经断前后，天癸将竭，精亏血少而导致的绝经前后诸证，可用龟鹿二仙胶，滋肾益阴，育阴潜阳。

【病案举例】

李某，女，52 岁，手心热甚 5 月，于 2016 年 3 月 10 日就诊。刻诊：手心热，无汗，夜间明显，夜寐需伸出被外。近 3 月潮热汗出，15 ～ 19 点时稍明显，汗出湿衣，上半身汗多，汗出时心悸明显，自诉有早搏病史。15 岁初潮，28 天一行，经期 3 ～ 4 天，素经量不多。末次月经：2 月 18 日～ 2 月 26 日，量不多，无血块，色较暗，经前 1 周乳房胀痛，经至则痛除，余无所苦。现带下极少，无所苦，偶头晕，无头痛。近 2 年常易心慌、胸闷。素怯寒恶热，现怯寒减轻，但恶热较甚；纳食佳，无嗳气、反酸，睡眠欠佳，入睡较难，或易醒，醒后不能再入睡，梦不多；大便日一行，或溏，色深，尚畅，舌质暗，尖红，苔白底，两侧略厚，脉较细（右甚）、弦（左甚），稍欠流利（左甚），双尺沉。既往史：游泳后或面部红疱。患腰椎间盘突出症 10 余年。个人史：早产儿。婚育史：孕 2 流 1 产 1。查体：咽中少许赤络。

西医诊断：更年期综合征。

中医诊断：绝经前后诸证。

辨证：肝肾不足，血行不畅。

治法：补益肝肾、行气活血为法。

选方：龟鹿二仙胶合一贯煎加减。

处方：生龟甲 15 克先煎，煎开 30 分钟，下鹿角霜 5 克，党参 12 克，生地黄 10 克，岷当归 15 克，枸杞子 6 克，麦门冬 5 克，川楝子 7 克，益母草 10 克，醋香附 7 克，15 剂，水煎服。

二诊：患者手心热好转，睡眠改善，效不更方，遂守上方加减治疗 2 个月，手心热痊愈，已无汗出。

4. 甲状腺功能亢进症（甲亢）

甲亢以怕热多汗、心悸易怒、多食消瘦、指舌颤抖、甲状腺肿大为中心证候，病位在颈部缨脉（即甲状腺），病变脏器波及肝、肾、心、脾、肺，而以肝肾为主。病因上既有先天禀赋不足，又有后天调理失度，更有外邪侵袭而发病。

所谓禀赋不足者与现代所称之遗传因素相似。人之先天禀赋与肾之关系最为密切，肾为先天之本，肾阴为人体阴液之本，肾阳为人体阳气之本，先天不足、劳欲伤肾均可导致肾之阴阳不足。肾阴不足不能上涵肝木，可致肝阳上亢，阳亢化风则见指舌颤抖之症。肾阳不足，气不化津，为痰为饮，上结颈前缨脉则见颈前肿大。

后天调理失度包括情志内伤、饮食不节等，情志内伤与现代所称之精神因素致病雷同。本病之发病多缘于郁怒伤肝，肝失疏泄，气机不畅。肝失疏泄一则可致气机郁滞，血行不畅，二则可化火生热伤阴，三则可横逆犯脾致湿生痰，终则痰热瘀互结为患，结于颈前则为颈缨肿大（甲状腺肿大），内扰心神则为心悸易怒、怕热多汗，上犯肝窍则见突眼之征，热扰中焦则消谷善饥、壮火食气，肌肤失养则形体消瘦，火热伤阴、筋脉失养则见指舌颤抖。饮食不节，多指恣食肥甘，损伤中焦，运化失职，聚湿生痰为患，其证多以身倦乏力、精神不振、形体消瘦、苔白厚腻为主。

所谓外邪侵袭者与现代所称感染诱发本病相似，六淫邪毒经口鼻或皮毛侵入机体，内伤脏腑，生痰致瘀，上犯缨脉，结聚颈前，则成本病。总之，本病是以内伤虚损为基础，复加外邪侵袭，形成气、痰、虚、瘀、火共同为患的本虚标实之证。

【病案举例】

患者，女，54 岁，2005 年 1 月 25 日初诊。1 个月前因郁怒后出现颈前肿大，伴烦躁易怒、胸闷、手抖、眩晕、失眠、常自汗出，心悸时作而不宁，未经诊治，近日乏力明显，口干，手足心热，目干涩，视物易疲劳，大便溏 2 ～ 3 次 / 日。经查游离 T3（FT3）27.2pmol/L，游离 T4（FT4）64.89pmol/L，高灵敏促甲状腺素（hTSH）0.1mU/L，诊为甲状腺功能亢进症。脉搏（P）102 次 / 分钟，血压（BP）150/90mmHg（1mmHg ≈ 0.133kPa）。眼球略外突，甲状腺呈 I 度肿大，质中等硬度，双侧肱动脉处可闻及动脉枪击音，双手平伸有震颤，舌质紫，苔白腻，脉弦细数。

西医诊断：甲状腺功能亢进症。

中医诊断：瘿病（气阴两虚、痰瘀互结）。

治法：养阴散结，益气祛瘀化痰。

方剂：三甲复脉汤加减。

药物：生牡蛎（先煎）30 克，醋鳖甲（先煎）20 克，生龟甲（先煎）20 克，白芍 20 克，麦门冬 20 克，百合 30 克，夏枯草 30 克，浙贝母 30 克，黄芪 30 克，丹参 20 克，合欢皮 30 克，夜交藤 30 克，水煎服。2005 年 5 月 23 日复诊，无明显不适，已于 4 月底停用药物，查 FT3（8.82pmol/L）、FT4（17.88pmol/L）、hTSH（0.5mU/L），均在正常范围。

按语：该患者因郁怒而致肝疏泄失常，肝郁气滞，气滞不能运行津液，津液凝聚成痰，痰气搏结日久，气血运行受阻，气滞血瘀，痰瘀互结，而成瘿肿目突。肝郁日久化热，耗伤气阴，并有动风之象。三甲复脉汤既可滋阴潜阳息风，又有软坚散结之功，加夏枯草、浙贝母、丹参、合欢皮化痰活血散结，黄芪益气，百合、夜交藤养心安神。曾以此方加减治疗多例甲亢患者，均获显效，且见效快，复发率明显减少。

5. 面肌痉挛

面肌痉挛是一种颜面部肌肉自发性、间断性、无痛性阵挛抽搐的难治性疾病，通常是半侧脸部肌肉发病，极少出现双侧，其病因病机尚未明确。

根据古代医籍记载，面肌痉挛，应属于中医“面风”范畴。《备急千金要方》中记载：“夫眼瞤动，口唇动，偏㖞，皆风邪入络”。风属木，木属肝，面风的主要病因病机可总结为阴虚阳亢，肝风上扰。坠刺法，是指医者手持3～4支毫针，同时刺入患者面部穴位约半分，令毫针仅仅悬挂在颜面上并留针的一种针刺法，取其重坠之意，达平肝息风之效，因其形似坠物，故称为坠刺法。镇肝息风汤，出自张锡纯的《医学衷中参西录》，主治类中风病，此方重镇肝风，滋阴潜阳，其功用与坠刺法同出一辙。坠刺法结合镇肝息风汤加减治疗面肌痉挛效果良好，有效率较高，是一种针对面肌痉挛的高效治疗方法，是对针灸治疗面肌痉挛的一种重要补充。

传统中医学以及古今各大医家认为，面肌痉挛属风邪致病，《素问·阴阳应象大论》曰：“风胜则动”，风邪又分内风、外风。外风入络，阻滞气血经络，可发为本病。广东省第二中医院曾红文教授认为，面肌痉挛，主要由内风引起，而可引起内风的主要脏器就是肝。根据《素问·至真要大论》“诸风掉眩，皆属于肝”以及《素问·痿论》“肝主身之筋膜”，说明肌肉痉挛与肝有莫大关系。

面肌痉挛有两大特点：第一，可因情绪激动，精神状态等情况而恶化；第二，入睡时抽搐可减轻或停止。中医认为肝在志为怒，可以影响情绪；肝藏血，夜间血液回流，滋养肝阴，养肝之体，肝得阴助，则阴阳调和，肝风自息。脾主肌肉，胞睑属脾，而肝亢则克脾，脾失统摄，可发为肌肉病变。而《审视瑶函》对面肌痉挛亦有所论述：“此症谓目睥不待人之开合，而自率搜振跳也，乃气分之病，属肝脾二经之患。”肝易升易动，内藏相火，若肝血肝阴不足，阴虚阳亢，化火化风，肝风内动，上攻头目，同时肝亢克脾，即可致面肌痉挛。综上所述，面肌痉挛从内风而治，从肝而治，有其深刻的理论依据。

现采用内外兼治、针药结合的综合疗法治疗面肌抽搐，取得较为满意的疗效。其中外治法采用坠刺法，即通过使用多根毫针针刺颧髎、四白、地仓、颊车、丝竹空等面部穴位，凭借多根毫针的重量拉扯面肌，刺激面部经气以平降内风；同时，因为同一穴位受到数根毫针刺入，相比单独一根毫针而言，对穴位的刺激更甚，效果更强。而内治法采用了镇肝息风汤加减，方用白芍滋润肝阴，平抑肝阳；生龟甲、生牡蛎、生龙骨、生赭石重镇平肝；玄参清肃肺气，镇制肝木；甘草益气解毒，调和诸药，防止药物伤胃；地龙、全蝎、僵蚕搜风通络止痉；麦芽条达肝气，顺达肝木之性。全方平肝息风、重镇降逆，可达通络止痉之功。通过坠刺法配合镇肝息风汤加减治疗以抑制肝风内动，从而达到治疗面肌痉挛的目的。此法疗效确切，有效率高，无毒副作用，作为一种新的针药结合方法，值得进一步在临床上推广应用。

6. 帕金森病

帕金森病是一种常见的运动障碍疾病，以黑质多巴胺能神经元变性缺失和路易小体形成为病理特征，临床表现为肢体震颤、运动迟缓、肌僵直和姿势步态异常等，帕金森病在中医学中属于“颤证”范畴。《黄帝内经》中就有“诸风掉眩，皆属于肝”的记载。明代医家孙一奎在《赤水玄珠》中指出：“此病壮年鲜有，中年以后乃有之，老年尤多，夫年老阴血不足，少水不能制肾火，极为难治。”故本病的病机重点是本虚标实，肝肾亏虚为其根本，肝肾阴虚，水不涵木，肝风内动，筋脉失其濡养与温煦而致病。因此虽然临床上可分为痰热动风、血瘀生风、气血两虚、肝肾不足、阴阳两虚五个证型，但以肝肾阴虚最常见。镇肝息风汤专为肝肾阴亏、肝阳上亢之证而设，有镇肝息风、滋阴潜阳止颤之功。

谭文澜等研究结果显示，治疗组总有效率达97.05%，明显优于单纯西药对照组（$P < 0.01$），对改善中医症状方面亦明显优于对照组（$P < 0.01$）。而且出现便秘、恶心、剂末现象、异动症、开关现象、精神障碍等副作用明显少于对照组。表明镇肝息风汤对帕金森病有一定的治疗作用。

二、益肾健骨

龟甲（胶）滋补肝肾而有强筋健骨之能，可用于治疗肝肾不足、筋骨痿弱、足膝痿痹、甚则步履全废、大肉渐脱者。

1. 原发性骨质疏松症

原发性骨质疏松症是以骨量减少、骨的微观结构破坏为特征的、导致骨的脆性增加以及易于发生骨折的一种全身性骨骼疾病，是机体多系统、多环节、多水平、多因素相互作用、相互影响的复杂病变。随着人口老龄化进展，骨质疏松逐渐成为威胁老年人群健康的重要因素。

中医学认为骨质疏松症源于肾虚脾弱，肾虚则精亏，脾弱则生化无源，骨髓空虚，骨失所养。龟鹿二仙胶取自明代王三才的《医便》，由龟甲胶、鹿角胶、人参、枸杞子等熬制而成。方中鹿角胶甘温，温肾壮阳，益精养血；龟甲胶咸寒，填精补髓，滋阴养血，二味俱为血肉有情之品，善以形补形，能补肾益髓以生精血，共为君药。人参大补元气，与鹿、龟二胶相伍，既可补气生精以助滋阴壮阳之功，又能补后天脾胃以资气血生化之源；枸杞子补肾益精，助君药滋补肝肾精血，同为臣药。四药合用，阴阳气血并补，先天后天兼顾，药简力宏，共奏填精补髓、益气壮阳之功，故用治原发性骨质疏松症效果显著。

2. 膝关节骨性关节炎

膝关节骨性关节炎又称为膝关节增生性关节炎、退行性关节炎、肥大性关节炎、退行性骨关节病等，是最常见的中老年人好发的关节疾病。膝关节骨性关节炎属于中医痹证和痿证范畴。《素问·上古天真论》曰："肾气盛，齿更发长，肾气平均，故真牙生而长极。筋骨坚，发长极，筋骨劲强，肌肉满壮。""肾气衰，面焦发白，筋不能动，齿发去，形体皆极。"中医理论认为该证属于年老肝肾亏损，筋骨失荣，而致筋脉失和，关节屈伸不利，经络痹阻，发为骨痹。

龟鹿二仙胶汤在《兰台轨范》中也有记载，此方具有较好的填精补髓、助阳益肾的作用。《医经精义》曰："肾藏精，精生髓，髓生骨，故骨者肾之所合也。""髓者，肾精所生，精足则髓足，髓在骨内，髓足则骨强"。说明肾主人体的生长发育，各系统的退行性改变，各器官组织老化都与肾有密切关系。本疗法注重标本兼治，阴阳并调。以滋补肝肾、填精补髓、大补元气为治疗大法。龟甲、鹿角为血肉有情之物，大补阴阳精血。实验证实鹿角中含鹿茸多肽，对体外培养兔软骨细胞的增殖有明显促进作用，可增强关节软骨细胞DNA、Ⅱ型胶原表达和蛋白多糖的合成，且对关节软骨细胞的凋亡有一定的拮抗作用，对动物体内、外软骨损伤的修复有明显的治疗作用，为鹿角治疗膝关节骨性关节炎提供了有力的基础研究依据。人参作为传统的大补元气的药物，具有延缓机体衰老的作用，实验证实，人参可增强机体免疫力，清除体内自由基，促进骨关节细胞的合成与代谢，降低TNF-α及IL-1和IL-6的表达，增强成骨细胞与软骨细胞的合成，促进Ⅰ、Ⅱ型胶原表达和细胞间质的合成，具有明显的抗细胞衰老作用。枸杞子富含矿物质和多种人体必需的氨基酸、维生素和微量元素，可补益肝肾，明目益精，是延缓衰老的理想药物。以上诸药配伍，可有效解除骨性关节炎的疼痛与屈伸不利等关节软骨退变引起的症状，说明龟鹿二仙胶汤可以明显改善膝关节骨性关节炎的临床症状。至于基础方面的研究，我们下一步还将从龟鹿二仙胶汤对软骨细胞和骨髓基质干细胞的分离培养、增殖转化和抗凋亡、蛋白质组学等一系列细胞分子生物学的影响进行深入研究与探讨。

3. 老年增生性骨关节炎

老年增生性骨关节炎在中医学上称作"关节痹证"，属于中医疼痛痹证类顽疾。其主要是肝肾亏虚，加之气滞血瘀所致。中医对于老年增生性骨关节炎的治则主要为补肝肾，荣筋骨。如《素问•五脏生成》记载："肝肾主筋骨，肝肾虚则筋骨虚，肝肾荣则筋骨荣。"充分说明了治疗此类疾病须补肝肾的重要性。

龟鹿二仙胶又名"四珍胶"，由鹿胶、龟胶、人参、枸杞子四味药物构成，具有补肝益肾的功效。方中鹿角为补肾健骨壮阳之灵药，而龟甲又为滋阴之良药，二者能兼顾阴阳平衡，达到壮骨滋阴的效果。方中人参与枸杞子为补气之精品，合用能补肝肾之气，助药归肝、肾经，四药合用其效更优。

张农采用龟鹿二仙胶对老年增生性骨关节炎患者进行了临床研究，从结果可以看到，龟鹿二仙胶对于此病的治疗具有非常显著的疗效，具有显著性差异（$P < 0.05$），其疗效优于仙灵骨葆胶囊。另外，龟鹿二仙胶对疼痛、晨僵、肿胀、关节摩擦音的改善也有明显疗效。两组比较，在疼痛、肿胀和关节摩擦音的改善方面有显著性差异（$P < 0.01$），且龟鹿二仙胶效果较优。对于患者一般情况的改善，结果显示患者的睡眠、脸色、口唇色泽、精神状况、寒热异常、全身感觉以及舌、脉象均具有较大程度的改变，但两种药物比较并无显著性差异（$P > 0.05$），其疗效相当。

4. 进行性肌营养不良

进行性肌营养不良是一组骨骼肌遗传性进行性变性疾病。临床上起病缓慢，主要累及肢体近端肌群，表现为两侧对称性、进行性加重的骨骼肌萎缩与无力，腱反射消失，肌肉假性肥大等症状，目前尚无有效的治疗方法。本病可归属中医学"痿证""留瘦"的范畴，治疗上多从脾、肝、肾论治。李发枝认为，由于本病具有很强的遗传性，决定于先天。肾为先天之本，主骨生髓，藏元阴元阳。先天禀赋不足，肾脏虚亏，骨失所养，则骨软髓少，而致肢体软弱。腰背不举，故乃"元气败伤，则精虚不能灌溉"所致。治以龟甲胶、鹿角胶，烊化顿服。二药相合，沟通任督，峻补阴阳精血，使阴生阳长，气固血充。

5. 肌萎缩侧索硬化

肌萎缩侧索硬化症（ALS）是一种慢性进行性中枢神经系统变性疾病，是成人运动神经元病中最常见的形式。它选择性地累及脊髓前角细胞、脑干颅神经运动核及锥体束，表现为上、下运动神经元同时受损的特征，以进行性加重的肌无力、肌肉萎缩，以及肌肉跳动、肌强直、腱反射亢进、病理征阳性等为特点的致死性疾病。目前该病病因尚不明确，无特效疗法。

中医学称本病为"痿证"或"瘖痱证"，认为其病位在筋脉肌肉，而根为脏腑的羸弱，历代医家对本病的论述多集中在肺热、脾胃虚弱、气血亏虚、阴虚火旺等方面，治疗方法有治痿独取阳明、滋阴清火、清肺润燥、补益脾胃、清血化湿、调补肝肾、活血化瘀等。张锡纯《医学衷中参西录》设有“肢体痿废方”专论，开创中西结合治疗痿证的先河。金培强根据长期临床观察与辨证分析，认为肾精不足、阴阳失衡、气血亏虚为本病的主要病机之一。

正如《灵枢·经脉》云：“人始生，先成精，精成而脑髓生，骨为干，脉为营，筋为刚，肉为墙，皮肤坚而毛发长，谷入于胃，脉道乃通，血气乃行。”肾藏精，精血相生，血虚则不能灌溉诸末，精虚则不能营养筋骨，而成四肢痿废、言语不利。

龟鹿二仙胶由鹿角胶、龟甲胶、枸杞子、人参组成，具有滋阴填精、益气壮阳、气血双补之功效。鹿角胶、龟甲胶为方中主药，能补肾阳，生精血。《本草汇言》称“鹿角胶，壮元阳，补血气，生精髓，暖筋骨之药也”。《本草通玄》称龟甲“大有补水制火之功，故能强筋骨，益心智”。人参大补元气，益气生津，枸杞子滋阴补肾。四药合用，性味平和，入五脏而以肝、肾为主，又善通奇经之任、督二脉，故可生精，益气，养血，阴阳并补，且补阴而无凝滞之弊，补阳而无燥热之害，肝肾荣则筋骨荣。

金培强实验研究表明，龟鹿二仙胶加减功效加大，中西医结合治疗 ALS6 个月后，病人中医证候评分改善显著，提示龟鹿二仙胶加减联合治疗 ALS 在改善中医证候方面优势明显；虽两组的 ALSFRS-R 评分在治疗 6 个月后均在下降，病情在恶化，但试验组的下降幅度小于对照组，提示龟鹿二仙胶加减可在一定程度上延缓 ALS 的病情进展速度，提高生存质量。故中西医结合，配合中医药传统疗法治疗 ALS，疗效好于单纯西药组。

6. 慢性化脓性骨髓炎

慢性化脓性骨髓炎属中医“附骨疽”范围，由于热毒深窜入里，留于筋骨，以致经络阻滞，气血不畅，日久毒热腐筋蚀骨，蕴郁成脓，长期不愈，反复发作，耗伤阴血肾精。健骨解毒汤扶正祛邪，此方配伍严谨，遣药周到，故而效著力专，堪称良方矣。健骨解毒汤出自《千家妙方》：知母、锁阳、枸杞、骨碎补、黄芪、龟板各 20 克，黄柏、巴戟、当归、白芍各 15 克，苏木、桔梗、甘草各 9 克，肉桂、全虫各 3 克。

【病案举例】

马某，男，17 岁，学生。1953 年 9 月 8 日就诊。患者于 1982 年 10 月曾因“慢性化脓性骨髓炎”住院手术治疗 2 月余，出院 1 月后病情复发，全身发烧，伤口红肿，之后自行溃破，时愈时发，长期治疗未愈，延一年后来某医院门诊治疗。患者形体消瘦，呈慢性病容，不能站立，右下肢肌肉明显消瘦，右髂骨处有手术疤痕，髂窝处有两条窦道，脓液清稀，脉沉细而数。

7. 强直性脊柱炎

强直性脊柱炎发病机制在于肾气虚弱，邪毒瘀滞，督脉受阻。腰为肾之府，肾主骨，生髓，肾旺则骨壮脊强，而脊柱是督脉的循行部位。《难经·二十八难》曰："起于下极之前，并于脊里。"督脉由下向上，行于背部正中，贯脊属肾，为"阳脉之海"。肾为先天之本，联系命门，维系一身之阳气。肾虚则其所司之腰脊易被病邪侵犯，受损为病。强直性脊柱炎临床以腰骸疼痛、僵硬，脊柱活动受限，甚至强直为主要表现。患者肾气虚弱，尤以阳虚为主，督脉空虚致邪毒内阻；此病起病缓慢、病程绵长的特性与邪毒瘀滞密切相关。因此，治疗上以益肾通督强筋之法为主，辅以通络除痹之药，并佐以解毒之法，而且解毒之法往往贯穿整个治疗过程。

益肾通督解毒汤：方中狼狗骨，性味辛温，能祛风定痛，强筋健骨；龟甲味甘、咸，性平或微寒，滋阴潜阳，益肾健骨，两药一温一寒，共奏益肾通络、强筋壮骨之效，为主药。杜仲、怀牛膝、鹿角片补肝肾，强筋骨，通血脉，利关节，助狼狗骨、龟甲益肾通络、强筋壮骨之力；细辛祛风散寒止痛，地龙清热息风通络，水蛭破血逐瘀，虎杖清热解毒利湿，活血定痛，佐通督活血除痹之效。白花蛇舌草清热利湿解毒，土茯苓解毒除湿，利关节，有助狼狗骨解毒通络之力；淫羊藿温肾壮阳，强筋骨，祛风湿；沉香温肾纳气，行气止痛，使药力通达督脉而加强除痹之功。诸药合用，共奏益肾通督强筋、通络除痹解毒之效。

8. 腰椎间盘突出症

腰椎间盘突出是因椎间盘变性，纤维环破裂，髓核突出刺激或压迫神经根、马尾神经所表现的一种综合征，是腰腿痛最常见的原因之一。属于中医的"痹证"或"腰腿痛"。病因主要与感受外邪、跌仆损伤和劳欲太过等因素有关。腰部从经脉循行上看，主要归足太阳膀胱经、督脉、带脉和肾经所主，故腰脊部经脉、经筋、络脉的不通和失荣是腰痛的主要病机。"肾藏精，主骨生髓""腰为肾之府"，肾精足则髓足，髓足则腰强。若素体禀赋不足，或年老精血亏虚，或房劳过度，损伐肾气，腰部脉络失于温煦、濡养，可产生腰痛。龟甲胶、鹿角胶入任督二脉，益肾壮阳，故可运用龟鹿二仙胶益肾填精，强壮腰腑。现代药理研究亦证明龟鹿二仙胶具有保护软骨细胞，抑制关节软骨产生炎症，延缓软骨退变的功能，故龟鹿二仙胶可延缓椎间盘退化，治疗腰椎间盘突出症。

【病案举例】

陈某，男，72岁。腰痛连及左下肢疼痛反复发作10余年而就诊。患者腰部疼痛，以左侧为主，麻木，因腰痛而入睡难，放射至左下肢，曾于某医院给予中药、针灸推拿、热敷等治疗，腰痛未见明显缓解，现在仍服用大活络丸及药酒治疗，为求进一步治疗而就诊。刻诊：腰痛，放射至左下肢麻痛，伴皮肤瘙痒、肌肉瞤动，以左侧为主，坐久明显，活动后缓解，喜揉按，因腰痛而入睡难；膝软，关节无红肿，双下肢略肿；白日无口干、口苦，夜醒口干；食欲尚可，胃脘无不适；大便日一行，成形，色黄而畅，无挂厕；小便色淡黄，自利，或排尿时间延长，夜尿2～3次；睡眠尚佳，偶有梦；胸闷心慌，易疲劳，伴汗出；左脚走凹凸不平的路时觉脚底痛；舌质稍黯，苔白，底厚腻，中间纵裂纹及细小裂纹；脉细（左甚）略弦，右寸前稍微不足。既往史：素饮酒较多。理化检查：2016年2月29日某医院CT提示：腰椎退变；L_5～S_1椎间盘左外侧突出；$L_{3\sim4}$、$L_{4\sim5}$椎间盘膨出。

西医诊断：腰椎间盘膨出。

中医诊断：痹证。

辨证：素体气血两虚，肝肾不足，湿热伤阴。

治法：补肾滋阴，养血通脉。

选方：龟鹿二仙胶合当归四逆汤加减。

处方如下：制龟甲（先煎)15克，鹿角霜7克，枸杞子6克，黄芪15克，岷当归15克，桑枝15克，白芍15克，血竭7克，狗脊15克，乳香15克，醋没药15克，15剂水煎服。服药后腰麻改善，下肢疼改善，夜醒口干好转，遂以龟鹿二仙胶加减治疗2月后腰痛及下肢疼痛基本消失。

三、养血补心

龟甲（胶）滋阴养血，补心安神，故可用于治疗劳伤阴血、心虚惊悸、失眠健忘等症。

1. 顽固性失眠

综观失眠患者，主病在心，与肝肾相关，病情往往虚实交错。根据病例统计，均以心肾阴虚为主，复兼痰浊虚火内扰而成。枕中方原名“孔子大圣知枕中方”，此方出自唐代大医学家孙思邈所撰《备急千金要方》，原书记述：治读书善忘，常服令人大聪。

枕中方以龟甲为主药，大补肾阴，潜摄浮阳，补心降火，退热除烦；龙骨镇心安神，平肝潜阳；又以远志、石菖蒲散郁祛痰，宣通心窍，畅达神明。加黄连清泻心火，肉桂引火归元；酸枣仁、茯神、甘草、浮小麦养心安神。诸药合用，有补肾通心，降火除烦，宁神定志的作用，适用于心肾阴亏，虚火内扰，或兼痰浊或伴虚阳浮动的失眠之症。临床用之，每获大效。

2. 脑动脉硬化症

脑动脉硬化症是指脑动脉粥样硬化、小动脉硬化、玻璃样变等动脉管壁变性所引起的非急性、弥漫性脑组织改变和神经功能障碍。临床表现为神经衰弱症候群、动脉硬化性痴呆、假性延髓麻痹等慢性脑病。中医多辨为眩晕、头痛、不寐、呆病等。本病例即以严重失眠为主要症状，病初因肝郁化火伤阴，阴亏阳亢，病久则肝阳化风，再则由于气滞、痰浊，或气虚等导致血行瘀结于脑府、心络，病证复杂难以祛除。不寐证常用化痰清热，滋阴养心安神等治疗。可选用三甲复脉汤加减治疗，一可滋阴降火息风，另用其散结之功配合化瘀祛痰安神之药，而慎用苦寒或寒凉滋腻之品，方可获得较好疗效。

【病案举例】

某患者，男，63 岁，2004 年 11 月 14 日初诊。既往高血压病、冠心病、高脂血症病史数年。平素常眩晕头胀痛，睡眠欠佳。近 3 个月来出现严重失眠，每夜仅可入睡约 1 小时左右，眩晕，健忘，胸闷，心悸，时左胸部刺痛，手抖，口干不欲饮水，时自汗，腰膝酸软，静脉输液及口服药物疗效不佳。脉搏：88 次 / 分钟，血压：160/100mmHg（1mmHg ≈ 0.133kPa）。舌质紫，苔白腻，脉弦细。

西医诊断：脑动脉硬化症，原发性高血压病，冠心病，高脂血症。

中医诊断：失眠（肝肾阴亏，痰瘀互结）。

治法：滋阴散结，化瘀祛痰安神。

方剂：三甲复脉汤加减。

药物：生牡蛎（先煎）30 克，生龟甲（先煎）20 克，醋鳖甲（先煎）20 克，地龙 15 克，槐花 20 克，白芍 20 克，麦门冬 20 克，合欢皮 20 克，丹参 20 克，百合 30 克，莲子心 20 克，夜交藤 20 克，磁石（先煎）20 克，水煎服。

3. 绝经后妇女不稳定型心绞痛

据统计，对绝经后妇女采用雌激素替代治疗后冠心病发生率可减少 50% 左右，且对已患冠心病的妇女益处更大，但雌激素若长期应用其不良反应难以解决。绝经后患心绞痛的妇女多有肾阴阳两虚，肾阳虚则心阳不振，肾阴虚则心阴内耗、血脉失充，气虚无力推动血行，故胸痹而痛。龟鹿二仙胶填精补髓，益气壮阳，为阴阳气血双补之剂。方中龟甲胶、鹿角胶为血肉有情之品，峻补阴阳以生气血精髓；人参大补元气；枸杞子滋补肾阴。该方加瓜蒌皮可宽中理气散结；加水蛭可活血祛瘀，现代研究表明水蛭有抗凝、溶栓、扩血管、降脂作用。诸药合用则补泻兼施、标本兼治、气充精足、血脉畅通，故痛消病愈。

4. 病毒性心肌炎

根据病毒性心肌炎发病的特点可归属于中医学“温病”范畴，根据临床表现的特点又可归属于中医学“心悸”“怔忡”“心痹”“胸痹”“虚劳”等范畴。国家标准《中医临床诊疗术语》中将其定名为“心痹”，即风、寒、湿、热等邪侵入人体，阻痹经气，复感于邪，内舍于心，久之损伤心气脉络，心脉运行失畅，临床以心悸、胸闷短气、心脏严重杂音、颧颊紫红等为主要表现的内脏痹病类疾病。病毒性心肌炎的发生多由于素体虚弱，感受温热或湿热毒邪或其他六淫邪气，从皮毛、口鼻或胃肠而入，酿成热毒，热毒伤及肺或脾胃，抑或宗气。病邪入里，伤津耗气，侵及心脉而演变为气阴两伤之虚证。虚又可致痰瘀内生，如此气血阴阳俱损而疾病迁延难愈。本病病位以心为主，涉及肺、脾胃和肾等脏腑；病理因素有瘀血、痰浊；病机特点主要为虚实夹杂，而以虚为主；证属本虚标实，邪毒外犯为标，正气不足为本。

【病案举例】

某患者，女，28岁，已婚，农民。以胸痛、心悸、乏力数月就诊。追问病史，患者自述一年前曾因发热待查就诊，未能确诊。半年前无任何诱因再次发热，最高时达39℃以上。经中药治疗后发热痊愈。但不久出现了胸痛、胸闷、心悸、乏力等症状。查体：一般情况可，体温、血压正常。浅表淋巴结未扪及肿大，深部淋巴结未扪及，皮肤无皮疹及紫斑，两肺呼吸音清晰，叩诊心界不大。听诊心音稍低。心尖区及各瓣膜区未闻及杂音。心律齐，心率98次/分钟。腹平软无压痛，肝脾未扪及。心电图检查：心电图诊断为房室联结区性心律（房室交界区性心律）。血沉正常，血清谷草转氨酶正常。血常规正常，中医门诊所见：舌苔少，质略干，双脉沉、细、弱，略数。辨证为气血两虚，阴虚内热，血虚心失所养，心脉挛急。

治法：复脉，益气，补血。

方药：炙甘草汤合三甲复脉汤加减。炙甘草10克，鳖甲（先煎）15克，龟甲（先煎）10克，麦冬12克，太子参20克，五味子10克，当归15克，生牡蛎20克，远志10克，桂枝6克，延胡索10克，香附6克。

方中炙甘草性温益气，通经脉利心气；太子参益气生津，鳖甲、龟甲、牡蛎、麦冬，滋阴益肾，养血补心，清热养阴；五味子酸温敛阴；桂枝行阳气，调营卫；当归补血活血，行气止痛；远志助心阳益心气，交通心肾，安心神；延胡索活血行气止痛；香附理气解郁，除三焦气滞。该患者服用此方 7 剂后，胸痛、胸闷、心悸、乏力症状消失。复查心电图呈窦性心律。治疗前的房室联结区性心律（交界区心律）消失。此病人随访 2 年未见复发并顺产 1 健康男孩。

按语：本患者的房室联结区性心律是病理性的。根据患者的两次发热病史及临床症状，被某种特殊类型病毒感染的可能性最大。结合病史、症状、体征、心电图所见，诊断为局灶性心肌炎。从中医学角度分析，患者用炙甘草汤加三甲复脉汤治疗收到良好效果，证明此例病人是因发热过久导致了气阴两伤。而气为血之帅，血为气之母。气阴两伤，久而发展为气血两虚。血虚阴亦虚，阴虚生内热。心为血之府，心主血脉。血虚则不养心而致心悸，所以胸痛心悸。炙甘草汤加三甲复脉汤主治气阴两虚、阴虚内热、心脉失养的主症，故用之见效。此例也证明了中医学作为一座医学宝库所具有的强大生命力和不可替代的作用。

四、固精调经

龟甲（胶）滋阴养血，凉血止血，可用于治疗妇人阴虚血热，血不归经所致月经不调、崩漏经多及经行腹痛等症。

1. 原发性卵巢功能不全伴月经过少

原发性卵巢功能不全是指女性 40 岁之前出现卵巢功能提前衰竭，临床表现为原发性或继发性闭经、生殖器官萎缩、卵泡刺激素（FSH）和黄体生成素（LH）异常升高，生育能力降低甚至丧失。中医学没有原发性卵巢功能不全的病名，根据其症状可归属于“月经量少”“闭经”“不孕”“血枯”等范畴。

早在晋朝王叔和《脉经》中就有“经水少”的记载，认为其病机为“亡其津液”。《证治准绳》中指出“经水涩少，为虚为涩，虚则补之，涩则濡之”。在临证中应特别注意肝肾之间的密切关系，重在滋补肾精肾气，滋养肝肾之阴，使肾气充盛，肝血化生有源。通过补益之法，使肾之精气恢复，肝血充盛，血海满盈；同时以理气活血之法疏泄肝气之郁结，攻补兼施，切忌妄行活血逐瘀，以致伤及脏腑、气血与经络，造成适得其反的效果。临证中可以知柏地黄汤加减配合坤泰胶囊治疗原发性卵巢功能不全伴有月经量少，良验颇多。

知柏地黄汤加减可益肾固精，滋阴养血，清热除烦。方中大量淫羊藿、续断、杜仲，有补益肝肾、益精壮阳之功；龙骨、牡蛎重镇安神，平肝潜阳；与桑椹、醋龟甲配伍，滋阴潜阳，补肾养血；山药、酒山茱萸、牡丹皮、茯苓合用，取六味地黄丸之意，滋补肝肾之阴；佐以知母、黄柏可滋阴降火；柴胡、石决明疏肝解郁，平抑肝阳；生地黄、丹参凉血活血，除烦安神；最后佐以制五味子固涩肾精，敛阴止汗。诸药合用，共奏滋补肾之阴阳、疏解肝之抑郁、调理冲任气血之功，诸症得以祛除。

【病案举例】

某患者，女，23岁。于2014年9月2日初诊，就诊时未婚。患者自述：两年前因生气致月经量突然减少，曾在外院间断服疏肝活血中药调理，效果不佳。近半年因工作压力大，月经量少症状加重，为求系统治疗，来就诊。来诊时患者有明显焦虑貌。患者平素易心烦发怒，不畏寒，易出汗。既往月经26～28日一行，5～6日净，量中，日用巾5片，经血色红，无血块，经行无明显不适。近两年月经28～32日一行，2～3日即净，量少，日用巾2片（每片血量少，巾未透），经血色黯，质黏腻，有血块，经前乳房刺痛，两胁胀痛，伴腰酸胀，经行乳房刺痛消失，经后腰酸痛加重。末次月经：2014年9月1日。近半年白带量少，经间期未觉拉丝状白带。自测基础体温单相。舌暗红，舌边有瘀斑，苔少，脉弦细沉弱。内分泌五项（MC2d）示：FSH 16.81mIU/mL、LH 8.01mIU/mL、PRL 309.7μIU/mL、E2 23.50pg/mL、T 0.142ng/mL。妇科B超示：双侧卵巢体积偏小。

中医诊断：月经过少（肾虚肝郁）。

西医诊断：原发性卵巢功能不全。

月经的产生以肾为先导，因先天禀赋不足或少年肾气未充，以致肾气虚弱，冲任血海亏虚，精血不充，化源不足，遂致月经量少。肝肾同源，精血互生，肾气不足则肝血亏少，加之素体抑郁，气机不畅，肝失疏泄，瘀血阻滞，使冲任受阻，经血运行不畅致月经量少。患者正处生育年龄，治疗上应侧重于调经促排卵，使患者尽快恢复生育功能。

治法：补肾固精，滋阴疏肝，解郁调经。

方药：知柏地黄汤加减。淫羊藿15克，续断18克，酒山茱萸12克，山药12克，牡丹皮12克，桑椹18克，熟地黄12克，生地黄12克，甘草6克，茯苓12克，制五味子12克，醋龟甲（先煎）9克，丹参18克，柴胡9克，石决明（先煎）30克，黄柏9克，知母12克，醋香附12克。10剂，水煎服。中成药予坤泰胶囊，滋阴清热，安神除烦，并给予适当心理疏导，嘱患者加强体育锻炼。

二诊（2014年10月1日）：患者自觉服药后心烦出汗症状减轻，已无经前胸胁胀痛，经后腰酸痛感较前减轻。末次月经：2014年9月30日，3日净，经量较前次增多，日用巾3片（每片血量较前多，巾未透），经色红，质黏腻无血块。白带较前增多。基础体温单相。激素测定（MC2d）示：FSH 13.75mIU/mL、LH 7.32mIU/mL、E2 26.64pg/mL。继续予上方加杜仲12克，10剂，嘱患者于经后开始服用，中成药继服坤泰胶囊，直至下次月经来潮。

三诊（2014年10月29日）：患者自述服药后已无心烦出汗症状，经后已无腰酸痛感。末次月经：2014年10月28日,4日净，经量明显增多，日用巾4片（每片血量增多，巾透）。自觉经间期拉丝状白带。基础体温呈双相。激素测定（MC2d）示：FSH 11.21mIU/mL、LH 6.07mIU/mL、E2 29.32pg/mL。予上方去制五味子、石决明、黄柏，共10剂，嘱患者于经后开始服用。中成药继服坤泰胶囊，直至下次月经来潮。

四诊（2014年11月27日）：患者自觉已无各种不适症状，月经量渐恢复正常。末次月经：2014年11月26日，5日净。舌淡红，无瘀斑，苔薄白。白带增多，经间期白带拉丝状，基础体温呈双相。激素测定（MC2d）示：FSH 9.03mIU/mL、LH 5.62mIU/mL、E2 32.68pg/mL。嘱患者停服中药，避开经期，常服中成药坤泰胶囊，于经期2～4日测激素水平。

随访近一年，月经量如常，患者于2015年9月结婚，同年11月自然妊娠。

原发性卵巢功能不全肾虚肝郁型患者，应特别注意用药、心理疏导及加强锻炼。针对焦虑型患者要进行及时有效的心理疏导，不仅可以防止疾病陷入恶性循环，也可使病瘥后不易复发。无排卵的患者进行适当的锻炼，可以促进排卵，恢复卵巢排卵功能。中医常采取补肾疏肝法治疗原发性卵巢功能不全伴月经失调，对生育期女性予以调经促排卵，治疗上多以补肾养精、疏肝养血、养胞助孕为主。对于无生育要求的女性，则以调经为先。卵巢功能减退伴月经量少的基本病机在于肾虚肝郁。肝肾两脏一动一静，开阖有常，共同调节女性的生殖内分泌机能。加减知柏地黄汤中诸药合用，共奏调经种子之功效，使肾精充盛，肝血得养，卵巢功能得以恢复，自然有孕。

2. 卵巢储备功能低下

本病属中医学“月经后期、闭经、不孕症”等范畴。中医学认为：月经的产生是由天癸、脏腑、气血、经络等协同作用于胞宫的结果。《陈素庵妇科补解·调经门·调经总论》指出：“女子二七而天癸至，月水之生，洵非一朝一夕。盖积五千余日，而后血始充满，满则溢，其来有常，所谓以时下也。”由此可见，月经是胞宫由满盈而致泻溢的过程，即胞宫中的阴精必须充沛，方能月事以时下。而阴精包含肾中所藏之阴精及癸水。

明·马莳《黄帝内经素问注证发微》认为天癸即为阴精，指出：“天癸者，阴精也，盖肾属水，癸亦属水，由先天之气蓄积而生，故谓阴精为天癸也。”若阴精不足，导致胞宫空虚，无血可下，故见月经后期甚至闭经。而所谓精者，生殖之精也，即现代医学所谓的卵泡、卵子，故认为肾精、癸水不足是导致卵巢储备功能低下的中医学发病原因。由于本病发病的根本在于阴精不足，故填精益髓、补肾活血调经为其治疗大法。

自拟龟鹿调经汤中龟甲、鹿角霜均为血肉有情之品，滋肾填精作用极强；而鹿角霜又具有补肾阳之效，正如明·张介宾《景岳全书·新方八略》所云："善补阴者，必于阳中求阴，则阴得阳升而泉源不竭。"熟地黄、山茱萸两药补肝肾，涩精气；黄精滋阴补脾；制首乌补肝肾，益精血；四药合用有补肾填精、补养任脉之功效；当归、川芎二者有活血化瘀调经之效，配伍白芍有养血柔肝之效；菟丝子补肾养肝，补而不峻，温而不燥；鸡血藤补血行血兼有通络之效；香附疏肝理气调经，使全方补而不滞。诸药相合，补益肾精，调理气血，长期服用，使胞宫逐渐满盈，月事得以时下，经调血顺，胎孕乃成。本证治疗总以虚证居多，通过填精益髓使卵巢的储备功能逐渐恢复，使卵泡发育为具有行经和受孕功能的成熟卵泡。这种治疗方法也有可能激活卵巢潜在的功能，即推迟绝经的年龄，延长卵巢的"寿命"，对此将有待于深入的研究。

3. 男性不育症

中医药治疗男性不育具有一定的优势，取得了较满意的疗效，是治疗男性不育的主要手段之一，更是对人类生殖医学的积极贡献。《金匮要略》曰"肾藏精，主生殖"，肾精充盛促使"天癸"成熟，在男子则表现为"精气溢泻"，阴阳和而有子，若肾精衰少，肾气不足则"无子"，因此关于男性不育病因病机的认识多为从肾论治。《景岳全书·论脾胃》说："人之始生，本乎精血之源；人之既生，由乎水谷之养；非精血，无以立形体之基；非水谷，无以成形体之壮……是以水谷之海本赖先天为之主，而精血之海又必赖后天为之资。"肾主生殖，为先天之本，但脾主运化，为气血生化之源而为后天之本，肾与脾两者相互资助，相互促进，对于人体的生长发育和生命功能的维持具有特别重要的作用。同样，对于维护男性生育能力，肾与脾两者的相互作用也至关重要。

龟芪生精胶囊正是基于以上理论，围绕中医理论之精、气、血及其相互间关系，依据少弱精子症的主要病机并结合多年临床实践而研制，此方由黄芪、当归、人参、山药、茯苓、枸杞子、龟甲等 19 味中药经现代工艺精制而成，具有补肾健脾、益气养血、填精生髓的功效。其中黄芪、人参、山药、茯苓为君药，补脾益气，培补后天。肾藏精，肝藏血，精血同源，肾与肝母子相生，方中枸杞子、熟地黄、龟甲、阿胶、女贞子为臣药，滋阴补血，填精生髓，助君药共起益气生精之作用。正所谓"善补阴者，必于阳中求阴，则阴得阳升而泉源不竭"，故而用肉苁蓉、仙茅、菟丝子、覆盆子、淫羊藿组成佐药，以温肾助阳，肾阳温煦而化生肾阴肾精，再与君药共奏补气助阳、先后天同补之效。用丹参、牡丹皮、山茱萸组成使药，既能补血活血，改善局部血液循环，又能配臣药使其补血养阴而不瘀滞滋腻，从而更好地起到补血滋阴的作用。

现代研究表明：人参具有 LH 样活性，可提高精子浓度、活力和血睾酮水平。黄芪能改善血液流变各项特性，可提高造血功能，使细胞的生理代谢作用增强，促进核酸、蛋白质的合成，延长细胞寿命，有抗氧化、抗衰老、抗辐射作用，并对造血和免疫系统有保护作用，还能增加精子线粒体活性，提高精子 ATP 含量。枸杞子对免疫功能有促进作用，同时具有免疫调节作用；可提高血睾酮水平，起强壮作用；对造血功能有促进作用；对正常健康人也有显著升白细胞作用；还有抗衰老、抗突变、保肝及抗脂肪肝、降血糖、降血压作用。龟甲具有延缓衰老，类似雌激素样作用，还有强心、降压、保肝、明目、助阳、抗应激、抑菌、抗癌等作用。淫羊藿、菟丝子、覆盆子、仙茅为温补肾阳之物，可促进生殖系统发育，改善生精功能，提高精子浓度和活力。

4. 精液不液化

精液迟缓液化，与中医典籍中所论“精稠”“精热”“淋证”“白浊”“精滞”等颇相似，中医认为：房劳过度，误犯手淫，或强力入房，迫精外出，精血亏损，导致肝肾亏虚，虚火上炎，火灼精液，而致精液黏稠。所以肝肾不足、虚火上炎是导致本病的基本病机。《医宗必读》对本病论述颇为详细：“……精者血之所化，浊去太多，精化不及，赤未变白，而成赤浊，此虚之盛也。”这和我们的上述分析十分相近，所以治宜滋补肝肾、引火归元。此病常因相火旺盛、湿阻、痰滞、气郁、肾虚、气衰、精寒、血瘀所致。凡肾阳不足，肾阴阳失调，或湿热之阴邪、寒凝血瘀阻遏气机，均可致气化失常，而出现精液不液化。此病与慢性前列腺炎湿热瘀滞，久则肾虚的病机相似，治宜活血祛瘀，补肾益气，清热祛湿。

加减毓麟汤中生地黄、麦冬、龟甲咸寒滋阴清热，甘酸化阴，以生阴精，化津液，清相火，使阴平阳秘；淫羊藿壮肾阳，温而不燥，可阳中求阴，则阴液易生；菟丝子、怀牛膝补肝肾，活血脉，并引诸药直达病所；薏苡仁、太子参健脾益气，祛湿化浊，当归、牡丹皮、橘核疏肝理气，活血化瘀，清热凉血，旺盛生机，又可避免生地黄、龟甲等药物滋腻滞脾。诸药相伍，共奏补肾阴，清相火，畅气血，祛浊邪之功。

附录

历代主要含有龟甲胶、龟甲（龟板、龟版）方剂选录

二画

人参再造丸（《中药成方配本》）：人参2两，麝香5钱，炙黄芪2两，炒白术1两，熟地2两，制首乌2两，炒玄参2两，当归2两，川芎2两，炒赤芍1两，蕲蛇肉4两，全蝎2两5钱，炙虎骨2两，炙僵蚕1两，炙地龙5钱，炙龟版1两，去节麻黄2两，防风2两，炒白芷2两，细辛1两，炒天麻2两，沉香1两，广木香4钱，母丁香1两，制香附1两，豆蔻仁2两，广藿香2两，羌活2两，威灵仙2两5钱，制乳香1两，制没药1两，制川朴5钱，炒青皮1两，天竺黄1两，胆南星1两，琥珀2两，血竭8钱，冰片2钱5分，制大黄2两，黄连2两，红花8钱，片姜黄2两，桑寄生2两5钱，茯苓2两，炙甘草2两，草蔻仁2两，制附子1两，肉桂2两，酒炒毛姜1两，炒乌药1两，炙穿山甲2两，川萆薢2两，炒葛根2两5钱，飞朱砂1两，葱制松香5钱（制2次）。

各取净末和匀，约计净粉85两2钱，加白蜜85两，炼熟，和温开水35两，打和为丸，分作700粒，蜡壳封固。每日服1丸，分2次化服，酒或开水皆可化服。连续服10天为1疗程。孕妇忌服。主治真中、类中、左瘫右痪、半身不遂、步履艰难、口眼㖞斜、舌强语謇、手足麻木、筋骨酸痛。

八仙添寿丹（《摄生众妙方》卷二）：何首乌6两（用竹刀切片，用瓦甑蒸。蒸时用黑豆5升，1层豆，1层药，蒸1时，取出晒干，如此9次，豆烂换好者，晒干听用），川牛膝6两，山茱萸肉4两，柏子仁4两，知母4两，黄柏4两，当归4两，败龟版4两（酥炙）。

上为极细末，炼蜜为丸，如梧桐子大。每服30丸，空心酒送下。7日后添10丸，至70丸止。忌烧酒、萝卜辛辣之物。

二至丸（《济阳纲目》卷六十四）：熟地黄（酒蒸）3两，龟版（酒浸，酥炙）3两，白术（麸炒）3两，黄柏（酒浸，炒）3两，知母（酒浸，炒）4两，当归（酒洗）4两，生地黄（酒浸）4两，白芍药（酒炒）4两，麦冬（去心）4两，天冬（姜炒）2两。

上为细末，枣肉同炼蜜和杵100余下为丸，如梧桐子大。每空心、午前服50丸。服至百日，逢火日摘去白发，生出黑发是其验也。功效补虚损，暖腰脐，壮筋骨，明眼目，调养元气，滋益子息。

十八味神药（《白喉证治通考》）：川连5分，白鲜皮5分，黄芩2钱（酒炒），地丁2钱，当归2钱，草河车2钱，山栀1钱半，生龟版3钱，木通1钱，生甘草2钱，川芎1钱半，连翘2钱，乳香5分（去油），银花1钱半，皂角刺1钱5分，知母2钱（盐水炒）。

主治白喉。结毒，加土茯苓，鲜首乌；火证烂喉，加生石膏，大黄各4钱。

十三太保（《串雅补》卷一）：川乌1两，草乌1两，附子（姜汁炒）1两，当归1两，甲片1两，龟版（酒炙）1两，乳香5钱，没药5钱，腰面5钱，灵仙（酒炒）2两，羌活（酒炒）2两，独活（酒炒）2两（羌活、独活、灵仙3味另炒，另为细末），番木鳖4两（水煮透，去毛皮，用麻油4两煤黄色）。

上药各为细末，和匀收贮。每服1钱，用酒送下，隔5日1服。忌见风。主治风瘫、痈疽、发背、瘰疬、肿毒。上部加荆芥、防风、藁本、玄参；下部加川膝、木瓜、胡椒。

十全补阴丸（《丹溪心法附余》卷二十四）：人参半两，甘草4钱，破故纸1两，桂2钱，山栀4钱，麦门冬1两（去心），黄芩5钱，当归8钱，白术3钱，苦参2钱，菖蒲5钱，酸枣3钱（去核），牛膝1两（去芦），山茱萸8钱（去核），败龟版5钱（酥炙），五味子3钱，川芎3钱，陈皮7钱，麋鹿角3钱。

上为末，炼蜜为丸，如梧桐子大。淡盐汤送下。功效为补益。

十补心肾丸（《医学六要·治法汇》卷七）：熟地黄4两（姜汁制），干山药3两，山萸肉2两，枸杞子2两，牡丹皮（酒洗）1两5钱，黄柏1两5钱，川牛膝（酒洗）1两5钱，败龟版（酥炙）1两5钱，茯神（去皮，为末，水淘，去浮筋取沉腻者，焙干，净用）3两（以人乳渗之），人参2两5钱，柏子仁2两5钱，酸枣仁（隔纸炒香）2两5钱，麦冬（酒浸）2两5钱，辰砂（研极细，甘草煎水飞3次，浸去脚，不见火）1两，五味子1两，天冬1两5钱，鹿角霜2两，鹿角胶2两，鹿茸（煮者尤佳，酒融化，入蜜同炼）2两，肉苁蓉（酒洗去浮膜，蒸1个时辰，酥油涂炙）1两5钱，菟丝子（酒洗，捣烂，焙干）1两5钱，虎胫骨（酒浸，酒炙）1两5钱，紫河车一具（首胎者更佳）。

除茯神、龟版、虎骨、辰砂共为末，柏子仁另研，鹿角霜、胶候各末俱完，酒融化入炼蜜和药外，其余皆㕮咀；紫河车在净水肉洗去秽血，用银针挑去紫筋，同咀片，入砂锅内，用陈老酒3碗，陈米醋1碗，清白童便1碗，米泔水数碗，和匀倾入锅内，浮于药寸许，如少再加米泔，以锅盖盖密，桑柴火煮干，为末，和前末，炼蜜为丸，如梧桐子大。每空心盐汤送下100丸，各随人脏腑偏盛偏虚加减。

主治诸虚不足，久不妊娠，骨热形羸，崩中带下；凡人少精神，多惊悸，怔忡，健忘，遗精，滑泄，阳痿，阴虚盗汗，劳热，目昏，耳鸣，头眩，腰膝酸痛。

如梦遗，加黄柏、知母各1两；如大便秘，加肉苁蓉2两；如素多疝气，加橘核2两，小茴香1两；精滑不禁，加金樱膏代蜜，更加龙骨、牡蛎各1两；凡肠风下血多者，加阿胶1两（蛤粉炒为珠）赤白痢，加何首乌1两5钱（同黑豆蒸），黄连1两（吴萸炒），干姜5钱（炒黑），地榆、槐角（炒）各1两。

三画

上下甲丸（方出《丹溪心法》卷三，名见《医学入门》卷七）：鳖甲1两，龟版1两，侧柏、瓜蒌子、半夏、黄连、黄芩、炒柏。

上为末，炊饼为丸服。主治劳热，食积，痰。

上马丸（《普济方》卷一一八）：川乌（炮）半两，木香半两（不见火），虎骨（酥炙）1两，牛膝1两，杜仲1两，木瓜1两，当归（酒浸）1两，败龟版（酥炙）1两，自然铜（醋淬）1两，黄芪（蜜炙）1两，白术1两。

上为细末，炼蜜为丸，如梧桐子大。每服30～40丸，温酒送下。主治寒湿臂痛，腿脚疼，筋骨诸疾。

千金乌龙膏（《疮疡经验全书》卷四）：多年陈小粉半斤（炒黑），白芷1两（不见火），肉桂1两（不见火），五倍子1两（炒），干姜1两（炒），桔梗1两，龟版1两（煅），白芍药1两，白蔹1两，威灵仙1两，苍术1两（炒），乌药（不见火）1两，飞盐5钱，蛤粉5钱，白及6两。

上为细末。姜汁、葱汁、醋、蜜少许，火上熬热调匀，搽4向，空中出毒，干再润余汁，以助药力。主治一切下部湿毒，附骨，腿痈，筋络无名异症。

卫心仙丹（《辨证录》卷十三）：大黄1两，没药3钱，乳香3钱，白蜡3两，松香5钱，骨碎补5钱，当归1两，三七根3钱，败龟版1两，麝香5分。

上为细末，猪板油1两，将白蜡、松香同猪油在铜锅内化开后，将各药末拌匀为膏药。贴在伤处，外用油纸包裹，再用布缠住。轻者1膏即愈，重者两膏足矣。夹棍伤重，大约不须4个即可步行无虞矣。主治刑杖，夹棍伤，皮肉腐烂。

大补阴丸（《丹溪心法》卷三）：黄柏（炒褐色）4两，知母（酒浸，炒）4两，熟地黄（酒蒸）6两，龟版（酥炙）6两。

上为末，猪脊髓、蜜为丸。每服70丸，空心盐白汤送下。虽有是证，若食少便溏，则为胃虚，不可轻用。此治阴火炽盛以致厥逆者则可，至内伤虚热，断不可用。主治肝肾不足，阴虚火旺的骨蒸潮热，盗汗遗精，尿血淋浊，腰膝酸痛；或咳嗽咯血，烦热易饥，眩晕耳鸣，舌红少苔，脉细数等；亦用于甲状腺机能亢进、肾结核、骨结核、糖尿病等属阴虚火旺者；水亏火炎，耳鸣耳聋，咳逆虚热，肾脉洪大，不能受峻补者；肾水亏败，小便淋浊如膏，阻火上炎，左尺空虚者。

大补肾气丸（《痈疽验方》）：五味子（炒）1两，黄柏（酒炒）1两，知母（去皮，酒拌，捣膏）1两，龟版（童便炙）2两，熟地黄2两（用生者，酒拌，铜锅内蒸半日，捣膏）。

上为细末，入2膏，加酒糊为丸，如梧桐子大。每服40～50丸，五更酒送下；盐汤亦可。主治痈疽愈后作渴。

大活络丹（《兰台轨范》卷一引《圣济》）：白花蛇2两，乌梢蛇2两，威灵仙2两，两头尖（俱酒浸）2两，草乌2两，天麻（煨）2两，全蝎（去毒）2两，首乌（黑豆水浸）2两，龟版（炙）2两，麻黄2两，贯仲2两，炙草2两，羌活2两，官桂2两，藿香2两，乌药2两，黄连2两，熟地2两，大黄（蒸）2两，木香2两，沉香2两，细辛1两，赤芍1两，没药（去油，另研）1两，丁香1两，乳香（去油，另研）1两，僵蚕1两，天南星（姜制）1两，青皮1两，骨碎补1两，白蔻1两，安息香（酒熬）1两，黑附子（制）1两，黄芩（蒸）1两，茯苓1两，香附（酒浸，焙）1两，玄参1两，白术1两，防风2两半，葛根1两半，虎胫骨（炙）1两半，当归1两半，血竭（另研）7钱，地龙（炙）5钱，犀角5钱，麝香（另研）5钱，松脂5钱，牛黄（另研）1钱5分，片脑（另研）1钱5分，人参3两。

上为末，炼蜜为丸，如龙眼核大，金箔为衣。陈酒送下。主治一切中风瘫痪，痿痹痰厥，拘挛疼痛，痈疽流注，跌仆损伤，小儿惊痫，妇人停经。

女贞汤（《医醇剩义》卷二）：女贞子4钱，生地6钱，龟版6钱，当归2钱，茯苓2钱，石斛2钱，花粉2钱，萆薢2钱，牛膝2钱，车前子2钱，大淡菜3枚。

主治肾受燥热，淋浊溺痛，腰脚无力，久为下消。

万灵膏（《疡科心得集·家用膏丹丸散方》）：生地5钱，归身5钱，川芎5钱，苍耳子5钱，大戟5钱，尖槟5钱，甘菊5钱，蒲公英5钱，生大黄5钱，土槿皮5钱，羌活5钱，独活5钱，红花5钱，川乌5钱，草乌5钱，赤芍5钱，紫草5钱，香附5钱，川椒5钱，番木鳖5钱，桂枝5钱，狗脊5钱，泽兰5钱，生姜5钱，胡椒5钱，附子5钱，牙皂5钱，白附子5钱，荆芥5钱，金银花5钱，黄柏5钱，山慈菇5钱，生首乌5钱，全虫5钱，玄胡5钱，僵蚕5钱，百部5钱，南星5钱，白蒺藜5钱，山甲5钱，白芷5钱，白芥子5钱，花粉5钱，益母草5钱，蛇床子5钱，川牛膝5钱，黄芪5钱，大风子肉5钱，细辛5钱，苦参5钱，龟版5钱，桑寄生5钱，升麻5钱，黄芩5钱，胡麻5钱，杜菖蒲根5钱，冬瓜皮5钱，天麻5钱，杨树须5钱，闹羊花5钱，茜草5钱，茯苓1两。

用香油8斤，将前药入油，加嫩桑枝2～3斤，熬药至枯，滤去滓，入后药：松香4两，朴消5钱，雄黄5钱，桂圆核灰5钱，皂矾5钱，牛皮灰5钱，樟冰5钱，麝香3钱，冰片3钱，龙骨5钱，再入东丹3斤，收成膏。主治：一切无名肿毒，未成即消，已成即溃；及一切寒湿之证。

三一肾气丸（《丹溪心法附余》卷十九）：熟地黄4两，生地黄4两，山药（俱怀庆者）4两，山茱萸肉4两，牡丹皮3两，赤茯苓3两，白茯苓3两，泽泻3两，锁阳3两，龟版3两，牛膝（川者）2两，枸杞子（甘州者）2两，人参（辽）2两，麦门冬2两，天门冬2两，知母1两，黄柏1两，五味子（辽）1两，肉桂1两。

上为细末，炼蜜为丸，如梧桐子大。每服50丸，渐加至60～70丸，空心淡盐汤送下；或温酒送下。功效：补心肾诸脏精血，泻心肾诸脏火湿。滋阴补气，强肾助阳。主治：身体衰弱，四肢无力，气血虚损，精髓不足。

三甲复脉汤（《温病条辨》卷三）：炙甘草6钱，干生地6钱，生白芍6钱，麦冬5钱（不去心），阿胶3钱，麻仁3钱，生牡蛎5钱，生鳖甲8钱，生龟版1两。

水8杯，煮取3杯，分3次服。主治温病后期，热烁肝肾之阴，虚风内动之手指蠕动，甚则心中痛，舌干齿黑，唇裂，脉沉细数。功效：滋阴清热，潜阳息风。

三甲散（《温疫论》卷下）：鳖甲1钱，龟甲（并用酥炙黄，如无酥，各以醋炙代之，为末）1钱，穿山甲（土炒黄，为末）5分，蝉蜕（洗净，炙干）5分，僵蚕（白硬者，切断，生用）5分，牡蛎（煅，为末）5分（咽燥者酌用），䗪虫3个（干者擘碎，鲜者捣烂，和酒少许取汁，入汤药同服，其渣入诸药同煎），白芍药（酒炒）7分，当归5分，甘草3分。

水2钟，煎8分，去滓温服。服后病减半，勿服，当尽调理法。主治瘟疫伏邪已溃，正气衰微，不能托出表邪，客邪胶固于血脉，主客交浑，肢体时疼，脉数身热，胁下锥痛，过期不愈，致成痼疾者。

大造丸（别名：河车大造丸）（《扶寿精方》）：紫河车1具（米泔水洗净，新瓦上焙干。用须首生者佳。或云砂锅随水煮干，捣烂），败龟版（年久者，童便浸3日，酥炙黄）2两，黄柏（去粗皮，盐酒浸，炒褐色）1两5钱，杜仲（酥炙，去丝）1两5钱，牛膝（去苗，酒浸，晒干）1两2钱，怀生地黄2两5钱（肥大沉水者，纳入砂仁末6钱，白茯苓一块重2两，稀绢包，同入银罐内，好酒煮7次，去茯苓不用），天门冬（去心）1两2钱，麦门冬（去心）1两2钱，人参1两。

上除地黄另用石舂1日，余共为末，和地黄膏，再加酒米糊为丸，如小豆大。每服80～90丸，空心、临卧，盐汤、沸汤、姜汤任下；寒月好酒下。

大镇心丸（《圣济总录》卷一七〇）：生犀角（镑末）1两，羚羊角（镑末）半两，龟甲（镑末）半两，赤箭半两，牛黄（研）1分，茯神（去土）1分，远志（去心）1分，真珠末（研）1分，人参1分，桂（去粗皮）1分，天竺黄（研）1分，蛇蜕皮（炙令焦黄）1分，龙脑（研）1分，铁粉（研）1两，麝香（研）半两，菖蒲半两，丹砂（研）半分，金箔（研）50片，银箔（研）50片。

上为末，炼蜜为丸，如梧桐子大。每服1丸至2丸，食后、临卧薄荷汤化下。功效退惊风，化痰壅，壮心气，益精神。主治小儿精神不爽，寝寐多悸，心忪恐悸，四肢战掉，举动欲倒，状类暗风，或烦躁多啼。

万应丹（《串雅补》卷一）：斑蝥（糯米泔浸1宿，炒黄色勿令焦）5钱，川乌（煨）5

钱，草乌（炒）5钱，三棱5钱，莪术5钱，首乌5钱，大茴5钱，生地5钱，熟地5钱，黑丑5钱，白丑5钱，雄黄5钱，五灵脂5钱，朱砂5钱，龟板5钱，全蝎5钱，甲片5钱，半夏（姜制）3钱，大黄3钱，白芍3钱，赤芍3钱，麻黄3钱，升麻2钱，僵蚕4钱，杏仁20粒（去皮，炙），生草1两，川蜈蚣10条（酒洗，炙干），麝香5分。

上为细末，用大黑枣2斤8两，去皮核蒸熟，捣如泥，入药末杵千下为丸，每丸重3分。每服1丸，随症引下，或陈酒送下，酒随量饮。用药禁忌：孕妇忌服。

主治：伤寒，瘟疫，中暑，疟疾，山岚瘴气，感冒，咳喘痰多，鼻衄，吐血，肠风下血，食积腹痛，霍乱吐泻，胁痛，心气走痛，大便闭涩，五淋痛甚，四肢浮肿，遍身骨节疼痛，腰痛怕冷，手足拘挛，痿弱难伸，年久风气疼，中风口哑不语，半身不遂，盗汗，耳聋眩晕，阴癓热燥，梦与鬼交，梦泄遗精，痰迷心窍。妇人月经不调，血崩，赤白带下，乳痈，胎衣不下，产后血痛。小儿惊风发热，吐乳夜啼，慢脾风，大头瘟，疳积，泄泻，耳内流脓。无名肿毒，痈疽，背疮，流注，结核走窜，杨梅疮，天疱疮，喉癣，喉蛾，目赤涩痛，皮肤痒极，五蛊胀肿。

三灵丹（《疡科纲要》卷下）：生青龙齿1两，麒麟竭1两，明腰黄1两，炙龟板1两，红升丹5钱，海碘仿5钱。

上药各为极细末，和匀，加大梅片5钱，密贮。主治：疮疡久溃，流水不已，不能收口者。

三炁降龙丹（《白喉条辨》）：西洋参、生石膏、海浮石、牡蛎（生用）、阿胶（或用燕窝）、白芍药、生地黄、败龟板、珍珠母、麦门冬（去心）、犀角。

以旋覆花、荆竹茹先煎，服时冲入荆竹沥、鲜莱菔汁。

加减：如痰涎壅盛，药不得下，加入白苏子另煎冲入，待药得下即撤去，甚则微滴生姜汁数点为引。

主治：太阴燥火炽盛，白喉初起，咽燥无痰，7～8日后忽痰声漉漉，甚则喘促心烦。

古医案（白喉）：余长女曾病此，咽干音哑，喘促心烦，痰声漉漉如潮，大便泄，张氏所列不治之候已居其八，竟以此方日服三剂获效。一剂而大便止，喘促稍安，再剂而痰声如失。

万应黑虎膏（《疮疡经验全书》卷四）：多年小粉8两（炒黑），五倍子4两（炒黄），蛤粉4两，白芷2两，天花粉2两，干姜4两，龟版2两（醋炙），白及5两，南星4两，昆布2两，白芥子2两，肉桂3两，乌药2两。

上药各为细末，和匀，用生姜自然汁1碗，好醋1碗，葱半斤（捣烂），加蜜3两，再捣取汁半碗，三味和匀，火上熬热调药。俟烫手，敷患上，留1小洞出气，时用热余汁润之。1日夜方可易之，敷至1月方得软矣。主治背上痰注，如缠袋形。

四画

五宝劫毒丹(《外科真诠》)卷下：花珠米1钱（即轻粉），飞明雄黄2钱5分，飞朱砂2钱5分，炒槐米5钱，煅龟版5钱。

上为末，糊丸。分作3服。土茯苓汤送下。主治杨梅疮初起。

化积丸（别名龟鳖化痞丸）(《全国中药成药处方集》)（沙市方）：青皮1两，公丁香5钱，硇砂5钱，龟版（醋炒）8钱，槟榔1两，广木香5钱，莪术（醋炒）1两，牙皂5钱，阿魏（醋化）6钱，鳖甲（醋炒）8钱，枳实（麸炒）1两，甘草5钱，广陈皮1两，枳壳（麸炒）1两，三棱（醋炒）1两，二丑1两5钱。

上为细末，以姜汁面糊为丸，如梧桐子大。成人每服2钱，以姜汤送下；小儿、老人减半。孕妇、贫血及无痞块者忌服；并忌猪肉、南瓜、甲鱼、马齿苋、生冷等物。主治寒湿气结，癥瘕积聚，痞块，脾脏肿大。

壬字化毒丸(《疮疡经验全书》卷十三)：虎胫骨（酥炙）1钱6分，龟版（酥炙）1钱6分，川山甲（炙脆）1钱6分，朱砂1钱6分，月月红（即血余，用童子头发月剃者，煅）1钱5分，蝉蜕末2钱，没药1钱5分，乳香1钱5分，白鲜皮1钱5分，雄黄1钱5分，生生乳1钱，牛黄5分，土贝母2钱，沉香7分（取沉水、色黑、味甜香者），琥珀7分。

上药各为末，用神曲末5钱打稠糊，入药捣匀，丸如梧桐子大，另研朱砂为衣。每早空心服15丸，每晚空腹服10丸，人参汤送下；枸杞汤亦可。病去药减。如余邪未尽，药不可撤。切忌烦劳、恼怒、焦躁；茶、酒止可用十分之三。主治霉疮，见肾经内外前后形症者。

引阳潜阴汤(《外科医镜》)：熟地1两（海石粉捣），金石斛3钱，北沙参3钱，麦冬3钱，生白芍3钱，龟版5钱，山药5钱，白茯苓3钱。

水煎服。主治阴虚咽疮，脉弦数，尺部独大者。

心肾种子丸(《医学正印》卷上)：何首乌（赤白鲜者）各半斤（米泔洗净，用竹刀切片，分4制。用砂锅、柳木甑蒸，黑芝麻、羊肉、酒、黑豆各蒸1次，晒干），怀生地（酒洗）4两，麦门冬（去心）4两，天门冬（忌铁，去心）4两，怀熟地（用生者，酒洗净，砂仁拌，酒浸，隔汤煮黑烂）4两，怀山药（炒褐色）4两，白茯苓（人乳拌，蒸）4两，赤茯苓（牛乳拌，蒸）4两，枸杞子4两，人参（去芦）4两，鹿角胶（熔化）4两，白芍药（酒炒）2两，锁阳（酥制）2两，酸枣仁（炒）2两，五味子2两，牛膝（盐、酒炒）2两，牡丹皮2两，龟版（去裙，酥制）2两，当归（酒洗）2两，泽泻（去毛）2两，黄连（酒炒金色）2两，菟丝子（酒煮）2两，黄柏（盐、酒、蜜拌炒3次，金色）2两。阳痿无火者，去连、柏，加肉苁蓉、杜仲各2两。

上为末，隔汤炼蜜为丸，如梧桐子大。每服3～4钱，空心淡盐汤送下。功效固本培元，生精养血，培复天真，大补虚损，益五脏而除骨蒸，壮元阳而多子嗣。充血脉，强健筋骸，美颜色，增延龄寿，聪明耳目，玄润发须。主治难嗣。

孔子枕中神效方（《医心方》卷二十六引《葛氏方》，别名孔子大圣知枕中方、孔子枕中散、龟甲散、补心汤、孔子大圣枕中方、孔子大圣枕中汤、枕中丹、大聪明枕中方、孔圣枕中丹、大圣枕中方）：龟甲、龙骨、远志、石菖蒲各等分。

上为末。食后服方寸匕，1日3次。功效滋阴补肾，养心益智。主治好忘；癫久不愈。

专翕大生膏（《温病条辨》卷三）：人参2斤（无力者以制洋参代之），茯苓2斤，龟版1斤（另熬胶），乌骨鸡1对，鳖甲1斤（另熬胶），牡蛎1斤，鲍鱼2斤，海参2斤，白芍2斤，五味子半斤，麦冬2斤（不去心），羊腰子8对，猪脊髓1斤，鸡子黄20圆，阿胶2斤，莲子2斤，芡实2斤，熟地黄3斤，沙苑蒺藜1斤，白蜜1斤，枸杞子1斤（炒黑）。

上药分4铜锅（忌铁器搅，用铜勺），以有情归有情者二，无情归无情者二，文火细炼6昼夜，去滓，再熬3昼夜，陆续合为1锅，煎炼成膏，末下3胶，合蜜和匀，以方中有粉无汁之茯苓、白芍、莲子、芡实为细末，合膏为丸。每服2钱，渐加至3钱，1日3次，约1日1两，期年为度。主治燥久伤及肝肾之阴，上盛下虚，昼凉夜热，或干咳，或不咳，甚则痉厥者。

乌鸡白凤丸（《上海市药品标准》）：乌骨鸡1只（约2斤），熟地180克，益母草180克，党参180克，黄芪120克，当归120克，丹参90克，茯苓90克，川断90克，阿胶90克，龟版胶90克，鹿角胶90克，鹿茸90克，白芍90克，川芎90克，白术90克，枸杞子90克，砂仁60克，芦子60克，人参45克，延胡索45克，香附45克，黄芩45克，白薇45克，甘草30克。

上为末。炼蜜为丸，每丸重9克。每服1丸，化服，1日1～2次。功效：补气血，调经。主治妇女体虚，月经不调，经行腹痛。

天根月窟膏（《温病条辨》卷五）：鹿茸1斤，乌骨鸡1对，鲍鱼2斤，鹿角胶1斤，鸡子黄16枚，海参2斤，龟板2斤，羊腰子16枚，桑螵蛸1斤，乌贼骨1斤，茯苓2斤，牡蛎2斤，洋参3斤，菟丝子1斤，龙骨2斤，莲子3斤，桂圆肉1斤，熟地4斤，沙苑蒺藜2斤，白芍2斤，芡实2斤，归身1斤，小茴香1斤，补骨脂2斤，枸杞子2斤，肉苁蓉2斤，萸肉1斤，紫石英1斤，生杜仲1斤，牛膝1斤，萆薢1斤，白蜜3斤。

上药用铜锅4口，以有情归有情者二，无情归无情者二，文火次第煎炼取汁；另入一净锅内，细炼9昼夜成膏，后下胶、蜜，以方中有粉无汁之茯苓、莲子、芡实、牡蛎、龙骨、鹿茸、白芍、乌贼骨8味为极细末，和前膏为丸，如梧桐子大。每服3钱，1日3次。

少阳丸（《遵生八笺》卷十八）：童子血余灰（即发烧灰）2两，新鹿角灰2两，败龟板灰2两，蝉蜕（酒洗浸）1两，乳香5钱，没药5钱。上为细末，黄蜡2两5钱、白蜡5钱，2味溶匀和为丸，如豆大。每服30丸，酒送下。

主治：痔漏。

乌龙膏（《理瀹骈文》）：陈小粉（炒黑，醋熬）、大黄、黄连、黄柏、朴消、南星、半夏、白芷、白及、白蔹、牙皂、蓖麻仁、榆皮、五倍子、龟板各等分（共为末）。

临用，加猪胆汁、白蜜和匀。留顶敷。无胆，蜜亦效。

功效：消肿拔脓，定痛解毒。主治一切热毒。

五画

龙牡复脉汤（《重订通俗伤寒论》）：吉林参1钱，陈阿胶1钱半，鸡子黄1枚（包煎），生龟版8钱，生牡蛎8钱，花龙骨2钱，生鳖甲4钱，真玳瑁1钱半，生白芍3钱，麦冬3钱，大生地4钱，炙甘草1钱半，大坎炁1条（酒洗）。

水2碗，煎至半碗服。若痰塞喉间，欲吐无力，药不能下者，用真猴枣末4分煎鲜石菖蒲汤先服。若肢冷脉伏，自汗头汗，汗出如油者，则阴亡而阳亦随亡，吉林参易别直参2钱，加淡附片1钱半。主治阴虚人，病伤寒温热，误用刚燥汗下药过量，缠绵日久，以致真阴虚极于下，致无根之火仓猝飞腾，气壅痰升，上蒙清窍，忽然痉厥，舌红短，面青，目合口开，手不握固，音嘶气促，甚则冷汗淋漓，手足逆冷，二便自遗，气息俱微，脉沉伏不见，或微弱无神，或不应指者。

龙虎丸（《丹溪治法心要》卷四）：上甲（醋炙）6两，药苗（酒蒸焙干）2两，侧柏2两，黄柏（酒炒）半斤，知母（盐、酒炒）2两，熟地黄2两，芍药2两，锁阳（酒捣）5钱，当归（酒浸）5钱，陈皮（去白）2两，虎骨（酒浸，酥炙）1两，龟版（酒浸，酥炙）4两。

上为末，酒煮羊肉为丸服。冬月，加干姜。主治诸虚。

龙骨散（《普济方》卷三五二）：龙骨（研）6分，赤石脂（研）6分，乌贼鱼骨5两，牡蛎粉5两，肉苁蓉5两，龟甲，芍药。（附注：方中龟甲、芍药用量原缺。）

上为散。每服方寸匕，饮送下，日3次。渐加之。加干地黄十分佳。主治产后崩中下血。

平肝舒络丹（《全国中药成药处方集》）：人参（去芦）3钱，熟地3钱，乳香3钱，没药3钱，橘皮3钱，香附3钱，厚朴3钱，玄胡索3钱，茯苓3钱，檀香3钱，龟版（炙）3钱，羌活3钱，防风3钱，紫豆蔻仁3钱，枳壳3钱，砂仁3钱，藿香3钱，木香3钱，乌药3钱，黄连3钱，白术3钱，何首乌3钱，白及3钱，威灵仙3钱，佛手3钱，木瓜3钱，钩藤3钱，僵蚕3钱，柴胡3钱，细辛3钱，白芷3钱，桑寄生3钱，牛膝3钱，沉香1两，青皮2钱，天竺黄2钱，肉桂2钱，川芎2钱，公丁香2钱，胆南星5钱。

上为细末。每12两4钱细粉兑入冰片3钱，朱砂1两，羚羊角1钱，和匀，炼蜜为丸，重2钱，金箔为满衣，蜡皮封固。每服1丸，温开水送下，日2次。主治肝郁气滞，饮食不消，倒饱嘈杂，两胁刺痛，四肢抽搐。

生熟地黄丸（《医学心悟》卷六）：大熟地（九蒸晒）3两，大生地（酒洗）3两，山药（乳拌蒸）1两半，茯苓（乳拌蒸）1两半，丹皮（酒蒸）1两半，泽泻（盐水蒸）1两，当归（酒蒸）2两，白芍（酒炒）2两，柏子仁（去壳，隔纸炒）2两，丹参（酒蒸）2两，远志（去心，甘草水泡蒸）4两，自败龟版（浸净，童便炙炒，研为极细末）。

上为末，用金石斛4两，金银花12两熬膏，和炼蜜为丸。每早淡盐汤送下4钱。主治悬痈，生于肾囊之后，肛门之前，又名海底漏；脏毒，生于肛门之两旁，初时肿痛；内外痔，臁疮。

玉液金丹（《全国中药成药处方集》）（北京方）：杜仲2两4钱，生地1两1钱，黄芩1两1钱，沙苑子2两，蕲艾8钱（炭），建莲子5两8钱，当归8钱，肉苁蓉2两1钱，远志2两4钱，山药5两6钱，砂仁2两，山楂8钱，益母草6两，甘草2两8钱，白芍1两4钱，羌活8钱，麦冬2两2钱，贝母2两，紫丹参3两8钱，血余8钱（炭），菟丝子2两8钱，续断8钱，枳壳2两8钱，紫豆蔻仁1两1钱，香附2两2钱（炙），川芎2两2钱，半夏曲1两，茯苓8钱，款冬花2两，旋覆花2两，荜茇2两，党参2两，川楝子2两，栀子2两，黄连2两，黄芪2两，于术2两，藏红花1两，厚朴1两，琥珀1两，沉香6钱，人参1两（去芦），红枣16两（去核），阿胶8两，山茱萸2两，鹿角胶2两，覆盆子1两，桑螵蛸1两，五倍子1两，巴戟天1两，鸡血藤4两，仙鹤草2两，龟版胶2两，海螵蛸2两，旱莲草2两，红月季花100朵。

上为细末，炼蜜为丸，重2钱，蜡皮封固。每服1丸，日2次，温开水送下。孕妇忌服。功效益气，舒郁，调经。主治妇女暴怒郁结，胸肋窜痛，经期不准，白带过多。

加减六味丸（《医学心悟》卷四）：大熟地（九蒸、晒）3两，大生地（酒洗）3两，山药（乳蒸）1两5钱，茯苓（乳蒸）1两5钱，丹皮（酒蒸）1两5钱，泽泻（盐水蒸）1两，当归（酒蒸）2两，白芍（酒炒）2两，柏子仁（去壳，隔纸炒）2两，丹参（酒蒸）2两，自败龟版（浸去墙，童便炙酥，研为极细末）4两，远志（去心，甘草水泡，蒸）4两。

上为末，用金钗石斛4两，金银花12两熬膏，和炼蜜为丸。每早服4钱，淡盐汤下。主治痔疮，悬痈，脏毒。

灭毒丹（《赵炳南临床经验集》）：白花蛇4寸（酥），金头蜈蚣2条（煅），全虫4个（酒浸炙后，去头足），露蜂房1个，龟版1两（醋炙），雄黄1钱，飞黄丹1钱，辰砂5分，槐花米5分，雨前细茶5分，麝香3分，孩儿茶5分。

上为细末，以黄米饮为丸，如绿豆大，朱砂为衣。成人体壮者，每次 5 ～ 10 粒，白水送下，日 2 次。体弱者酌减。孕妇禁服，胃弱者慎用。功效散风止痒，清血解毒。主治寻常狼疮（流皮漏），慢性湿疹（顽湿），慢性溃疡（顽疮）。

加味滋阴大补丸（《医便》卷五）：枸杞子（去枝蒂，酒拌，蒸）4 两，沙苑蒺藜（酒洗，蜜酒拌蒸）3 两，当归身（酒洗）2 两，人参（去芦）1 两，黄芪（蜜炙）2 两，山药（人乳拌晒 3 次）2 两，山茱萸（水洗，去核，童便拌晒）2 两，白茯苓（去皮，漂去筋膜，人乳拌晒 3 次）2 两，牡丹皮（酒洗，去心）2 两，怀生地黄（酒洗）2 两，怀熟地黄（酒洗）2 两，天门冬（水洗，去心）2 两，麦门冬（水洗，去心）2 两，黄柏（川秋石入酒炒褐色）1 两 5 钱，知母（川秋石入酒炒褐色）1 两 5 钱，龟版（酒洗，酥炙）2 两，杜仲（去粗皮，姜汁炒断丝）2 两，牛膝（去芦，酒洗，同黑豆蒸二时去豆）2 两，补骨脂（酒浸，蒸）2 两，鹿角胶 4 两，菟丝子（水淘去沙，酒浸蒸，捣成饼，焙干）2 两，肉苁蓉（酒洗，酥炙）1 两 5 钱，锁阳（酒浸，酥炙）1 两 2 钱，虎胫骨（酒浸，酥炙）2 两。

上药各为细末，先以鹿角胶用无灰好酒溶开，和炼蜜为丸，如梧桐子大。每服 3 钱，空腹用淡盐汤送下；温酒亦可。功效养气血，滋肾水，固元阳，添精髓，壮腰膝，润肤体，育心神；久服驻颜延年。

四圣散（《痈疽验方》）：槐花 4 两（炒），龟甲（童便炙）4 两，铁锈 3 钱，大黄（如泻不用），川山甲（炮）1 两，五灵脂（炒，炙）1 两。如疔疮，加紫河车根 3 钱。

上为末。每服 3 钱，酒调下。非积热阳证，脓未成者，恐不宜用。功效清凉降火，攻毒。主治热毒，及疔疮。

加减桑螵蛸散（《医学探骊集》卷五）：桑螵蛸 3 钱，人参 2 钱，龙骨 3 钱，五味子 1 钱，白果 7 个，覆盆子 3 钱，人中白 3 钱，龟版 4 钱，黄柏 4 钱。

水煎，温服。主治膀胱结热，小便频数。

加味三妙丸（《医学入门》卷七）：苍术 6 两，黄柏 4 两，牛膝 2 两，当归 1 两，防己 1 两，虎胫骨 1 两，龟版 1 两。血虚，加血药；气虚，加气药。

上为末，酒糊为丸，如梧桐子大。每服 70 ～ 100 丸，空心姜汤或盐汤送下。主治三阴血虚，足心如火热，渐烘腰胯，及湿热麻痹，疼痛痿软。

加味三妙丸（别名经验加味二妙丸、加味二妙丸）（《医学正传》卷四）：苍术 4 两（米泔浸），黄柏 2 两（酒浸，晒干），川牛膝 1 两（去芦），当归尾 1 两（酒洗），川萆薢 1 两，防己 1 两，龟版（酥炙）1 两。

上为细末，酒煮面糊为丸，如梧桐子大。每服 100 丸，空心姜盐汤送下。主治两足湿痹疼痛，或如火燎，从足跗热起，渐至腰胯，或麻痹痿软。经验加味二妙丸（《医学六要·治法汇》卷五）、加味二妙丸（《寿世保元》卷五）。

加味三才汤（《医醇剩义》卷二）：天冬2钱，生地5钱，人参2钱，龟版8钱，女贞子2钱，旱莲1钱，茯苓2钱，丹皮2钱，泽泻1钱5分，黄柏1钱，杜仲2钱，牛膝1钱5分，红枣5枚。

主治酒色太过，下元伤损，腰膝无力，身热心烦，甚则强阳不痿。

加味补阴丸（《医学入门》卷七）：黄柏4两，知母4两，牛膝3两，杜仲3两，巴戟3两，熟地3两，山茱萸3两，苁蓉2两，白茯苓2两，枸杞2两，远志2两，山药2两，鹿茸2两，龟版2两。

上为末，炼蜜为丸，如梧桐子大。每服80丸，空心盐汤送下。功效扶下弱，补阴虚，泻阴火。

古庵心肾丸（《丹溪心法附余》卷十九）：熟地3两，生苄（俱怀庆者，酒浸，竹刀切）3两，山药3两，茯神（去木）3两，山茱萸肉（酒浸，去核）1两，枸杞子（甘州者，酒洗）1两，龟版（去裙，醋炙）1两，牛膝（去芦）1两，鹿茸（火去毛，醋炙）1两，当归（去芦、酒洗）1两5钱，泽泻（去毛）1两5钱，黄柏（炒褐色）1两5钱，辰砂（为衣）1两，黄连（去毛，酒洗）1两，生甘草半两，牡丹皮（去心）1两。

上为细末，炼蜜为丸，如梧桐子大，辰砂为衣。（附注：方中丹皮用量原缺，据《医学入门》补。）每服50丸，渐加至100丸。空心温酒或淡盐汤任下。

功效补血生精，宁神降火。主治肾水亏乏，心火上炎，发白无子及惊悸怔忡，遗精盗汗，目暗耳鸣，腰痛足痿。

加料佛手散（《陈素庵妇科补解》卷四）：当归2两，川芎1两，蟹爪3钱，龟版（酥炙，研，新鲜者佳）1枚，肉桂1钱半，生芝麻3钱。

主治妇人平日失于调养，或胎前多病，致气血两虚，临产交骨不开。各家论述：方中蟹爪取其峻厉；龟为至阴，版亦其类也，龟版分而开，以形相感之义；但以芎、归为主，大料顿服，血自充足，而交骨开矣。

白带丸（《北京市中药成方选集》）：当归8两，白术（炒）8两，木香1两，茯苓8两，川芎2两，甘草4两，生地8两，白芍8两，白鸡冠花4两，杞子4两，莲肉8两，益智仁2两，枣仁（炒）4两，鳖甲胶4两，龟版胶4两，白木耳4两，檀香4两，鹿角胶4两，玫瑰花2两，巴戟肉（炙）4两，吴萸（炙）4两，茜草4两，没石子2两，白矾2两，乌梅肉4两。

上为细末，过箩，炼蜜为丸，重3钱，蜡皮封固。每服1丸，温开水送下，日2次。功效温经散寒，利湿止带。主治妇女湿寒白带，淋沥不止，经期腹痛，身体倦怠。

龙牡复脉汤（《重订通俗伤寒论》）：吉林参1钱，陈阿胶1钱半，鸡子黄1枚（包煎），生龟版8钱，生牡蛎8钱，花龙骨2钱，生鳖甲4钱，真玳瑁1钱半，生白芍3钱，麦冬

3钱，大生地4钱，炙甘草1钱半，大坎炁1条（酒洗）。

水2碗，煎至半碗服。若痰塞喉间，欲吐无力，药不能下者，用真猴枣末4分煎鲜石菖蒲汤先服。若肢冷脉伏，自汗头汗，汗出如油者，则阴亡而阳亦随亡，吉林参易别直参2钱，加淡附片1钱半。主治阴虚人，病伤寒温热，误用刚燥汗下药过量，缠绵日久，以致真阴虚极于下，致无根之火仓猝飞腾，气壅痰升，上蒙清窍，忽然痉厥，舌红短，面青，目合口开，手不握固，音嘶气促，甚则冷汗淋漓，手足逆冷，二便自遗，气息俱微，脉沉伏不见，或微弱无神，或不应指者。

六画

再造丸（《温热经纬》）：真蕲蛇（去皮骨头尾各3寸，酒浸，炙，取净末）4两，两头尖（系草药，出乌鲁木齐，非鼠粪也，如不得，以白附子代之，制用）2两，山羊血5钱，虎胫骨1对（醋炙），龟版（醋炒）1两，乌药1两，当门子5钱，天竺黄1两，黄芪2两（炙），没药1两（去油），制乳香1两，北细辛1两，麻黄2两，赤芍1两，炙甘草2两，小青皮1两，羌活1两，白芷2两，大熟地2两，明天麻2两，血竭8钱（另研），防风2两，制附片1两，骨碎补（去皮）1两，犀角8钱，玄参（酒炒）2两，沉水香1两，制首乌，葛根1～2两半，藿香2两，白僵蚕1两，西牛黄2钱半，川连2两，川芎2两，穿山甲2两（前后四足各用5钱，麻油浸），辰砂1两（飞），桂心2两，川萆薢2两，炒于术1两，地龙5钱（去土），红曲8钱，广三七1两，母丁香（去油）1两，制香附1两，全蝎（去毒）2两半，全当归2两，威灵仙2两半，川大黄2两，片姜黄2两，白茯苓2两，梅冰片2钱半，桑寄生1两半，草蔻仁2两，白蔻仁2两，制松香（水煮7次）5钱。

上为细末，炼蜜为丸。每丸重1钱，金箔为衣，外用蜡丸包裹。凡服是丸后，神气清爽，渐思饮食，间有1～2处屈伸不利，此系热痰留于关节，用豨莶草2钱，归身、白芥子各1钱，红花8分煎汤，以新白布蘸热汤擦抹，每日2～3次，即能运动如常。主治真中风寒，痰迷厥气，半身不遂，口眼㖞斜，腰腿疼痛，手足麻木，筋骨拘挛，步履艰难，一切风痰。

回急保生丹（《沈氏女科辑要笺疏》卷下）：大红凤仙子90粒，白凤仙子49粒，自死龟版1两（麻油涂，炙），怀牛膝3钱，桃仁1钱5分，川芎5钱，白归身5钱。

凤仙子研末包好，临产时，将余药称明分两，为末配入。每服2钱，临盆时米饮调下。迟则再服1钱，交骨不开者即开，难产者，不过3服。临盆1月内，本方去凤仙子，入益母膏2两，每日早米饮调下2钱，则临盆迅速。产后瘀血不净变生病者，或儿枕痛，于本方内加炒红曲3钱、酒炒马料豆2合，共为末，用童便半杯、陈酒半杯，调服2～3钱即愈。

惟凤仙子临盆时用。胎元不足者勿服。主治临产交骨不开。

地黄散（《圣济总录》卷一六〇）：生干地黄（切，焙）1两，白芷1两，延胡索1两，白胶（炙燥）1两，赤芍药1两，桂（去粗皮）1两，白术1两，刘寄奴1两，龟甲（醋炙）1两，丹参1两，当归（切，焙）1两，荷叶2片。

上为散。每服3钱匕，温酒调下，不拘时候。主治产后下血过多，气虚血晕，冲心闷乱，不知人事。

上药必须地道，炮制必须如法，为细末，择天月二德日，于净室内炼蜜为丸。每丸重1钱，金箔为衣，外用蜡壳包裹。牙关紧闭，不可用铜铁器撬开，恐伤牙反唇舌，并恐惊其心，用乌梅1～2个分开，塞左右腮擦之自然开矣。如左边疼痛，不能运动用四物汤（当归、生地、川芎、白芍）；如右边疼痛，不能运动，用四君子汤（人参、茯苓、白术、甘草、朝东桑枝）；如两边疼痛，则两方并用，其桑枝只用3钱，俱空心服。凡服此药后，神气清爽，渐思饮食。间有1～2处屈伸不利，此系热痰留于关节，须用豨莶草2钱，防风1钱，归身1钱，白芥子1钱，红花8分，煎汤，以新白布拧热药水擦抹，1日2～3次，便能运动如常。此丸力大势猛，未及双周岁者，筋骨柔软，究非所宜，非十分险重者勿服。孕妇忌服。主治真中、类中，痰迷厥气，左瘫右痪，半身不遂，口眼㖞斜，腰腿疼痛，手足麻木，筋骨拘挛，步履艰难及小儿急慢惊风，诸般危急之症。

耳鸣丸（《北京市中药成方选集》）：大黄8两，山茱萸（制）8两，茯苓8两，泽泻8两，黄连10两，龙胆草10两，黄柏10两，栀子（炒）10两，黄芩10两，当归10两，龟版（炙）10两，熟地10两，山药10两，五味子（炙）2两，芦荟2两，磁石（煅）2两，木香3两，青黛5两。

上为细末，每136两细末兑麝香5钱，混合均匀研细，用冷开水泛为小丸，每16两用朱砂、赭石各半共3两5钱为衣。每服2钱，温开水送下。忌辛辣、动火食物。孕妇忌服。主治肾水不足，肝热上升，耳鸣重听，大便秘结，小便赤黄。

红玉膏（年氏《集验良方》卷二）：葳蕤3两，人参3两，五味子2两，龟版胶2两，当归2两，大生地2两，白茯神2两，川牛膝1两，白莲须5钱，枸杞2两，明丹砂1钱。

用河水10碗，煎至5碗，去滓，再煎至2碗，加川蜜慢火熬成膏，瓷瓶收贮。随便用。

安坤赞育丸（《北京市中药成方选集》）：桑寄生16两，青毛鹿茸（去毛）96两，乳香24两，血余8两，艾炭32两，紫河车80具（每具约1两5钱），蚕绵炭8两，大熟地64两，杜仲32两，茯苓32两，桂圆肉40两，鸡血藤16两，香附384两，山茱萸32两，鹿角胶24两，锁阳32两，鳖甲（炙）32两，酸枣仁（生炒各半）64两，白薇32两，琥珀16两，元胡（醋炙）32两，白芍64两，甘草16两，鸡冠花24两，枸杞子24两，没药（炙）48两，人参（去芦）8两，乌药12两，牛膝56两，补骨脂（盐炒）44两，当归64两，黄柏32

两，阿胶 96 两，天冬 46 两，藏红花 3 两 2 钱，黄芪 24 两，菟丝子 16 两，龟版（炙）32 两，秦艽 32 两，川牛膝 56 两，肉苁蓉 24 两，鹿尾 5 两，沙参 48 两（以上均下罐，用黄酒 1910 两，蒸 4 昼夜），川断 40 两，川芎 48 两，沉香 52 两，泽泻 32 两，丹参 8 两，黄芩 40 两，赤石脂 24 两，于术 48 两，木香（煨）24 两，大生地 64 两，苏叶 20 两，柴胡 24 两，橘皮 56 两，肉果（煨）24 两，白术（炒）96 两，青蒿 24 两，橘红 32 两，远志（去心，炙）32 两，藁本 24 两，阳春砂 96 两，红花 16 两（上为细末，铺槽搅匀，晒干）。

上为极细末，每细末 320 两兑益母膏汁 64 两，再兑炼蜜为大丸，重 4 钱，蜡皮封固。每服 1 丸，日 3 次，温开水送下。忌气恼、生冷。主治妇女气虚血亏，经血不准，崩漏带下，腹痛腰酸，骨蒸潮热，面色萎黄。

百倍丸（《杨氏家藏方》卷四）：败龟版、虎骨（2 味各醋浸 1 宿，蘸醋炙令黄为度）、肉苁蓉（酒浸 1 宿）、牛膝（酒浸 1 宿）、木鳖子（去壳）、乳香（另研）、没药（另研）、骨碎补（去毛）、自然铜（醋淬 7 次）、补骨脂（炒）各等分。

上为细末，以浸苁蓉、牛膝酒煮面糊为丸，如梧桐子大。每服 30 丸，食前温酒送下。主治男子、妇人腰膝疼痛，筋脉拘急，行步艰难。

当归膏（《普济方》卷三一三）：当归、川芎、木鳖子、川山甲、蓖麻子、败龟版、油头发、白蔹、白及、白芷、草乌各等分，四物汤 1 贴，败毒散 1 贴。以上香油 1 斤，于罐内浸此药，春 5 夏 3 日，秋 7 冬 10 日。然后用松香 30 两，夏使油 4 两。冬使油 4 两半，次用：乳香 1 两，没药 1 两，血竭少许，麝香少许，龙骨（煅）3 钱，白矾半两（飞）。

上为末。待松香入油，用槐条搅匀，文武火熬，去烟净，入药，滴入水成珠子则膏成。水浸，再下油 10 两或 9 两，使黄丹 4 两，槐、柳、桃枝各 7 寸，杏仁半两，再煎匀烟净，用没药末半两，乳香半两，皂针搅匀成膏，收于罐内，大小摊之。主治诸般痈疽发背，瘰疬恶疮。

延龄种子仙方（《济阳纲目》卷六十七）：当归身（酒浸）4 两，川牛膝（酒浸）4 两，生地黄（酒浸）4 两，熟地黄（酒浸）4 两，片芩（酒浸）4 两，麦门冬（去心，米泔水浸）4 两，天门冬（去心，米泔水浸）4 两，山茱萸 4 两，知母 4 两（盐酒各浸 2 两），黄柏（去皮)9 两（蜜水、盐、酒各浸 3 两），辽五味 2 两，川芎 2 两，山药 2 两，龟版（酥炙）2 两，白芍药（酒浸）2 两，人参 6 钱。

上制如法，晒干，不犯铁器，为极细末，用白蜜 3 斤，不见火炼，将竹筒二节凿一窍孔，去瓤，入蜜在内，并入清水 1 小盏和匀，绵纸封固七层，竖立重汤锅内，柴火煮一昼夜，和药为丸，如梧桐子大。每服 100 丸，清晨盐汤，晚酒送下。男妇皆然，以服药之日为始，忌房事一个月，愈久愈妙。

百岁酒（《千金珍秘方选》）：蜜炙黄芪 2 两，大生地 1 两 2 钱，茯苓 1 两，龟版胶 1

两，肉桂 6 钱，抱茯神 2 两，大麦门冬 1 两，熟地 1 两 5 钱，羌活 8 钱，川芎 1 两，潞党参 1 两 5 钱，全当归 1 两 2 钱，陈皮 1 两，防风 1 两，于术 1 两，五味子 8 钱，枸杞子 1 两，大枣仁 2 斤，枣皮 1 两，冰糖 2 斤。

泡高粱烧酒 20 斤，合前药入瓶内，隔水共煮 1 炷香，或埋土中 7 日更好。每晚随量饮之。主治虚损劳伤，瘫痪诸风，失精亡血，阳衰气弱。

多子锭（《北京市中药成方选集》）：党参（去芦）2 两，杜仲（炭）2 两，苁蓉（炙）2 两，盐知母 2 两，黄柏 2 两，远志（炙，去心）2 两，盐泽泻 1 两，黄芪 1 两，龟板（炙）1 两，牛膝 1 两，蛇床子 1 两，甘草（炙）1 两，首乌（炙）4 两，山药 4 两（上为细末），熟地 4 两，生地 4 两，天冬 4 两，山萸肉（炙）2 两，朱寸冬 2 两，大茴香 2 两，五味子（炙）1 两，枸杞子 1 两（共熬膏）。

将前药粉和膏合成药饼，每盒装 48 粒。每服 12 丸，日 2 次，温开水送下。

功效：滋阴补气，壮阳种子。主治：肾虚气弱，久无子嗣，精神萎靡，腰膝酸痛。

七画

牡蛎散（方出《备急千金要方》卷四，名见《太平圣惠方》卷八十）：龟甲 3 两，牡蛎 3 两。

上为末。每服方寸匕，日 3 次，酒调下。主治：崩中漏下赤白不止，气虚竭；产后恶露不绝。

龟甲汤（《圣济总录》卷五）：龟甲（醋炙）6 两，虎骨（酥炙）6 两，海桐皮 3 两，羌活（去芦头）3 两，丹参 3 两，独活（去芦头）3 两，牛膝（去苗，酒浸，切，焙）3 两，萆薢 3 两，五加皮 3 两，酸枣仁（炒）3 两，附子（炮裂，去皮脐）2 两半，天雄（炮裂，去皮脐）2 两半，天麻（去蒂）2 两半，防风（去叉）2 两半，威灵仙（去土）2 两半，芎䓖 2 两半，当归（切，焙）3 两，桂（去粗皮）3 两，紫参 3 两，薄荷（焙干）6 两，槟榔（煨）6 两，菖蒲（九节者，去须，米泔浸后切，焙）1 两半。

上锉，如麻豆大。每服 8 钱匕，水 1 盏，酒 1 盏，加生姜 10 片，同煎去滓，取 1 大盏，温分 2 服，空心、日午、夜卧服；要出汗，并 2 服。如人行 5 里，以热生姜稀粥投，厚衣覆，汗出。慎外风。主治：中风手足不遂，举体疼痛，或筋脉挛急。

龟甲散（《太平圣惠方》卷七十九）：龟甲 2 两（醋浸，炙令微黄），黑桑耳 2 两，鹿茸 1 两（去毛，涂酥，炙令黄），禹余粮 1 两（烧，醋淬 3 遍），当归 1 两（锉，微炒），柏子仁 1 两，吴茱萸半两（汤浸 7 遍，炒令微黄），芎䓖 1 两，白石脂 1 两。

上为细散。每服 1 钱，食前以温酒调下。主治：产后崩中，下血过多不止。

龟甲散（《太平圣惠方》卷八十）：龟甲1两（涂醋，炙令黄），当归3分（锉，微炒），干姜1分（炮裂，锉），阿胶半两（捣碎，炒令黄燥），诃黎勒1两（煨，用皮），龙骨1分，赤石脂半两，艾叶1两（微炒），甘草1分（炙微赤，锉）。

上为细散。每服2钱，不拘时候，以热酒调下。主治：产后恶露不绝，腹内刺疼痛，背膊烦闷，不欲饮食。

龟甲散（《圣济总录》卷四十三）：龟甲（炙）半两，木通（锉）半两，远志（去心）半两，菖蒲半两。

上为细散。每服方寸匕，渐加至2钱匕，空腹酒调下。主治：善忘。

龟甲散（《圣济总录》卷一五〇）：龟甲（醋炙）2两，虎骨（酒炙）2两，漏芦半两，当归（切，焙）半两，芎䓖半两，桂（去粗皮）半两，天雄（炮裂，去皮脐）1两半，羌活（去芦头）1两，没药（研）半两，牛膝（酒浸，切，焙）1两。

上为散。每服2钱匕，温酒调下。主治：妇人血风攻注，身体骨节疼痛，或因打扑，瘀血不散，遇天阴雨冷，四肢酸痛，诸般风滞，经水不利。

龟甲散（《太平圣惠方》卷七十三）：龟甲1两（涂醋，炙令微黄），当归1两（锉，微炒），桑耳3分（微炒），人参3分（去芦头），狗脊半两（去毛），禹余粮1两（烧，醋淬7遍），白石脂2两，柏叶1两（微炙），吴茱萸半两（汤浸7遍，焙干，微炒），白芍药半两，桑寄生半两，桂心半两，厚朴1两（去粗皮，涂生姜汁，炙令香熟）。

上为细散。每服2钱，食前以粥饮调下。主治：妇人白带下，腰膝疼痛。

龟甲散（《太平圣惠方》卷七十三）：龟甲2两（炙微黄），磁石（捣碎，水飞过）1两，败船茹1两，乱发灰1两，当归（锉，微炒）1两，赤芍药1两，木贼1两，延胡索1两，桑耳1两，黄芪（锉）1两，白瓷（细研，水飞过）1两，麝香1钱（细研）。

上为细散。每服2钱，食前以粥饮调下。主治：妇人痔疾，肛门肿痛下血。

龟豕膏（《辨证录》卷七）：杀猪心内之血1两，龟板膏2两，五味子2钱（为末）。

先将龟版融化，后入猪心血，再入五味子末，调化膏，切片，含化。主治：胃气盛而每次饮食之时，头项至面与颈脖之间大汗淋漓，身又无恙。

龟版胶（《北京市中药成方选集》）：龟版1600两，陈皮16两，甘草16两，冰糖80两，黄酒48两，阿胶240两，香油24两。

先将龟版浸泡7天，取出下锅煮之，和上药料浓缩成胶。装槽散热，凝固后再出槽，切成小块长方形。每服2～3钱，用黄酒炖化服之，或白开水亦可。功效：养血化瘀，滋阴退热。主治：阴虚蒸热，午后发烧，久嗽痰盛，妇女癥瘕血块。

龟柏丸（别名：椿皮丸）（方出《丹溪心法》卷二，名见《医学入门》卷七）：龟版2两，侧柏叶1两半，芍药1两半，椿根皮7钱半，升麻5钱，香附5钱。

上为末，粥为丸。四物汤加白术、黄连、陈皮、甘草、生姜煎汤送下。主治：便血久而致虚，腰脚软痛，及麻风疮疡见血。

龟柏地黄汤（《重订通俗伤寒论》）：生龟版 4 钱（杵），生白芍 3 钱，大熟地 5 钱（砂仁 3 分拌捣），生川柏 6 分（醋炒），粉丹皮 1 钱半，萸肉 1 钱，淮山药 3 钱（杵），辰茯神 3 钱，青盐陈皮 8 分。

此唯胃气尚强，能运药力者，始为相宜，若胃气已弱者，必先养胃健中，复其胃气为首要，此方亦勿轻投。功效：清肝益肾，潜阳育阴。各家论述：肝阳有余者，必须介类以潜之，酸苦以泄之，故以龟版、醋柏介潜酸泄为君；阳盛者阴必亏，肝阴不足者，必得肾水以滋之，辛凉以疏之，故臣以熟地、萸肉，酸甘化阴，丹、芍辛润疏肝，一则滋其络血之枯，则阳亢者渐伏，一则逐其条畅之性，则络郁者亦舒；但肝强者脾必弱，肾亏者心多虚，故又佐以山药培补脾阴，茯神交济心肾，使以青盐陈皮咸降辛润，疏畅胃气以运药。

龟鹿二仙胶（别名：龟鹿二仙膏、二仙胶、龟鹿二胶）（《医便》卷一）：鹿角（用新鲜麋鹿杀角，解的不用，马鹿角不用；去角脑梢骨 2 寸绝断，劈开，净用）10 斤，龟版（去弦，洗净）5 斤（捶碎），人参 15 两，枸杞子 30 两。

前 3 味袋盛，放长流水内浸 3 日，用铅坛 1 只，如无铅坛，底下放铅一大片亦可，将角并版放入坛内，用水浸高 3 ～ 5 寸，黄蜡 3 两封口，放大锅内，桑柴火煮 7 昼夜，煮时坛内 1 日添热水 1 次，勿令沸起，锅内 1 日夜添水 5 次；候角酥取出，洗，滤净取滓，其滓即鹿角霜、龟版霜也。将清汁另放，外用人参、枸杞子用铜锅以水 36 碗，熬至药面无水，以新布绞取清汁，将滓石臼水捶捣细，用水 24 碗又熬如前；又滤又捣又熬，如此 3 次，以滓无味为度。将前龟、鹿汁并参、杞汁和入锅内，文火熬至滴水成珠不散，乃成胶也。候至初 10 日起，日晒夜露至 17 日，7 日夜满，采日精月华之气，如本月阴雨缺几日，下月补晒如数，放阴凉处风干。每服初 1 钱 5 分，10 日加 5 分，加至 3 钱止，空心酒化下。常服乃可。功效：补气血，生精髓，延龄育子。主治：男妇真元虚损，久不孕育；男子酒色过度，消烁真阴，妇人七情伤损血气，诸虚百损，五劳七伤。

龟鹿二仙胶（别名：龟鹿胶）（《北京市中药成方选集》）：鹿角 800 两，龟版 800 两，冰糖 80 两，黄酒 48 两，香油 24 两。

上先将鹿角锯成 3 ～ 4 寸段，浸泡 4 天取出，另将龟版浸泡 7 天，换清水刷洗，取出，连同糖、酒煎制成胶后，装槽散热凝固，出槽切成小块长方形。每服 2 ～ 3 钱，黄酒炖化服之；或白开水亦可。功效：补气补血，强壮身体。主治：气虚血亏，骨蒸潮热，夜梦遗精，精神疲倦。

龟鹿二仙膏（《张氏医通》卷十三）：鹿角胶 1 斤，龟版胶半斤，枸杞 6 两，人参 4 两（另为细末），桂圆肉 6 两。

以杞、圆煎膏，炼白蜜收，先将二胶酒浸，烊杞、圆膏中，候化尽，入人参末，瓷罐收贮。每服 5 ～ 6 钱，清晨醇酒调服。功效：大补精髓，益气养神。主治：督任俱虚，精血不足，虚损遗泄，瘦弱少气，目视不明。

龟龄丸（《北京市中药成方选集》）：人参（去芦）4 两，茴香炭 6 钱，肉桂（去粗皮）4 钱，萆薢 6 钱，硫黄（炙）5 钱，鹿茸（去毛）8 钱，茯苓 8 钱，苁蓉（炙）8 钱，当归炭 6 钱，龟版（炙）4 钱，枸杞子 6 钱，川椒炭 8 钱，黄芪 2 两，麻雀脑 50 个。

上为细末，冷水为小丸，每 16 两丸药用朱砂 3 两为衣。每服 1 钱，温开水送下。功效：暖肾散寒，益气壮阳。主治：气血亏损，肾寒精冷，肚腹疼痛，腰膝无力。

补肾地黄汤（《陈素庵妇科补解》卷一）：熟地、麦冬、知母、黄柏、泽泻、山药、远志、茯神、丹皮、枣仁、元参、桑螵蛸、山萸肉、竹叶、龟版。

主治肾虚津竭，经水不通。

护心仙丹（《洞天奥旨》卷十五）：大黄 1 两，没药 3 钱，白蜡 1 两，松香 5 钱，乳香 3 钱，骨碎补 5 钱，当归 1 两，三七根 3 钱，败龟板 1 两，麝香 5 分。

上药各为细末，猪板油一两，将白蜡、松香同猪油在铜锅内化开，将各末拌匀为膏。贴之，油纸布包。轻者 1 膏，重者 2 膏足矣，夹棍不须 4 膏。主治：杖疮。

补阴丸（《济阳纲目》卷八十）：龟版（酒炙）1 两，锁阳（酒浸）1 两，归身（酒浸）1 两，陈皮 1 两，杜仲 1 两，牛膝（酒浸）1 两，白芍药（酒浸）1 两，白术 2 两，生地黄（酒浸）1 两半，干姜 7 钱半，黄柏（炒）半两，虎胫骨（酒炙）半两，茯苓半两，五味子 2 钱，甘草（炙）1 钱，菟丝子（酒蒸，捣烂，晒干）。

上为末，用紫河车蒸烂为丸，如梧桐子大。如无河车，用猪脑骨髓亦得。每服 70 ～ 80 丸，空心温酒盐汤送下。主治痿证。

补阴丸（《丹溪治法心要》卷四）：熟地 8 两（酒洗），黄柏 4 两（酒洗），当归（酒洗）3 两，菟丝子 3 两，肉苁蓉（酒洗）3 两，知母（酒洗）3 两，枸杞 3 两，天门冬 2 两，龟版（酥炙）2 两，山药 2 两，五味 1 两半。

上为末，用参 4 两，芪 8 两熬膏，再用猪肾酒煮捣烂为丸。功效为补阴。主治属阴虚之证。

补血丸（《医学纲目》卷四）：龟版（酒炙黄）3 两，黄柏（炒）3 两，知母（炒）3 两，生干姜 1 两，杜牛膝 2 两。

上为末，粥为丸。口服。主治肾水不足之阴虚；痨瘵。

补阴丸［《丹溪心法》卷三，又名虎潜丸（《医统》卷四十八），又名补阴种子丸（《医学正印》卷上）］：黄柏半斤（盐酒炒），知母（酒浸，炒）3 两，熟地黄 3 两，龟版 4 两（酒浸，炙），白芍（炒）2 两，陈皮 2 两，牛膝 2 两，锁阳 1 两半，当归 1 两半，虎骨 1 两

（酒浸，酥炙）。

上为末，酒煮羊肉为丸。每服 50 丸，盐汤送下。功效为济阴养血，补肾益精，强腰膝，壮筋骨，固精元。主治左尺肾脉洪大盛数，精元不固者。冬，加干姜半两。

《医方集解》：此足少阴药也。黄柏、知母、熟地所以壮肾水而滋阴；当归、芍药、牛膝，所以补肝虚而养血；牛膝又能引诸药下行，以壮筋骨，盖肝肾同一治也。龟得阴气最厚，故以补阴而为君；虎得阴气最强，故以健骨而为佐，用胫骨者，虎虽死犹立不仆，其气力皆在前胫，故用以入足，从其类也。锁阳益精壮阳，养筋润燥，然数者皆血药，故又加陈皮以利气，加干姜以通阳，羊肉甘热属火而大补，亦以味补精，以形补形之义，使气血交通，阴阳相济也。名虎潜者，虎阴类，潜藏也。一名补阴丸，益补阴所以称阳也。

苍玉潜龙汤（《医醇剩义》卷二）：生地 4 钱，龟版 6 钱，石膏 3 钱，龙齿 3 钱，石斛 3 钱，花粉 2 钱，丹皮 1 钱 5 分，羚羊角 1 钱 5 分，沙参 4 钱，白芍 1 钱 5 分，藕节 3 两，茅根 5 钱。

同煎汤，代水饮。主治阴虚阳亢，龙雷之火冲激胃经，齿缝出血，牙并不宣，多则血流盈盏，昼夜十余次，面红目赤，烦扰不安。

补天育嗣丹（《寿世保元》卷七）：怀生地黄（去轻浮者不用，沉实者）8 两（好酒浸 1 宿，入砂锅内蒸 1 日至黑），嫩鹿茸（酥炙）2 两，虎胫骨（酥炙）2 两，白茯苓（去皮，切片，乳汁浸，晒干，再浸再晒 3 次）3 两，败龟版（酥炙）2 两，淮山药 4 两，山茱萸（酒蒸去核）4 两，牡丹皮（去骨）3 两，天门冬（去心皮）3 两，泽泻（去毛）2 两，当归（酒洗）4 两，甘枸杞子 4 两，补骨脂（盐水洗，微炒）2 两。

上忌铁器，为细末，用紫河车 1 具，取首男胎者佳，先用米泔水浸洗，再入长流水浸一刻，取回，入碗内，放砂锅内蒸一日，极烂如糊，取出，先倾自然汁在药末内，略和匀，将河车放石臼内杵如泥，却将药末汁同样匀为丸，如干，加些炼蜜，杵匀为丸，如梧桐子大。每服 3 钱，空心温酒送下。忌三白。功效为全天元之真气，种子。

补天大造丸（《医学心悟》卷三）：人参 2 两，黄芪（蜜炙）3 两，白术（陈土蒸）3 两，当归（酒蒸）1 两 5 钱，枣仁（去壳，炒）1 两 5 钱，远志（去心，甘草水泡，炒）1 两 5 钱，白芍（酒炒）1 两 5 钱，山药（乳蒸）1 两 5 钱，茯苓（乳蒸）1 两 5 钱，枸杞子（酒蒸）4 两，大熟地（9 蒸，晒）4 两，河车 1 具（甘草水洗），鹿角 1 斤（熬膏），龟版 8 两（与鹿角同熬膏）。

以龟、鹿胶和药，炼蜜为丸。每服 4 钱，早晨开水送下。功效为补五脏虚损。阴虚内热甚者，加丹皮 2 两；阳虚内寒者，加肉桂 5 钱。

苍龟丸（《医学入门》卷七）：苍术 2 两半，龟版 2 两半，白芍 2 两半，黄柏 5 钱（一方加黄芩 5 钱）。

上为末，粥为丸。四物汤加陈皮、甘草煎汤送下。主治为痢后脚弱渐小。痢后风，痢后脚弱渐不能行步。

杜仲丸（《医学入门》卷七）：杜仲1两，龟版1两，黄柏1两，知母1两，枸杞子1两，五味子1两，当归1两，芍药1两，黄芪1两，故纸1两。

上为末，炼蜜同猪脊髓为丸，如梧桐子大。每服80丸，空心盐汤送下。主治肾虚腰痛，动止软弱，脉大虚，疼不已。

补中虎潜丸（《便览》卷三）：人参1两，黄芪（蜜炙）1两，白芍（炒）1两，当归（酒洗）1两，黄柏（盐水炒）1两，山药1两，牛膝（酒炒）1两，锁阳（酒浸，炒）1～3钱，枸杞子5钱，虎胫骨（酥炙）5钱，龟版（酥炙）5钱，菟丝子（酒浸，炒）5钱，破故纸（炒）7钱半，杜仲（炒去丝）7钱半，五味子7钱半，熟地2两。

上为末，炼蜜和猪脊髓为丸，如梧桐子大。每服60～70丸，空心温酒或盐汤送下。功效为补肾固精。主治下元虚损，腰膝无力，精神倦怠，颜色不华，头目昏眩，滑精梦遗，盗汗自汗，一切不足之症。

坎离丸（《寿世保元》卷四）：龙骨（火煅）5钱，远志（甘草水泡，去骨）1两，白茯神（去皮末）1两，石菖蒲（去毛）5钱，龟甲（炙酥）5钱，酸枣仁（炒）1两，当归身（酒洗）1两，人参5钱，麦门冬（水洗，去心用）1两，天门冬（水净，去心）1两，生地黄（酒洗）2两，熟地黄（酒蒸）2两，山茱萸（酒蒸，去核）1两，川黄柏（去皮，酒炒）1两，五味子1两，柏子仁1两，山药1两，甘枸杞子1两，知母（去毛，酒炒）1两。

上药石臼内捣成饼，晒干，为细末，炼蜜滴水成珠，每用蜜一斤，加水一碗，调和前药为丸，如梧桐子大。每服3钱，清晨空心盐汤送下，或酒亦可。忌房欲三月。功效为补髓填精，调荣养卫，聪耳明目，定神安志，滋阴降火。主治思虑过度，心血耗散，房欲失节，肾水枯瘁，肾水一虚，心火即炽，酿成劳瘵，精神昏倦，健忘者。

灵龟散血汤（《辨证录》卷十一）：败龟版1两，生地1两，大黄1钱，丹皮3钱，红花2钱，桃仁14个。

水煎服。1剂轻，2剂愈。主治为妇人升高坠下，或闪跌受伤，以致恶血下冲，有如血崩。

补肾丸[《医学纲目》卷四引东垣方，别名：补血丸（《医方类聚》卷一五三引《新效方》）]：龟版（酒炙）4两，知母（酒浸，炒）3两，黄柏（炒焦）3两，干姜1两（1方无姜，有侧柏叶）。

上为末，粥为丸。口服。一方用地黄膏为丸。主治阴虚血少。

八画

驻颜小还丹（《赤水玄珠》卷十）：鹿角霜 8 两，龟版霜 8 两，虎胫骨（好酒炙）6 两，天门冬（酒洗，去心）4 两，熟地黄 4 两，人参（去芦）2 两，松子仁 2 两，柏子仁 2 两，紫河车 1 具（焙干）。

鹿角胶、龟版胶各 4 两，酒化开，同前药为丸，如梧桐子大。每服 50 ～ 70 丸，空心秋石汤送下。素有火者，加雄猪胆汁 5 枚，炼熟入之。主治诸虚百损。

乳香定痛散（《扶寿精方》）：乳香 2 钱，没药 2 钱，败龟版（酥炙脆）10 两，紫荆皮 2 两，当归须 5 钱，虎骨（酥炙）5 钱，骨碎补 5 钱，川山甲（火炮）5 钱，半两钱五文（如无，以自然铜 1 两，醋淬 7 次）。

上为细末。每服 1 钱，重伤者 2 钱，好酒调下。主治：金创打扑，折骨伤损。

侧柏丸（《太平圣惠方》卷七十九）：侧柏 1 两（炙微黄），白芍药 1 两，黄芪 1 两（锉），熟干地黄 1 两，续断 1 分，代赭 1 两半，牛角腮灰 1 两，当归 1 两（锉，微炒），龟甲 2 两（涂醋，炙令微黄），桑耳 1 两，禹余粮 1 两（烧，醋淬 7 遍），艾叶 1 两（微炒）。

上为末，炼蜜为丸，如小豆大。每服 30 丸，空心以黄芪汤送下。主治：产后崩中，久下血不止，或赤或黑，脐下疼痛。

参茸丸［别名：滋补参茸丸，见《全国中药成药处方集》（吉林方）］：熟地 1 两，龟版 8 钱，山药 8 钱，归身 8 钱，益智仁 5 钱，茯神 5 钱，元肉 5 钱，茅术 5 钱，牛膝 5 钱，故纸 5 钱，枸杞 5 钱，辰砂 5 钱，远志 3 钱，焦栀 3 钱，草梢 3 钱，酒柏 3 钱，柏仁 3 钱，枣仁 3 钱，酒母 3 钱，山参 3 钱，鹿茸 3 钱，琥珀 2 钱，贡桂 2 钱，盐砂 2 钱。

上为细末，炼蜜为小丸，如梧桐子大。每服 2 钱，早、晚空腹服，白水送下。阳事易举及火盛者忌服。忌食生冷。功效：补气养血，壮阳填精。主治：气血衰弱，体弱神倦，气短无力，腰膝酸痛，怔忡健忘，自汗晕眩，失眠惊悸，消化不良，溏泄清白，以及肾虚阳痿，遗精滑精。

参桂鹿茸丸（《北京市中药成方选集》）：茯苓 80 两，白芍 80 两，熟地 80 两，生地 80 两，鹿茸（去毛）80 两，龟版（炙）40 两，杜仲炭 40 两，秦艽 40 两，艾炭 40 两，山萸肉（炙）40 两，泽泻 40 两，橘皮 40 两，续断 40 两，鳖甲（炙）40 两，没药（炙）40 两，枣仁（炒）40 两，人参（去芦）40 两，元胡（炙）30 两，红花 30 两，石脂（煅）30 两，红白鸡冠花 60 两，乳香（炙）30 两，甘草 20 两，琥珀 20 两，阿胶（炒）120 两，牛膝 46 两，黄芩 50 两，天冬 54 两，香附（炙）120 两，川牛膝 40 两，藏红花 20 两（上药用黄酒 1550 两，入罐蒸 3 昼夜），当归 80 两，砂仁 40 两，肉桂（去粗皮）40 两，白术（炒）60 两，川芎 60 两，橘皮 120 两，沉香 10 两，木香 10 两。

上药中后8味，共串粗末，拌蒸下罐药料晒干，共研为细粉过箩，炼蜜为丸，重3钱。每服1丸，温开水送下，1日2次。功效：滋阴补肾，益气养荣。主治：气虚血亏，身体衰弱，精神萎靡，腰膝酸软。

参芪救母汤（《辨证录》卷十二）：人参1两，黄芪1两，当归2两，升麻5分，龟版1个，母丁香3枚。

水煎服。主治：妇人生产6～7日，胞水已破，子不见下，其子已死于腹中。

固本丸（《丹溪治法心要》卷四）：人参2两，生地2两，熟地2两，天冬2两，麦冬2两，黄柏1两，知母1两，牛膝1两，杜仲1两，龟版1两，五味1两，茯神1两，远志1两。

上为末，酒糊为丸。主治：诸虚。

固经丸（别名：樗白固经丸，方出《丹溪心法》卷五，名见《医方类聚》卷二一○引《新效方》）：黄芩（炒）1两，白芍（炒）1两，龟版（炙）1两，黄柏（炒）3钱，椿树根皮7钱半，香附子2钱半。

上为末，酒糊为丸，如梧桐子大。每服50丸，空心温酒或白汤送下。功效：滋阴清热，固经止带。主治：妇人经水过多。阴虚血热，月经先期，量多，色紫黑，赤白带下。

固涎散（《千家妙方》引孙孝洪方）：桑螵蛸30克，菖蒲9克，远志9克，五味子9克，山茱萸12克，龟版15克，五倍子9克，当归9克，茯苓9克，人参9克（煎汤）。

上药以油24斤分熬，去滓，再合熬，入丹收之；俟丹收后，搅至温，以一滴试之，不爆，方下后药：陈壁土、枯矾、百草霜、发灰、赤石脂、紫石英（煅）各1两，牛胶4两（酒蒸化）；再搅千余遍，令匀，愈多愈妙。每服6克，人参汤送下。无人参，可用党参3倍量。亦可煎服。主治小儿多涎症。

坤顺丸［《全国中药成药处方集》（南京方）］：鹿茸4两，五灵脂4两，石柱参2两，紫丹参3两，龟版胶3两，延胡索3两，鹿角胶3两，淡黄芩3两，阿胶4两（炒珠），川断3两，潞党参5两，川芎4两，炙黄芪5两，醋制香附3两，西当归6两，炙甘草3两，大熟地10两，广郁金2两，川贝母6两，春砂仁2两，菟丝子6两，白芍3两，枸杞子5两，大黄炭3两，白茯苓5两，陈皮4两，白术5两，肉桂1两5钱。

将熟地煮烂，和蜜为大丸，每粒3钱，蜡壳封固。每服1丸，水和下。主治妇女血气不足，腹冷腹痛，形寒，头晕，带下，腰酸，经水不调。

定痛乳香散（《普济方》卷三○二）：虎骨半两（酥炙），穿山甲（炮，炒）些许，乳香2钱，没药2钱，败龟版1两，当归须半两，紫金皮2两，半两铜钱5个（无，自然铜火炼醋浸），骨碎补半两。

上为细末。每服1钱，病沉2钱，好酒调下，损上者食后服，损下者食前服妙。主治金伤病证，并折骨打扑伤损。

定痛散（《医学入门》卷七）：苍耳子3两，骨碎补3两，自然铜3两，血竭3两，白附子3两，赤芍3两，当归3两，肉桂3两，白芷3两，没药3两，防风3两，牛膝3两，五加皮1两，天麻1两，槟榔1两，羌活1两，虎胫骨2两，龟版2两。

上为末。每服1钱，温酒调下。主治风毒邪气，乘虚攻注皮肤骨髓之间，与血气相搏，痛无常处，游走不定，昼静夜甚，不得睡卧，筋脉拘急，不得屈伸。

虎骨丸（《奇方类编》卷上）：苍耳子（炒）5钱，五加皮1两，骨碎补3两，天麻1两，自然铜（醋淬，细研），防风3两，肉桂3两，龟版（炙）2两，没药（去油）3两（另研），赤芍3两，当归3两，虎骨3两（炙），血竭2钱（另研），白附子3两，槟榔1两，羌活1两，牛膝1两。

上为细末，研极匀，蒸饼为丸，如梧桐子大。每服2钱，白汤送下，不拘时候。主治风毒走注，疼痛不定，少得睡卧。

虎骨散（《奇效良方》卷二）：虎胫骨（酥炙）2两，天麻1两，木香1两，羌活1两，川芎1两，黄芪1两，蒺藜（炒，去刺）1两，青皮（去白，炒）1两，大腹皮1两，桂心1两，槟榔1两，沉香1两，白茯苓（去皮）1两，桃仁（去皮尖，炒）1两，山芋1两，葛根1两，海桐皮1两，五味子1两，败龟版（醋浸，炙）1两，白鲜皮1两，甘草（炙）半两，肉苁蓉（酒浸，焙）1两半，附子（炮裂，去皮脐）1两半。

上为细末。每服2钱匕，空心、临卧温酒或盐汤调下。主治风，腰脚疼痛，下注脚膝，行步不得，或肿痒，或在两膝肿疼痛，久疗不愈，渐致足胫细小少力。

虎胶丸［《全国中药成药处方集》（广州方）］：黄柏3两，白芍2两，陈皮2两，龙骨1两，知母3两，炙龟版4两，牛膝2两，熟地3两，锁阳1两5钱，羊肉4两，虎胶全归1两，干姜1两。

上药蒸透晒干，研为细末，炼蜜糖为小丸。每服4钱，每日早、晚服2次。主治四肢酸软。

金水济生丹（《医醇剩义》卷三）：天冬1钱5分，麦冬1钱5分，生地5钱（切），人参1钱，沙参4钱，龟版8钱，玉竹3钱，石斛3钱，茜草根2钱，蒌皮3钱，山药3钱，贝母2钱，杏仁3钱，淡竹叶10张，鸡子清1个，藕3两（煎汤代水）。

主治肺脾虚之甚者，火升体羸，咳嗽失血，咽破失音。此为碎金不鸣，症极危险。

青花龙骨汤（《杂病源流犀烛》卷十八）：龟版（去墙，削光）1两，桑螵蛸壳3钱，青花龙骨（飞）3钱，抱木茯神3钱2分，人参1钱，当归1钱。

主治阴精走泄，阳不内依，欲寐即醒，心动震悸，气因精夺。

青蒿鳖甲散（《活人方》卷七）：人参1两5钱，黄芪1两5钱，白术1两，生地黄4两，鳖甲2两，龟版胶2两，青蒿穗2两，地骨皮2两，秦艽1两5钱，知母1两5钱，川芎1两，牡丹皮1两，黄柏1两。

炼蜜为丸。每服3～5钱，早、晚空心以百沸汤送下。是药宜早服、常服。主治五阴虚耗，则六阳偏盛，血热精枯，则骨蒸内热，或寒热似疟，或朝凉暮热，渐至痰红烦嗽，肌消骨痿，郁热生虫，夜多异梦，而成痨瘵。

周公百岁酒（《饲鹤亭集方》）：党参1两，于术1两，麦冬1两，萸肉1两，甘枸杞1两，陈皮1两，川芎1两，防风1两，龟板胶1两，黄芪2两，生地1两2钱，熟地1两2钱，当归1两2钱，茯神3两，北五味8钱，羌活8钱，桂心6钱，大红枣2斤，冰糖2斤。

上用滴花烧酒20斤泡入大坛，密封口，重汤煮3炷香，取起安置静室7日，以出火气。每日早、晚随量斟饮。功效：调和气血，舒畅经脉，平补三阴。治聋明目，黑发驻颜。

九画

保生散（《赤水玄珠》卷二十八）：紫河车1具（焙，为末），龟版（酥炙）5钱（一方有鹿茸5钱）。

上为末。每服5～7分或1钱，气虚者，保元汤送下；血虚，芎、归、紫草煎汤送下。主治痘证气血俱虚，灰白色，不灌脓回浆者。

养血壮筋健步丸（《古今医鉴》卷十）：黄芪（盐水炒）1两，山药1两，五味子1两，补骨脂（盐水炒）1两，人参1两，白芍（酒炒）1两5分，熟地黄4两，枸杞子1两，牛膝（酒浸）2两，菟丝子（酒炒）1两，川归2两（酒洗），白术1两（炒），杜仲（姜汁炒）2两，虎胫骨（酥炙）1两，龟版（酥炙）1两，苍术（米泔浸）3两，黄柏（盐水炒）2两，防风6钱（酒洗），羌活5钱（酒洗），汉防已5钱（酒洗）。

上为末，用猪脊髓7条，炼蜜为丸，如梧桐子大。每服100丸，空心盐汤送下。主治气血两虚，双足痿软，不能行动，久卧床褥。

复亨丹（《温病条辨》卷二）：倭硫黄（即石硫黄）10分，鹿茸8分（酒炙），枸杞子6分，人参4分，云茯苓8分，淡苁蓉8分，安南桂4分，萆薢6分，全当归6分（酒浸），小茴香6分（酒浸，与当归同炒黑），川椒炭3分，炙龟版4分。

益母膏为丸，如小梧桐子大。每服2钱，开水送下，1日2次。冬日渐加至3钱。主治燥气久伏下焦，不与血搏，老年八脉空虚。

拯阴理劳汤（《金鉴》卷四十）：人参、麦冬、五味、当归、白芍、生地、龟版、女贞、薏苡、橘红、丹皮、莲子、百合、炙草。

主治虚劳，阴虚火动。

既济豁痰汤（《杂症会心录》卷上）：生地3钱，白芍1钱（炒），茯神3钱，钩藤3钱，丹皮1钱5分，当归2钱，柏子仁2钱，枣仁2钱（炒，研），龟版4钱。

水2钟，入竹沥10匙，煎服。主治头痛厥逆，痰聚胞络，目定口噤，手足冷不过肘膝，属阴虚有火者。

柏叶散（《太平圣惠方》卷七十三）：柏叶1两半（微炙），续断1两半，芎䓖1两半，禹余粮2两半（烧，醋淬7遍），艾叶1两（微炒），阿胶1两（捣碎，炒令黄燥），赤石脂1两，牡蛎1两（烧为粉），地榆1两（锉），生干地黄1两（锉），当归1两半（锉，微炒），鹿茸1两（去毛，涂酥炙微黄），龟甲1两半（涂酥炙令黄），鳖甲1两半（涂酥炙令黄）。

上为细散。每服2钱，食前以粥饮调下。主治妇人元气虚弱，崩中漏下，面色萎黄，消瘦乏力，腹中疼痛，不思饮食，亦治白带。

活络丹（《医便》卷五）：牛黄2钱5分，片脑1钱5分，麝香5钱，人参1两，犀角5钱，白花蛇2两，乌梢蛇2两，黑附子1两，乌药1两，白豆蔻1两，青皮1两，白茯苓1两，香附1两，当归1两5钱，骨碎补1两，麻黄2两，川芎2两，两头尖2两，白术1两，羌活2两，防风2两，全蝎2两，天麻2两，玄参2两，威灵仙1两半，白芷2两，草豆蔻2两，血竭7钱半，黄芩2两，黄连2两，地龙5钱，大黄2两，熟地黄2两，木香2两（陆的），沉香1两（陆的），丁香1两，乳香1两，没药1两，安息香1两，细辛1两半，干葛1两半，赤芍药1两，姜蚕1两，天竺黄1两，龟版1两，虎骨1两，藿香2两，甘草2两，朱砂1两，官桂2两，松香5钱，何首乌2两，金箔400张，酥油1两，黄蜡40斤，蜜糖11斤。

上为细末，炼蜜为丸，如弹子大，金箔为衣。每服1丸，茶酒服之；病在上，食后服，病在下，食前服；以四物服之尤妙。年过40，当预服10数丸，至老不生风疾。主治风湿诸痹，肩背腰膝，筋骨疼痛，口眼㖞斜，半身不遂，行步艰难，筋脉拘挛，一切风疾。

济阴丸（《丹溪心法》卷三）：黄柏2两7钱（盐酒拌炒），龟版（炙）1两3钱半，陈皮7钱，当归1两（酒浸），知母1两（酒炒），虎骨7钱（酥炙），锁阳1两，牛膝1两3钱半，山药7钱，白芍7钱，砂仁7钱，杜仲（炒）7钱，黄芪7钱（盐水拌炒），熟地7钱，枸杞5钱，故纸3钱半（炒），菟丝子（酒浸）1两3钱半。

上为末，以地黄膏为丸。每服70丸。主治阴虚劳证。

神妙生肌散（《古今医鉴》卷十五）：乳香1钱，没药2钱（2味用灯草同研），孩儿茶1钱，血竭1钱，赤石脂1钱，海螵蛸1钱，轻粉3分，龟版（炒）1钱，鳖甲（炒）1钱，硼砂2钱，水银1钱，黑铅1钱。

将银、铅同煎化，将前药各为末，入银、铅于内，研极细。撒疮上。主治痈疽发背，诸般疮毒，溃烂疼痛。

神龟滋阴丸（《医学纲目》卷十七）：龟版（炙）4两，知母（酒炒）2两，锁阳（酒洗）1两，黄柏（炒赤）2两，枸杞子1两，五味子1两，干姜（炮）半两。

上为末，清水为丸，如梧桐子大。每服70丸，空心盐汤送下。舌纵，口角流涎不止，口目㖞斜，手足痿软。膏粱之人，湿热伤肾，脚膝痿弱。

神验膏（《疡医大全》卷三十七引周鹤仙方）：大黄4两，白蜡4两，败龟版3两，当归3两，松香2两，乳香2两，骨碎补1两，没药1两，川续断5钱，麝香2钱。

上为细末，用猪板油3两，将白蜡、松香、乳香置在铜锅内，同猪油化开，将前药末入油调匀为膏。贴于夹伤处。第2日即可行走。主治夹棍伤。

种子延龄酒（《医学正印》卷上）：生地黄2两，熟地黄2两，天门冬2两，麦门冬2两，当归2两，南芎1两，白芍药1两5钱（炒），人参5钱，白术2两（土炒），白茯苓2两，何首乌（同黑豆蒸。干片）2两，牛膝2两（盐酒炒），杜仲2两（盐酒炒），枸杞子2两（研碎），巴戟（净肉，酒蒸过）2两，肉苁蓉（酒洗去甲膜）2两，远志肉1两（甘草汤制过），石菖蒲5钱，破故纸1两（盐酒炒），山茱萸1两（去核净肉），石斛1两（盐酒蒸晒），甘菊花1两（去蒂净），砂仁5钱（研末），木香5钱（锉末），虎胫骨2两（酥炙），龟版2两（酥炙），陈皮1两，柏子仁（去壳净肉）1两（研），酸枣仁（炒）1两（研），小茴香（盐酒炒）1两，大枣肉2两，圆眼肉1两，青盐1两，胡桃肉1两，生姜1两，灯心1两。

上锉制如法，将药入坛内，用无灰酒40斤煮3炷香取起，坐水缸内，频频换水，浸3日夜，倾绢袋内滤清。将药渣再用酒20斤，如前煮3炷香，取起坐水缸浸3日夜，滤干去渣不用。将酒合一处理土中3日，去火毒。每早晚或饥时量饮3～5杯。清明后，霜降前，药不必煮，只将酒浸21日后取饮。其药渣晒干，焙燥磨为末，炼蜜为丸，将前酒下药甚妙。主治和气血，养脏腑，助劳倦，补虚损，乌须发，清耳目，固齿牙。久服返老还童，延年种子。

结毒紫金丹（《外科正宗》卷三）：龟版（放炭火上炙焦，用新安酒浆浓笔蘸浆涂上，反复炙涂3次，以焦黄为末）2两，石决明（用9孔大者，煅红，童便内渍之1次）2钱，朱砂（明亮者）（末）2钱。

上为极细末，烂米饭为丸，如麻子大。每服1钱，量病上下，食前后服；筋骨疼痛，以酒送下；腐烂者，以土茯苓汤送下。至重者40日而愈。主治远年近日杨梅结毒，筋骨疼痛，日久腐烂，臭败不堪闻者，或咽喉唇鼻破坏，诸药不效者。

胜金膏（《普济方》卷三一五）：艾4两，当归须、白芷、牛膝、黄芪、木鳖子、皂荚刺、蓖麻、防风、桑白皮、白僵蚕、川续断、延胡索、官桂（去皮）、黄连、降真、独活、赤芍药、川芎、细辛、南星、巴豆（去壳）30枚，桔梗5钱，蓬莪术5钱，牡丹皮5钱；白鲜皮5钱，狗脊5钱，天麻5钱，蔓荆子5钱，接骨木5钱，蛇床5钱，木香5钱，威灵仙5钱，白及5钱，白蔹5钱，杜仲5钱，骨碎补5钱，羌活5钱，萆薢5钱，破故纸5钱，漏芦5钱，海桐皮5钱，五加皮5钱，薏苡仁5钱，荆芥5钱，槐柳条（向南者），桃枝（向东北枝）。

以上各味并锉碎，用香油浸，春5、夏3、秋7、冬10日；然后用慢火将前药于铫内温火热，不可用火骤，如此3日3夜；次用文武火煎沸，用柳槐枝搅，看白芷黄色为度。

黄蜡4两，松香5斤，芸香2斤半，姜汁1大盏，连根葱汁1大盏，陈米醋1大盏，香油3斤（4时用）。

以上先用松香、芸香于锅内熬化，滤去滓后，将葱1盏，姜汁1盏，并陈米醋1盏，并50味药油4时用，春、秋、冬用多，夏用少，自宜斟酌。

降真香、五灵脂、自然铜（醋净7次，白色为度）、无名异、雄黄（明净）5钱，乳香1两，没药、黄丹（火飞）、全蝎、血竭、琥珀、麝香3钱半，露蜂房（烧灰）、虎骨（醋炙黄）、穿山甲（火煅焦黄）5斤，败龟版（醋炙黄）5钱。

上16味为细末，同前药在锅内慢火化，不住手搅，待松、芸香匀后，下各味末药，除麝香、黄丹，又下乳香、没药，急搅匀，滴水中试老嫩，然后倾入水中，手扯百余遍，盛在瓷器内，出火气，3日方用。主治筋寒骨痛，坠堕闪肭打损，血结聚，伤筋骨碎，中风入脑，头痛湿痹，骨节酸痛，四肢邪气不仁，百节拘挛，不能屈伸，腰脚软弱，冷嗽气促，咳逆牙疼，腹痛冷气，腰脊痛疼，寒湿脚气，游风走气，膝腿脚酸疼。

追崇丹（《辨证录》卷十二）：大黄5钱，枳实3钱，丹皮1两，红花半斤，附子2钱，当归尾1两，人参5钱，牛膝5钱，麝香1钱，龟甲1两，半夏3钱，南星3钱，桃仁14粒。

水煎服。1剂而胎破矣，不须2剂，泻出恶物之后，单用当归3两，红花1两，水煎服。连用4剂，自庆安然。主治鬼胎。

香肚丸（《杨氏家藏方》卷十）：龟甲1枚（九肋者，醋浸1宿，炙黄），柴胡（去苗）2两，杏仁半斤（汤浸，去皮尖），青蒿半斤（洗净，焙干），青橘皮（去白）4两。

上㕮咀，用猪肚1枚（去皮膜），酿药在内，用线缝合，以童便4升煮烂如泥，切碎，同药焙干，为细末。次入黄连末3两，麝香（研细）2钱，酒糊为丸，如梧桐子大。每服50丸，空心、食前温熟水送下。主治虚劳羸瘦，潮热盗汗，肢节酸疼，行步少力。

养心安神膏（《理瀹骈文》）：牛心1个，牛胆1个（用小磨麻油3斤浸熬听用），川黄连3两，大麦冬2两，丹参2两，玄参2两，苦参2两，郁金2两，胆南星2两，黄芩2两，丹皮2两，天冬2两，生地2两，潞党参1两，熟地1两，生黄芪1两，上于术1两，酒白芍1两，当归1两，贝母1两，半夏1两，苦桔梗1两，广陈皮1两，川芎1两，柏子仁1两，连翘1两，熟枣仁1两，钗石斛1两，远志肉（炒黑）1两，天花粉1两，蒲黄1两，金铃子1两，地骨皮1两，淮山药1两，五味子1两，枳壳1两，黄柏1两，知母1两，黑山栀1两，生甘草1两，木通1两，泽泻1两，车前子1两，红花1两，官桂1两，木鳖仁1两，羚羊角1两，镑犀角1两，生龟版2两，生龙齿2两，生龙骨2两，生牡蛎2两，生姜2两，竹茹2两，九节菖蒲2两，槐枝8两，柳枝8两，竹叶8两，桑枝8两，百合4两，鲜菊花（连根叶）4两，凤仙草1株。

上药共用油16斤，分熬去滓，合牛心油并熬，丹收，再入寒水石、金陀僧各4两，芒硝、朱砂、青黛各2两，明矾、赤石脂、赭石（煅）各1两，牛胶4两（酒蒸化，如清阳膏下法），收膏。贴膻中穴。主治心虚有痰火不能安神，亦治胆虚。凡年老心怯，病后神不归舍，及少年相火旺，心肾不交，怔忡梦遗，亦不因惊而不能寐者。

养血壮筋健步丸（《古今医鉴》卷十）：黄芪（盐水炒）1两，山药1两，五味子1两，破故纸（盐水炒）1两，人参1两，白芍（酒炒）1两5分，熟地黄4两，枸杞子1两，牛膝（酒浸）2两，菟丝子（酒炒）1两，川归2两（酒洗），白术1两（炒），杜仲（姜汁炒）2两，虎胫骨（酥炙）1两，龟版（酥炙）1两，苍术（米泔浸）3两，黄柏（盐水炒）2两，防风6钱（酒洗），羌活5钱（酒洗），汉防己5钱（酒洗）。

上为末，用猪脊髓7条，炼蜜为丸，如梧桐子大。每服100丸，空心盐汤送下。主治气血两虚，双足痿软，不能行动，久卧床褥。

济阴丸（《丹溪心法》卷三）：黄柏2两7钱（盐酒拌抄），龟版（炙）1两3钱半，陈皮7钱，当归1两（酒浸），知母1两（酒炒），虎骨7钱（酥炙），锁阳1两，牛膝1两3钱半，山药7钱，白芍7钱，砂仁7钱，杜仲（炒)7钱，黄芪7钱（盐水拌炒），熟地7钱，枸杞5钱，故纸3钱半（炒），菟丝子（酒浸）1两3钱半。

上为末，以地黄膏为丸。每服70丸。主治阴虚劳证。

十画

健步虎潜丸[《全国中药成药处方集》(天津方)]：人参（去芦）10两，生黄芪2斤8两，故纸（盐炒）2斤8两，枸杞根子5斤，生白芍2斤8两，龟版（醋制）2斤8两，怀牛膝5斤，熟地2斤8两，独活2斤8两，制附子10两，秦艽2斤8两，木瓜5斤，黄柏2斤8两，知母2斤8两，当归2斤8两，炒枣仁2斤，菖蒲2斤，制虎骨3斤12两，菟丝子2斤8两，茯苓（去皮）2斤8两，防风2斤8两，锁阳2斤8两，续断5斤，杜仲炭（盐炒）2斤8两，羌活2斤8两，远志肉（甘草水制）2斤8两。

上为细末，炼蜜为丸,3钱重，蜡皮或蜡纸筒封固。每服1丸，白开水送下。孕妇忌服。主治四肢疼痛，筋骨痿软，腰酸腿疼，肾囊寒湿。

桂芸膏（《圣济总录》卷一四四）：桂（去粗皮）1两，芸薹子（研）1两，白芥子（研）

1两，木鳖子（去壳，研）1两，大黄（锉）1两，败龟甲（酥炙）1两，虎脑骨（酥炙）1两，赤狗脑骨（烧灰）1两。

上为末，每用小黄米粥于生布上摊匀，掺药末1匙头在上。于损折处裹之，以竹片夹定，用绳子缚，1复时解去，换药。主治打扑筋骨伤折，疼痛不可忍。

桑耳散（《太平圣惠方》卷七十三）：桑耳1两（微炒），丹参1两，续断3分，芎䓖3分，柏叶3分（炙微黄），熟艾3分（焙微黄），鹿茸1两（去毛，涂酥炙微黄），牡蛎1两（烧为粉），地榆3分（锉），阿胶1两（炙令黄燥），刺蓟根3分，龟甲1两（涂醋炙令黄），赤石脂1两，当归3分（锉，微炒），槲叶1两，熟干地黄1两，牛角腮1两（炙令微黄）。

上为细散。每服2钱，食前以温酒调下。主治妇人赤白带下，无问远近。

桑螵蛸散（《本草衍义》卷十七）：桑螵蛸1两，远志1两，石菖蒲1两，人参1两，茯神1两，当归1两，龙骨1两，龟甲（醋炙）1两。

上为末。每服2钱，夜卧时以人参汤调下。主治小便数，如稠米泔，色亦白，心神恍惚，瘦瘁食减，或男女虚损，阴痿梦遗。

调荣丸（《解围元薮》卷三）：川芎1两，苏木1两，丹皮1两，蒲黄1两，乳香1两，没药1两，草乌1两，血竭1两，乌药1两，菖蒲1两，黄芩1两，益母草4两，生地4两，败龟板4两，熟地4两，夏枯草4两，枸杞4两，当归4两，阿胶2两，苦参2两，苁蓉2两，知母1两5钱，地骨皮1两5钱，人参1两5钱，锁阳5钱，牛膝3两，银柴胡3两，藁本3两，升麻3两，桃仁1两5钱，芍药1两5钱，柴胡1两5钱，红花1两5钱。

上为末，炼蜜为丸，如梧桐子大。卯午酉时各服100丸，乳酪汤下。主治：大麻痨麻，亸曳哑风，颠风诸癞。

珠黄十宝丹（《外科方外奇方》卷四）：滴乳石（人乳煅）3钱，真琥珀3钱，乳香（去油）3钱，没药（去油）3钱，辰砂（水飞）3钱，山慈菇3钱，败龟版（炙）4钱，雄黄4钱，犀角1钱，珍珠1钱，真正人中黄5钱，当门子5分（各取净末，称准）。

上为极细末，山药打糊为丸，如梧桐子，辰砂为衣。分1月服完即愈，甚者再服1料必愈。主治一切广疮，杨梅结毒，下疳溃烂，小儿胎毒。

益寿固元膏（《北京市中药成方选集》）：熟地9两，杜仲3两，枣仁1两8钱，五味子3两，虎骨6两，远志1两8钱，吴茱萸3两，首乌3两，麦冬3两，茜草1两8钱，地骨皮3两，淫羊藿3两，艾叶2两4钱，黄芪3两，补骨脂3两，枸杞子3两，巴戟天3两，附子3两6钱，肉苁蓉3两，当归9两，牛膝1两8钱，覆盆子3两，龟版6两，狗脊3两。

上药碎断，用香油400两炸枯，过滤去滓，炼至滴水成珠，入黄丹176两，搅匀成膏，取出放入冷水中去火毒后加热溶化。摊时每16两膏药加入细粉面2钱，每张油重5钱。微火化开，男子贴肾俞穴，女子贴脐部。孕妇忌贴。功效补肾散寒，固精止痛。主治男子气虚，梦遗滑精，偏坠疝气。妇女血寒腹痛，白带，腰腿疼痛。摊时细料面：赤石脂二钱，硫黄一钱，狗肾二钱，乳香二钱，没药二钱，公丁香一钱，阳起石二钱，共为细粉。贴时加入细料：肉桂四两，冰片二钱，麝香一钱，丁香五钱，共为细粉。

益明长智丸（《证治宝鉴》卷三）：龟心 9 枚，龙骨、远志、龟版、辰砂、石菖蒲、天门冬、麦门冬、柏子仁、白茯苓、玄参、桔梗、人参、丹参、酸枣仁、胆南星、熟地黄、五味子、川当归、茯神、甘草、熊胆。

上为末，炼蜜为丸，如龙眼大。灯心，大枣煎汤送下。功效清心益智。主治健忘。

秘传太乙万灵膏（《疡医大全》卷七）：羌活 1 两，蓖麻仁 1 两，蝉蜕 1 两，大蜂房 1 两，蜈蚣 1 两，败龟版 1 两，苦参 1 两，猪皂角 1 两，玄参 1 两，槐角子 1 两，青蒿 1 两，过山龙 1 两，甘草 1 两，半枝莲 1 两，荆芥 1 两，蕲艾叶 1 两，黄芩 1 两，仙人掌 1 两，川椒 1 两，蒲公英 1 两，白蔹 1 两，龙胆草 1 两，防风 1 两，忍冬藤 1 两，白及 1 两，生附子 1 两，大黄 1 两，石菖蒲 1 两，栀子 1 两，赤芍药 1 两，独活 1 两，何首乌 1 两，黄芪 1 两，蛇床子 1 两，桔梗 1 两，黑牵牛 1 两，漏芦 1 两，木鳖子（去壳）1 两，肉桂 1 两，大风子 1 两，巴豆（去壳）1 两，地骨皮 1 两，昆布 1 两，苍耳子 1 两，黄柏 1 两，青木香 1 两，连翘 1 两，鼠粘子 1 两，桃仁 1 两，白僵蚕 1 两，血余 1 两，穿山甲 1 两，黄连 1 两，当归 1 两，牛膝 1 两，苍术 1 两，升麻 1 两，蛇蜕 1 两，槟榔 1 两，槐枝 1 两，柳枝 1 两，桃枝 1 两，上㕮咀。用真麻油 10 斤浸，春 5、夏 3、秋 4、冬 10 日，入大铁锅内，熬至烟尽为度，先去粗滓冷定，用大皮纸以针戳眼，滤去细滓，复入净锅内，熬至黑色，滴水成珠不散。每油 1 斤，人淘过黄丹炒紫色者 8 两（如无黄丹，用水飞细密陀僧末 8 两代之），下丹之时，以柳棍不住手搅匀，离火再下：白芷 1 两，天南星 1 两，草乌 1 两，北细辛 1 两，半夏 1 两，高良姜 1 两，川乌 1 两，上 7 味俱生，为细末，入膏内搅匀，冷定。再下后开乳极细末：海螵蛸 1 两，乳香（去油）5 钱，百草霜 5 钱，没药（去油）5 钱，鸡肫皮 5 钱，血竭 5 钱，象牙末 5 钱，雄黄 5 钱，寒水石 5 钱，儿茶 5 钱，白石脂 5 钱，朱砂 5 钱，赤石脂 5 钱，轻粉 5 钱，青鱼胆 3 钱，熊胆 3 钱，甘松 2 钱，山柰 2 钱，潮脑 2 钱，冰片 2 钱，麝香 2 钱，琥珀 2 钱，珍珠 2 钱，龙骨 2 钱，水银 2 钱。

上为细末，搅匀，倾入冷水内扯拔，换水浸 2 日，拔去火毒，然后装瓷钵内。临用摊贴。主治一切痈疽发背，七十二般疮疖，三十六种疔毒，无名肿毒，痰核瘰疬，内损骨节，外伤皮肉，手足麻木不仁，流注疼痛，胸前背后吊起刺痛。

逐瘀止血汤（别名：逐瘀止崩汤，《傅青主女科》卷上）：生地 1 两（酒炒），大黄 3 钱，赤芍 3 钱，丹皮 1 钱，当归尾 5 钱，枳壳 5 钱（炒），龟版 3 钱（醋炙），桃仁 10 粒（泡、炒、研）。

水煎服。功效行血祛瘀，活血止痛。主治妇人升高坠落，或闪挫受伤，以致恶血下流，有如血崩之状者。若血聚胃中，宜加厚朴 1 钱半（姜汁炒）。此方之妙，妙在活血之中，佐以下滞之品，放逐瘀如扫，而止血如神。或疑跌闪升坠，是由外而伤内，虽不比内伤之重，而既已血崩，亦不为轻，何以又治其瘀而不顾气也？殊不知跌闪升坠，非由内伤以及外伤者可比。盖本实不拔，去其标病可耳，故曰急则治其标。

逐瘀至神丹（《石室秘录》卷四）：当归 5 钱，大黄 2 钱，生地 3 钱，赤芍药 3 钱，桃仁 1 钱，红花 1 钱，丹皮 1 钱，败龟版 1 钱。水 1 碗，酒 1 碗，煎服。主治忽然跌仆，断伤受困。方中最妙当归、芍药和其血，大黄、桃仁逐其瘀，生地、红花动其滞，1 剂即可去病也。倘以大黄为可畏，或不用改为别味，则虽有前药亦用之而不当。用大黄之药，始能消去其瘀血，而终不能大下其脾中之物，又何必过忌哉。

通补奇经丸（《温病条辨》卷五）：鹿茸 8 两（力不能者以嫩毛角代之），紫石英（生研极细）2 两，龟版（炙）4 两，枸杞子 4 两，当归（炒黑）4 两，肉苁蓉 6 两，小茴香（炒黑）4 两，鹿角胶 6 两，沙苑蒺藜 2 两，补骨脂 4 两，人参 2 两（力绵者，以九制洋参 4 两代之），杜仲 2 两。

上为极细末，炼蜜为丸，如小梧桐子大。每服 2 钱，渐加至 3 钱。暂戒猪肉，永戒生冷。功效通补八脉。主治疟疾，带下，月经不调。大便溏者，加莲子、芡实、牡蛎各 4 两，以蒺藜、洋参熬膏为丸；淋带者，加桑螵蛸、菟丝子各 4 两；癥瘕久聚少腹痛者，去补骨脂、蒺藜、杜仲，加肉桂、丁香各 2 两。

十一画

萆薢汤（《外科正宗》卷三）：川萆薢 2 钱，苦参 5 钱，防风 5 钱，生首乌 5 钱，威灵仙 6 分，当归 6 分，白芷 6 分，苍术 6 分，胡麻 6 分，石菖蒲 6 分，黄柏 6 分，羌活 4 分，川椒 4 分，龟版 1 钱 5 分，红花 2 分，甘草 5 分。

水 2 茶钟，煎 8 分，临服入酒 1 杯，量病上下服之。主治结毒。筋骨疼痛，头胀欲破，及已溃烂者。

鹿血丸（《摄生众妙方》卷二）：黄柏（去皮，盐酒炒）2 两，知母（去毛，酒炒）2 两，山茱萸（去核）2 两，枸杞子 2 两 5 钱，天门冬（去心）2 两 5 钱，麦门冬（去心）2 两 7 钱，熟地黄（酒洗）2 两，生地黄（酒洗）2 两 5 钱，人参 2 两，龟版（酥炙）3 两，白茯苓（去皮）2 两，川萆薢 2 两，山药 2 两 5 钱，五味子（去梗）1 两 3 钱，当归身（酒洗）2 两 5 钱，泽泻（去毛）1 两 2 钱，牡丹皮 1 两，牛膝（去芦，酒洗）2 两。每服 90 丸，渐加至 100 ～ 150 丸，空心用滚水送下。

上为细末，即杀鹿取血，加酒 2 ～ 3 盏，入药末内，和成丸，如梧桐子大。每服 90 丸，渐加至 100 ～ 150 丸，空心用滚水送下。主治：虚损。

鹿角胶丸（《万氏家抄方》卷五）：鹿角 10 斤（截半寸长，浸 7 日，用淫羊藿 1 斤，当归 4 两，黄蜡 2 两，如法熬，去滓成胶，角焙燥成霜，听用），鹿角胶 1 斤，鹿角霜半斤，天门冬（去心）4 两，麦门冬（去心）4 两，黄柏（盐、酒炒褐色）4 两，知母（酒洗，去毛）4 两，虎胫骨（酥炙）4 两，龟版（水浸，刮去浮壳，酥炙）4 两，枸杞子 4 两，山药 4 两，肉苁蓉（酒洗，去浮甲白膜）4 两，茯苓（去皮）4 两，山茱萸（净肉）4 两，破故纸（炒）4 两，生地（酒蒸 9 次）4 两，当归（酒洗）4 两，菟丝子（酒煮，捣成饼，焙干）6 两，白芍（酒炒）3 两，牛膝（去芦，酒洗）3 两，杜仲（姜汁炒去丝）3 两，人参（去芦）3 两，白术 3 两，五味子 2 两，酸枣仁（炒）2 两，远志（甘草汤浸，去骨）2 两，川椒 1 两（去目，焙去汗）。

上为末，炼蜜为丸，鹿角胶为丸，如梧桐子大。每服 100 丸，空心盐汤或酒送下。主治精寒阳痿，无子。

鹿茸肾气丸（《医略六书》卷二十一）：熟地 5 两，萸肉 3 两，鹿茸 3 两（锉），丹皮 1 两半，山药 3 两（炒），茯苓 1 两半（蒸），泽泻半两，菟丝 3 两（焙），龟版 3 两（盐水炙），巴戟 3 两（炒），石斛 3 两（焙）。

上为末，炼蜜为丸。每服 3 ～ 5 钱，淡盐汤送下。主治肾虚不能纳气，眩晕脉虚者。

鹿髓丸（《济阳纲目》卷六十四）：巴戟（去心）2 两半，肉苁蓉（酒洗，去甲，酥炙）2 两，葫芦巴（微炒）2 两，破故纸（酒浸，炒）2 两，川牛膝（酒洗，去芦）1 两，白茯神（去木）1 两，菟丝子（酒煮干）2 两，甘枸杞（炒）2 两，山萸（酒浸，去核）2 两半，龙骨（火煅，童便、醋、盐淬九次，井水浸 3 日，晒干）1 两，败龟版（去裙边，酥炙）1 两，大附子（童便入盐共煮 7 次，去皮脐）1 两或 5 钱。

上为细末，用鹿髓同炼蜜为丸，如梧桐子大。每服 60 ～ 70 丸，空心温酒、米汤、炒盐汤任下。主治下元冷惫。功效壮阳补肾。

黄连膏（《疡科纲要》卷下）：川连 4 两，川柏皮 4 两，元参 4 两，大生地 6 两，生龟版 6 两，当归（全）3 两。

用麻油 5 斤，文火先煎生地、龟板 20 分钟，再入诸药，煎枯漉净滓，再上缓火入黄蜡 20 两化匀，密封候用。

主治：眼癣，漏眼疮，鼻（匿虫），唇疳，乳癣，乳疳，脐疮，脐漏，及肛疡诸痔，茎疳阴蚀。

接骨丹（《赤水玄珠》卷十二）：防风 1 两，牛膝 1 两，当归 1 两，虎骨（酥炙）1 两，枸杞子 2 两半，羌活 1 两，独活 1 两，龟板 1 两，秦艽 1 两，萆薢 1 两，松节 1 两，二蚕沙 1 两，茄根 1 两，苍术 4 两。

酒糊为丸。主治诸风及鹤膝风。空心服。

添精嗣续丸（《辨证录》卷十）：人参6两，鹿角胶6两，龟板胶6两，山药6两，枸杞子6两，山茱萸肉5两，麦冬5两，菟丝子5两，肉苁蓉5两，熟地黄8两，鱼鳔8两（炒），巴戟天8两，北五味1两，柏子仁3两，肉桂1两。

上为末，将胶酒化入，为丸。每日服8钱。服2月，多精而可孕。功效：补精添髓，种嗣。主治男子天分薄，肾精亏少，泄精之时，只有1～2点之精。

续骨神丹（《辨证录》卷十三）：当归2两，大黄5钱，生地1两，败龟版1两（为末），丹皮3钱，续断3钱，牛膝2钱，乳香末2钱，没药末2钱，桃仁30个，羊踯躅1钱，红花2钱，白芍1两。

水煎服。2剂而瘀血散，新血长，骨即长合矣。再服2剂，去大黄，又服4剂则全愈。功效活血去瘀，接骨。主治跌伤骨折。

续断丸（《圣济总录》卷一五二）：续断1两，芎䓖1两，阿胶1两（炙令燥），赤石脂1两，甘草1两（炙令赤），当归1两（微炙），地榆根1两，柏叶1两（炙，焙令黄），鹿茸1两（以酒浸酥，炙去毛），小蓟根1两，丹参1两，牛角腮2两（烧灰），龟甲2两（醋炙，令黄），生干地黄（炒）2两。

用法用量：上为末，炼蜜为丸，如梧桐子大。每服30丸，食前温酒或米饮送下。主治妇人经血日久不止，或五色相兼而下，面黄体瘦，腰重无力。

十二画

琥珀丸（《证治准绳·女科》卷二）：琥珀1两，当归1两，木香1两，川芎1两，防风1两，槟榔1两，三棱（炮）1两2钱半，干姜（炮）1两2钱半，桂心1两2钱半，吴白术（洗）半两，柴胡半两，人参半两，青皮7钱半，吴茱萸（洗，炮）7钱半，全蝎（炒）7钱半，附子（炮）7钱半，草豆蔻7钱半，赤芍药7钱半，柏叶7钱半，白芷7钱半，天麻7钱半，桃仁（去皮尖，麸炒）1两半，败龟甲（醋炙）1两半，鳖甲（醋炙）1两半。

上为细末，炼蜜为丸，如梧桐子大。每日20丸，空心酒下，午前、近晚更进1服。如觉暖，近晚不须服，如腹内块积攻筑，于鳖甲、桃仁、槟榔、三棱各加1倍为妙。忌生冷、葱、苋菜、毒鱼等物。

主治：妇人血风虚劳，上热下冷，或发动即心中烦躁，困乏无力，不美饮食，醋心口疮，月水不调，肌肉黄瘁，腹痛肠鸣，或有气块攻冲，或时作寒热，头旋痰逆，手足麻痹。

滋阴百补药酒（《活人方》卷六）：熟地3两，生地3两，制首乌3两，枸杞子3两，牛膝2两，沙苑蒺藜3两，鹿角胶3两，当归2两5钱，胡桃仁2两5钱，桂圆肉2两5

钱，内苁蓉2两，白芍药2两，人参2两，白术2两，葳蕤2两，龟版胶2两，白菊花2两，五加皮2两，黄芪1两5钱，锁阳1两5钱，牡丹皮1两5钱，杜仲1两5钱，地骨皮1两5钱，知母1两5钱，黄柏1两，肉桂1两。

上锉碎，囊贮，以滚酒冲入大坛，泥固，外加厚纸蜜封，放窨地。过黄梅开用，早、晚随量热饮。功效大补气血，调和营卫，温经舒络，壮骨益髓。

滋补济阴丸（《活人方》卷一）：熟地5两，山萸肉3两，山药3两，茯苓2两，泽泻2两，丹皮2两，芍药2两，龟版2两，地骨皮2两，黄柏1两2钱5分，知母1两2钱5分，五味子1两2钱5分，牛膝1两5钱，杜仲1两5钱，青蒿1两2钱5分。

上为细末，炼蜜为丸。每服3～5钱，早晨空心白滚汤送服。主治心肾不交，水火不济，心液竭而心火独亢，肾水枯而骨蒸劳热，或干嗽痰红，或精滑淋漓者。

滋肾膏（《理瀹骈文》）：生地4两，熟地4两，山药4两，萸肉4两，丹皮3两，泽泻3两，白茯苓3两，锁阳3两，龟版3两，牛膝2两，杞子2两，党参2两，麦冬2两，天冬1两，知母1两，黄柏（盐水炒）1两，五味1两，官桂1两。

麻油熬，黄丹收。掺附、桂末，或鹿茸贴心口、丹田。加减：小儿肾疳，加川楝子，使君子。主治老年水火俱亏，肾气虚乏，下元冷惫，腰痛脚软，夜多旋尿，面黑口干，耳焦枯者。

滋阴益肾丸（《济阳纲目》卷六十四）：熟地黄（酒浸，焙）6两，黄柏（酒浸，炒褐色）4两，菟丝子（酒蒸，焙）4两，牛膝（酒浸）3两，败龟版（酥炙黄）3两，虎骨（酥炙黄）3两，知母3两，白芍药3两，白术3两，山药3两，当归（酒浸）3两，枸杞子3两。

上为细末，地黄膏和炼蜜为丸，如梧桐子大。每服70～80丸，空心淡盐汤送下。

功效：补元气，益肾水，降心火，生精补血，壮筋骨，悦颜色，益寿延年。主治：虚损。

滋阴清化丸（《杂病源流犀烛》卷八）：熟地、生地、天冬、麦冬、当归、龟甲、阿胶、白芍、茯苓、山药、贝母、花粉、甘草、五味子。

上为细末，炼蜜为丸。含化。功效：润肺补脾。

主治：虚劳。阴虚火动，内热烁金而损肺，多服寒凉而伤脾者。附注：原书本方治上症，加白术、建莲。

滋任益阴煎（《重订通俗伤寒论》）：炙龟版4钱（杵），春砂仁3分（拌捣大熟地4钱），猪脊髓1条（洗切），生川柏6分（蜜炙），白知母2钱（盐水炒），炙甘草6分，白果10粒（盐炒）。

功效：清肝滋任。

主治：肝阳下逼任脉，男子遗精，妇女带多，以及胎漏小产等症。

舒筋活络丸（《中医伤科学讲义》）：沉香 1 两，虎骨 1 两，龟版 1 两，檀香 1 两，蔻仁 1 两，麻黄 1 两，黄连 2 两，白芷 2 两，当归 2 两，细辛 2 两，玄参 2 两，白术 2 两，香附 2 两，骨碎补 2 两，何首乌 2 两，地龙 2 两，干姜 2 两，灵仙 2 两，白花蛇 2 两，天竺黄 2 两，羌活 2 两，防风 2 两，藿香 2 两，川芎 2 两，赤芍 2 两，甘草 2 两，大黄 2 两，僵蚕 2 两，茯苓 2 两，天麻 2 两，乌梢蛇 2 两，熟地 4 两，肉桂 5 钱，乳香 2 钱，没药 2 钱，血竭 1 钱，丁香 2 钱，麝香 6 分，冰片 1 钱，牛黄 1 钱，朱砂 4 钱。

上为细末，炼蜜为丸。每服 1 ～ 2 丸。

功效：祛风活络。主治：筋络伤后，风寒湿外邪侵入，拘挛作痛。

紫癜汤（《临证医案医方》）：生地 15 克，白茅根 60 克，丹皮 9 克，白芍 9 克，仙鹤草 15 克，黑山栀 9 克，小蓟 30 克，藕节 15 克，金银花 15 克，荷叶 9 克，龟版 9 克，三七粉 3 克（冲）。

功效：凉血止血，养阴清热。

主治：紫癜（血小板减少或过敏性紫癜），皮肤发生紫癜，色红紫，下肢多见，或吐血、衄血、便血、溲血，舌尖红，苔薄黄，脉细数。

十三画

摄血固冲汤（《中医妇科治疗学》）：党参 6 钱，黄芪 4 钱，白术 3 钱，龙骨 5 钱，乌贼骨 1 两，阿胶珠 3 钱，茜草根 3 钱，龟版 3 钱，广三七 1 钱，血余炭 3 钱。

水煎，温服。主治：产后劳倦过度，阴道突然大出血，或动手术后出血不止，色红无块，腰微胀而腹不痛，舌苔正常，脉数无力。

摄阴煎（《外科证治全书》卷二）：活磁石 1 两，地黄 5 钱，首乌 5 钱，龟版 5 钱，鳖甲 5 钱，山茱萸肉 2 钱，白芍 2 钱，山药 2 钱，五味子 1 钱 5 分。

水煎二次，去滓，食前温服。如为丸，则将方内磁石减半，龟、鳖、首乌各减 2 钱，依方合 10 剂，水为丸，每服 5 ～ 6 钱，清晨淡盐汤送下。主治高年元阴虚损，气机上逆，以致耳鸣。

龄龟丸［《全国中药成药处方集》（抚顺方）］：龟版 1 斤，当归 8 两，白芍 8 两，牛膝 5 两，桃仁 2 两，红花 2 两，鹿胶 2 两，杜仲 3 两，黄芪 5 两，山药 5 两。

上为细末，水滚小丸。每服 1 钱，1 日 2 次，白水送下。忌食生冷。孕妇勿服。

功效：滋养强壮。主治：男子肾虚。女子血亏，腰腿酸痛，下肢痿弱，周身麻木，气短心跳，四肢无力，血枯经闭。

十四画

雌黄丸（《圣济总录》卷三十三）：雌黄（研）1分，雄黄（研）1分，虎骨2两，羚羊角（镑）2两，龙骨1两，猬皮1两，空青半两（研），龟甲1两，樗鸡7枚，芎䓖2两，真珠3两（研），鲮鲤甲1两。

上为末，再同研匀，溶蜡和丸，如弹子大。正旦户前烧1丸；男左女右，系1丸于臂上，遇时行亦依此用。功效：辟瘟疫，去百恶。

豨莶至阴汤（《千家妙方》）：制豨莶草50克，干地黄15克，盐知母20克，当归15克，枸杞子15克，炒赤芍29克，龟板10克，牛膝10克，甘菊花15克，郁金15克，丹参15克，黄柏5克。

水煎服，每日1剂。功效：养阴清热，通经活血。主治脑血栓，属阴虚热亢，内风暗动，经脉血滞。

十五画

潜阳汤（《医方简义》卷四）：熟地4钱，茯神3钱，山药3钱，泽泻3钱，丹皮2钱，萸肉2钱，炙龟版5钱，炙鳖甲5钱，生牡蛎5钱，莲须1钱，琥珀8分。

水煎服。主治：阴火内炽，自遗虚证。

潜龙汤（《医醇剩义》卷二）：龙齿2钱，龟版8钱，生地5钱，龙骨2钱，知母1钱，黄柏1钱，人参1钱，玄参2钱，蛤粉4钱，肉桂4分。

以鲍鱼1两，切片煎汤，代水煎药服。主治肾火不蛰藏，飞腾于上，口燥咽干，面红目赤，耳流脓血，不闻人声。

镇肝息风汤（《医学衷中参西录》上册）：怀牛膝1两，生赭石1两（轧细），生龙骨5钱（捣碎），生牡蛎5钱（捣碎），生龟版5钱（捣碎），生杭芍5钱，玄参5钱，天冬5钱，川楝子2钱（捣碎），生麦芽2钱，茵陈2钱，甘草1钱半。

主治内中风证。其脉弦长有力，或上盛下虚，头目眩晕，或脑中作疼发热，或目胀耳鸣，或心中烦热，或时常噫气，或肢体渐觉不利，或口眼渐形㖞斜，或面色如醉，甚或颠仆，昏不知人，移时始醒，或醒后不能复原，精神短少，或肢体痿废，或成偏枯。

熟干地黄散（《太平圣惠方》卷七十三）：熟干地黄1两半，白芍药1两，牡蛎1两（烧为粉），白芷3分，干姜3分（炮裂，锉），附子1两（炮裂，去皮脐），桂心1两，黄芪1两（锉），龙骨1两，龟甲2两（涂酥，炙令黄），芎䓖1两。

上为细散。每服3钱，食前以温酒调下。主治妇人赤白带下，经年不愈，渐渐黄瘦。

十六画

瘰疬收口药方（《种福堂方》卷二）：龟版（煅过，埋地中 49 日，如要紧埋 7 日亦可）、青果（阴干，煅）。

上药为细末用。功效：收口。主治瘰疬。

獭爪丸（《理虚元鉴》卷下）：獭爪（醋炙，为末）、獭肝（阴干）、生地黄、龟版、麦冬、沙参、银柴胡、地骨皮、百部、牡丹皮、桔梗、炙甘草。

研末为丸。每服 5 ～ 7 分，入煎剂溶化送下。主治传尸痨。

十九画

鳖甲丸（《太平圣惠方》卷四十九）：鳖甲 1 两（涂醋，炙令黄，去裙襕），吴茱萸 3 分（汤浸 7 遍，焙干，微炒），龟甲 1 两（涂醋炙令黄），桑耳 1 两（微炙），川大黄 1 两（微炒，锉碎），防葵 3 分，附子半两（炮裂，去皮脐），白术半两，京三棱 1 两（微煨，锉）。

上为末，炼蜜为丸，如梧桐子大。每服 20 丸，以温酒送下，每日 3 次。主治癥瘕。或寒或热，羸瘦，不欲饮食。

鳖甲养阴煎（《中医妇科治疗学》）：鳖甲 3 钱，龟版 3 钱，干地黄 3 钱，枸杞 3 钱，麦冬 3 钱，杭芍 3 钱，首乌藤 5 钱，地骨皮 3 钱，茯神 3 钱，丹皮 2 钱。

水煎，温服。功效：养阴清热，兼益肝肾。主治经闭劳损，阴虚血亏，两颧红，潮热盗汗，心烦不寐，手心热，口干唇红，苔薄而黄，脉细数。

二十一画

麝香虎骨散（《普济方》卷九十八）：虎胫骨（酥炙）半两，败龟版（炙）半两，麒麟竭（研）1 分，赤芍药 1 分，没药（研）1 分，自然铜（醋淬，研）1 分，白附子（炮）1 分，苍耳子（炒）1 分，当归（去苗）1 分，防风（去苗）1 分，骨碎补（去毛）1 分，肉桂（去粗皮）1 分，白芷 1 分，牛膝（去苗，酒浸）2 钱半，五加皮 2 钱半，川羌活（去芦）2 钱半，槟榔 2 钱半，川天麻 2 钱半。

上入麝香在内为末。空心服 2 钱，用热水少许调服，或温酒调下亦可。比服此药之先，煎生料五积散 3 服，次日服此药。主治男子因气虚血弱，风毒邪气乘虚攻注皮肤骨髓之间，与气相搏，往来交击，痛无常处，游走不定，或日轻夜重，少得睡卧，筋脉拘急，不能屈伸。